高等医药院校教材

（供医学、口腔、儿科等专业用）

局部解剖学

（第二版）

主　编　左国平
副主编　欧阳琦　肖　明
编　者　（以姓氏笔画为序）
左国平　吴凌霞　肖　明
欧阳琦　张永杰　周建平
康敏峰　徐　金　薛延军
主　审　韩群颖　姜　平

东南大学出版社

·南京·

内容提要

本书共分6章，按体壁、头部、颈部、四肢、体腔等人体各局部论述其组成结构的形态及相互位置关系。为了更符合局部解剖学的教学规律，各章增添了包括基本理论和临床应用要点的小结提要，附有详细的实习操作方法与步骤，及各种类型的复习思考题，从而提高了本教材的实用性。本书适合高等医学院校五年制及七年制各专业学生使用。

图书在版编目(CIP)数据

局部解剖学/左国平主编. 2版. —南京：东南大学出版社，2010.1(2023.8重印)
ISBN 978-7-5641-2059-7

Ⅰ. 局… Ⅱ. 左 Ⅲ. 局部解剖学—高等学校—教材
Ⅳ. R323

中国版本图书馆CIP数据核字(2010)第021038号

局部解剖学(第二版)

出版发行 东南大学出版社
出 版 人 江建中
社　　址 南京市四牌楼2号
邮　　编 210096
经　　销 江苏新华集团股份有限公司
印　　刷 丹阳兴华印务有限公司
开　　本 787mm×1092mm 1/16
印　　张 12.25
印　　数 22001～24000册
字　　数 306千字
版　　次 2010年2月第2版 2023年8月第10次印刷
书　　号 ISBN 978-7-5641-2059-7
定　　价 24.00元

凡因印装质量问题，可直接向读者服务部调换，电话025-83792328

再版前言

韩群颖教授主编的《局部解剖学》经过南京医科大学和江苏大学医学院等单位十多年的使用，一致认为该书文字简练、重点突出，体现了思想性、科学性、先进性、启发性和适用性，得到了同行及学生的一致好评。

本书以上述南京医科大学人体解剖学系韩群颖教授主编的《局部解剖学》教材为基础，结合多年的教学实践经验，从局部解剖教学和临床应用需要出发，对原书的内容进行了修改，适当增添了与临床相关的内容，在各级领导及东南大学出版社的支持下，参编作者通力合作，几经修改，终于顺利完成了本书的再版修订。

本书的中、英文解剖学名词，以全国自然科学名词审定委员会公布的《人体解剖学名词》(科学出版社，1991 年)为准。书中内容参考了最新版(40 版)的 Gray's Anatomy，书中插图部分参考了顾晓松主编的上海科学出版社出版的《人体解剖学》(第 2 版)和王鹤鸣主编的人民卫生出版社出版的《局部解剖学》，由丁炯教授统一修改、整理、绘制。

本书的修订得到了南京医科大学老一辈解剖学工作者的悉心指导，在修订过程中，王鹤鸣教授、叶蒙福教授、宋鹤九教授等老师提出了许多中肯的意见，正是在他们的关心、指导下，我们才得以圆满完成本书的修订工作，在此向他们表示衷心的感谢。

由于编者学识和水平有限，本书的不足和缺点在所难免，敬请读者批评指正。

编　者

2009 年 12 月于南京

前　言

本书是南京医科大学和镇江医学院人体解剖学教研室根据卫生部制订的局部解剖学教学大纲的要求，结合历年教学实践经验共同编写而成，全书共分 6 章，约 30 万字，其中插图 178 幅。本书适合高等医学院校本科各专业使用。

本书以南京医科大学人体解剖学教研室编写的《局部解剖学》讲义为基础。该讲义自 20 世纪 70 年代使用以来，几经修改，日臻完善，除在本校应用外，还被其它兄弟院校采用。在南京医科大学和镇江医学院有关领导的支持下，参编同志通力合作，数次修改，终于顺利完成本书。

在本书的编写过程中，尽量避免介绍与系统解剖学重复的内容，力求文字简炼，重点突出。在编排上，每章先论述基本的理论和临床应用的要点，再提供详实可行的实习操作步骤，最后作简明扼要的小结提要，并附各种类型的习题，供学生复习思考，以培养学生的自学能力和操作能力。本书体现了思想性、科学性、先进性、启发性和适用性。在第三章，介绍了面深部和筋膜间隙的内容，可供口腔医学专业选用；将胸部和腹部的体壁与背部、会阴合并列为第二章——体壁，单独论述，与体腔（胸腔、腹腔、盆腔）的内容分开，使之更符合局部解剖学的教学规律和便于实习操作。

本书的解剖名词，以《人体解剖学名词》（1991 年）为准，英文名词则根据《Gray's Anatomy》（1989 年，第 37 版）和《Anatomy for Surgeons》（1982 年，第 3 版）选用。书中插图部分参考卫生部统编的《系统解剖学》（1992 年，第 3 版）和《局部解剖学》（1995 年，第 3 版），由丁炯统一修改、整理、绘制。

本书的编写得到南京医科大学老一辈解剖学工作者的悉心指导，正是在他们工作的基础上，我们才得以圆满完成本书的编写工作，特此向他们致谢。

由于编者水平有限，本书缺点和不足在所难免，敬请读者批评指正。

编　者

1997 年 9 月

目　　录

第一章 绪 论

一、局部解剖学的定义

局部解剖学(topographic anatomy)是人体解剖学的一个分科，它按局部研究人体的形态结构，研究对象包括人体各局部由浅入深的层次结构，组成各局部结构的器官间相互关系、血管神经的分布规律、某些器官的体表定位等。

局部解剖学是建立在系统解剖学的基础上，但又不同于系统解剖学。系统解剖学以人体器官的功能系统纵向研究人体形态结构，研究的重点是器官；局部解剖学则以局部结构横向研究人体形态结构，研究的重点是局部。局部解剖学还是一门实践性很强的学科。对局部结构的深刻认识，只有在亲自解剖、认真观察的基础上才能获得。因此，学习局部解剖学，除了掌握系统解剖学的有关知识外，必须动手解剖，实地观察和调查，为学习其他医学课程奠定坚实的形态学基础。

二、人体分部

人体可分头、颈、躯干和四肢等部。躯干包括背、胸、腹、盆等部。背部为胸、腹部的后壁，胸部、腹部和盆部又由体壁(胸壁、腹壁、盆壁和会阴)和体腔(胸腔、腹腔和盆腔)组成。四肢包括上肢和下肢。

三、人体结构的基本概念

学习局部解剖学必须进行尸体解剖。掌握人体基本结构的形态特点，对于正确进行解剖操作，辨认不同结构十分重要。

(一) 皮肤

皮肤(skin)覆盖除裂孔以外的人体表面，对人体起重要的保护作用，是对痛、温、触、压等外部刺激感受面最大的器官，此外，还在调节体温，维持水、电解质平衡等方面发挥重要作用。皮肤的厚度在全身各部不同，一般在腹侧面较薄，背侧面较厚，但在手掌和足底则相反。皮肤的颜色有种族和个体差异。乳头、会阴、外生殖器及肛门附近的皮肤富有色素，颜色较深。人体各部真皮内的结缔组织纤维束排列不一致，因而各部的皮纹(皮肤分裂线)方向也不一致。外科手术作皮肤切口时，如果按皮纹方向作切开，可以在术后产生较小的瘢痕。

(二) 浅筋膜

浅筋膜(superficial fascia)又称皮下组织或皮下筋膜，分布于全身的皮肤之下，包被身体各部，由疏松结缔组织构成。除眼睑和阴囊等部外，浅筋膜内含有程度不等的脂肪组织。浅筋膜的厚薄及含脂肪的多少，在不同部位有很大差别，即使同一部位还与性别、年龄、职业等因素有关。浅筋膜内有蜂窝状的纤维束连接皮肤和深筋膜，其强弱和松紧影响着皮肤的活动度。

浅筋膜内有皮神经、浅血管和浅淋巴管、浅淋巴结分布。皮神经穿出深筋膜至浅筋膜内，分支分布于皮肤。位置恒定且较粗大的皮神经常可选作神经移植和修复的材料。浅动脉一般较细小，有从深动脉直接分出或从深动脉肌支分出两种形式。选取皮瓣时应注意保护深动脉(轴心动脉)，以保证皮瓣的成活。浅静脉则较粗大，吻合丰富，通常不与浅动脉伴行。四肢的浅静脉是静脉穿刺的常选部位。浅淋巴管细小，壁薄而透明，肉眼难以辨认，在其向心行走途中注入浅淋巴结。

(三) 深筋膜

深筋膜(deep fascia)又称固有筋膜，位于浅筋膜的深面，包被体壁、四肢的肌、血管和神经，由致密结缔组织构成。深筋膜与肌肉的关系十分密切，随肌的分层而分层。在四肢，深筋膜向深部发出分隔肌群的**肌间隔**，附着于骨上，形成包裹肌群的**骨筋膜鞘**。深筋膜还可包裹血管和神经，形成**血管神经鞘**(图 1－1)。在某些部位，深筋膜供肌附着或作为肌的起止点；在腕部和踝部，深筋膜增厚成支持带，约束在其深面经过的肌腱，改变肌的作用方向。有些部位，筋膜与筋膜之间或筋膜与骨膜之间形成筋膜间隙，间隙内有血管神经通过。因此，掌握筋膜及其形成结构的知识有助于寻找血管、神经。在病理情况下，筋膜限制炎症的扩散，潴留脓液，使深部的脓肿诊断困难；筋膜间隙的连通又使炎症渗出物易于蔓延。

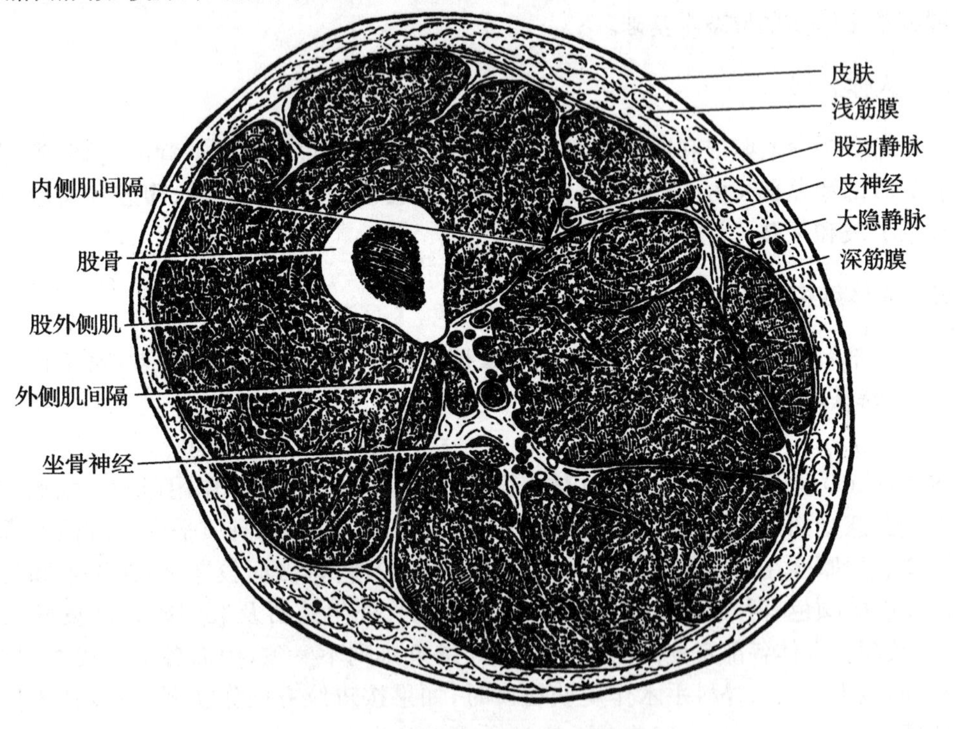

图 1－1　大腿中部横断面(主要示筋膜)

(四) 肌肉

肌肉(muscle)在全身各部的配布不尽相同，但仍有一定规律。躯干肌按层次分布，四肢肌按关节对抗分布，颈肌按层次和支架分布，面肌则围绕裂孔分布。应注意肌纤维的方向、阔肌肌质和腱质的分布特点、四肢肌跨过关节的部位。肌与肌之间形成**肌间结构**。四肢的肌间结构是血管神经的通道，体壁的肌间结构有些成为薄弱部位，在体腔压力增大时易形成疝。血管神经出入肌的部位称为**肌门**，在切取带蒂的肌瓣或肌皮瓣时应注意肌门的定位，避免损伤进出肌门的血管神经。

(五) 血管和神经

血管(vasa)和**神经**(nerve)对各局部的器官起营养和调节支配作用。动脉呈圆筒状，壁厚富有弹性，色泽淡红，在未注射凝固剂的尸体上，动脉内不含血液。静脉壁薄，管径大于伴行的动脉，一般呈塌陷状态，腔内常有凝血块。静脉可分浅静脉和深静脉。浅静脉单独走行于浅筋膜内，深静脉与同名动脉伴行。四肢的中、小动脉往往有两条静脉伴行。神经为白色或淡黄色的条索状结构，有光泽。除皮神经外，大多数神经常与血管伴行，并被结缔组织包裹，形成血管神经束，常行走于肌间结构内。

(六) 淋巴管和淋巴结

淋巴管(lymphatic vessel)一般均较细，壁薄且透明，如不作特殊染色注射，不易解剖观察到。**淋巴结**(lymphatic node)呈扁椭圆形，大小不一，呈灰褐色，有一定硬度，多沿静脉周围排列，分布在肌间结构、四肢的屈侧和器官门等处。

人体各部结构有一定规律，这是种系发生的结果。在个体发生过程中，可能产生变异和畸形。**变异**是指出现率较低、对外观和功能影响不大的个体差异，如器官的位置和形态，血管和神经的起始、行程、分支和分布的变异等。**畸形**是指出现率极低、影响外观和功能的异常，如唇腭裂、先天性心脏畸形和内脏反位等。人在出生后仍在不断发展，后天性因素也会影响人体的形态结构，引起个体差异。学习局部解剖学时，要充分认识可能存在差异和变异。

四、常用的解剖器械及其使用

(一) 解剖刀

见图 1-2。

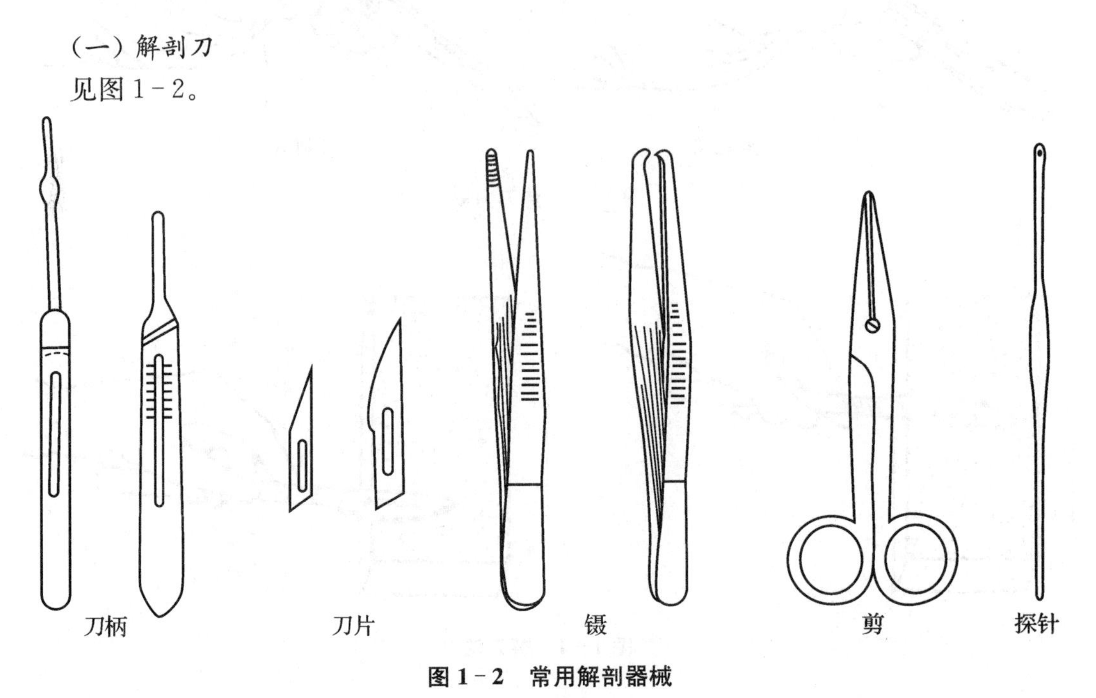

图 1-2　常用解剖器械

通常用刀腹切开皮肤，切翻皮瓣和切断肌肉等结构，用刀尖修理肌肉、血管和神经，用刀柄或刀背钝性分离组织。持刀的方式主要有两种：①执弓式：即用拇指与中指，如持小提琴弓姿势。此法用于切开皮肤。②执笔式：即用拇指、示指与中指夹持刀柄，如执笔姿势。此法用于修洁组织，分离或切割组织(图 1-3)。为保持刀锋利而便于解剖操作，必须经常磨刀和掌握正确的磨刀方法。首先在磨石面上加水，保持磨石湿润，磨刀时握稳刀柄，刀面稍微倾斜，刀背略离石面，刀刃和石面紧贴。将刀背朝前方并向前推动，至磨石的前端，然后转动刀柄，使刀背朝后方，再向磨石后端推动(图 1-4)。如此保持刀背领先向前方向反复磨数次，刀的两面受磨次数相等，就可避免卷刃，磨出锋利的刀刃。

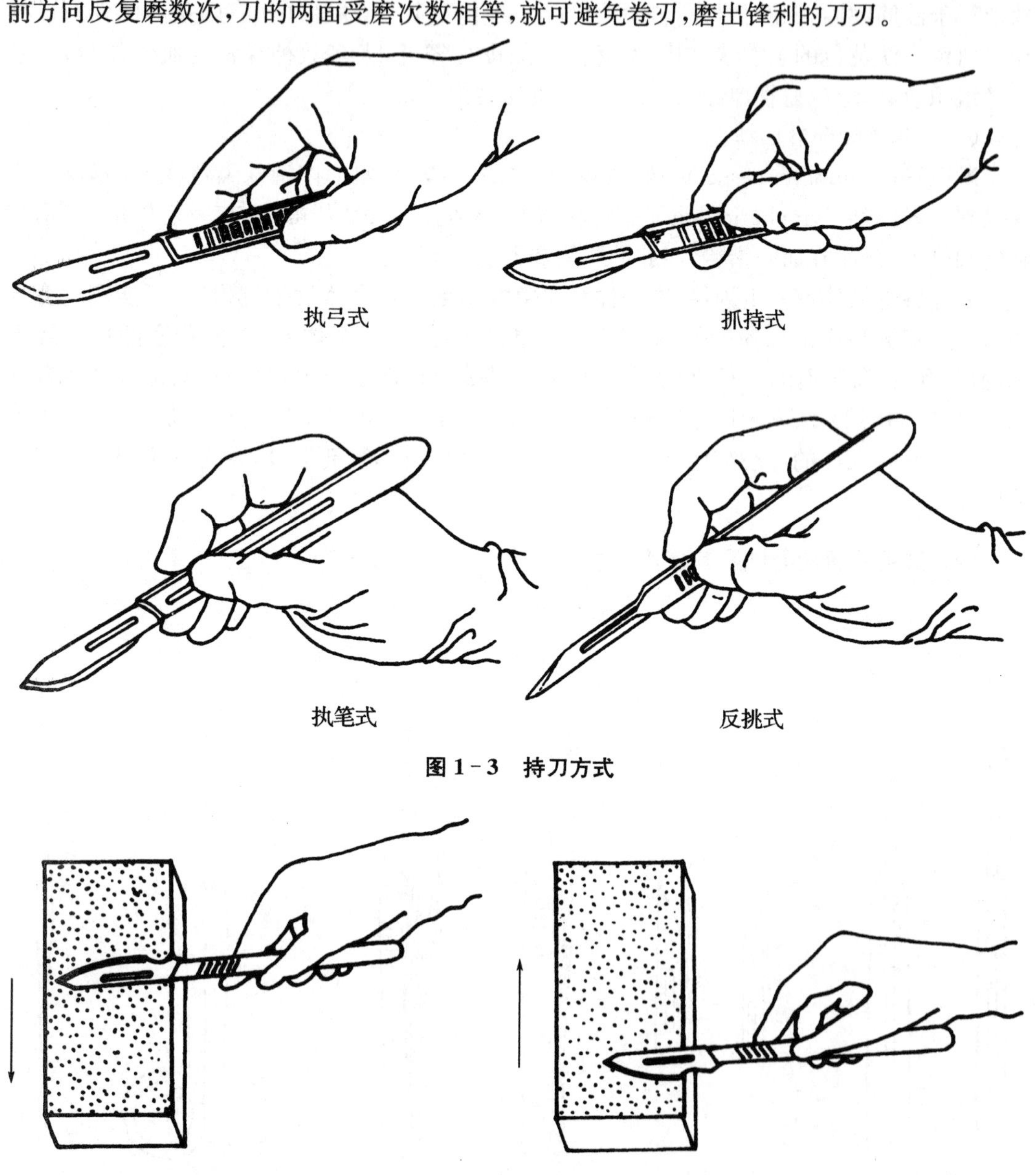

图 1-3 持刀方式

图 1-4 磨刀法

(二) 镊

镊长短不一，分无齿镊和有齿镊两种。无齿镊用以持夹软组织，分离血管、神经和肌肉等结构;有齿镊仅用来夹持皮肤或较坚硬的结构。持镊方法亦用执笔法(图1-5)。在解剖操作时,一般是右手持刀,左手持镊。

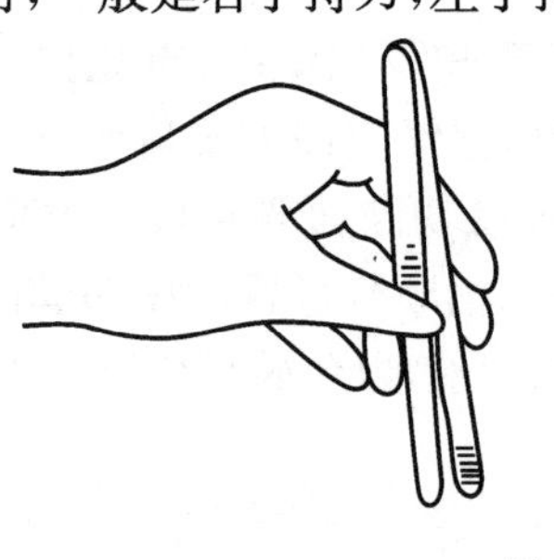

图1-5　持镊法和持钳法

（三）剪

有直剪和弯剪两种,每种又有尖头和钝头之分。剪用于剪断软组织和分离组织用。

（四）其他器械

见图1-2。

1. 血管钳　用以分离或固定组织,有直、弯两种。

2. 骨剪　用以剪断骨和软骨。

3. 锯　分平锯和弧形锯两种。前者锯圆形骨,后者锯凹陷状骨。

4. 凿　用以凿骨质。

5. 探针　用来探查组织。

五、各种组织结构的解剖技术操作

（一）皮肤解剖法

1. 切开皮肤的方法　人体各局部皮肤切开的部位不同,先按各章节所示的“切皮示意图”所规定的部位,在切口处用刀尖的背侧轻轻划出痕迹,然后以刀尖垂直插入切口起始处,下压刀腹,使之与皮肤成45°角。纵切口由上向下,横切口自左至右,一直切到终点处,再将刀尖垂直抽出。切开皮肤时,要注意用力适度和均匀,不能一下用力过猛,以免切得过深,损伤其他结构。

2. 剥翻皮肤的方法　在皮肤切开后,如果是单一切口,则将皮肤向切口两侧剥翻;若为交叉切口,则在各切口的交界处用有齿镊将皮肤夹紧提起,使皮肤保持足够的紧张度,然后沿皮肤深面用刀与之成45°角切断连于皮肤的浅筋膜结缔组织纤维束,将皮肤由内向外按“切皮示意图”箭头所指方向翻开。剥翻皮肤时要注意保持一定的深度和层次,不要因过深而将浅血管和皮神经一同翻起(图1-6)。在翻头面部皮肤时,要特别注意不要将其深

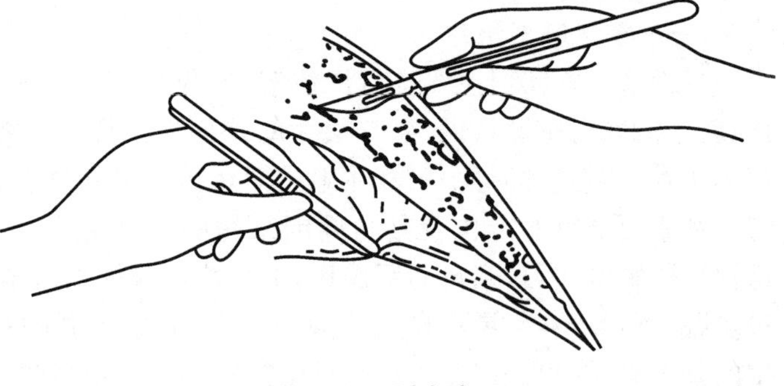

图1-6　剥皮法

面的表情肌翻去。在翻颈部皮肤时，也要留心保护颈阔肌。

（二）清理皮下组织

皮下组织即浅筋膜内有许多浅血管和皮神经。清理皮下组织时，首先要熟悉这些血管神经的主要行径和分布概况，切忌盲目寻找。解剖时，刀锋应该沿着与血管神经行程一致的方向进行剖解，切不可在其垂直方向切割，否则极易切断血管神经。暴露血管神经时，可先从末梢再向主干逆行追踪，也可先从主干再向末梢顺行显露。浅筋膜内的结构只要暴露出在皮下组织内的这一部分即可，切莫超越范围深追，以免破坏深层结构。

（三）处理固有筋膜

在将浅筋膜内需要保留的血管、神经和淋巴结充分显露后，将其余的结缔组织和脂肪仔细切除清理，即显示出固有筋膜的浅层。观察该层筋膜的分布概况，特别要注意四肢固有筋膜的派生结构，如支持带等。

（四）肌肉的解剖法

解剖肌肉应首先将肌的边缘和起、止点修理清楚，暴露出其整个轮廓外貌。如需切断肌肉，一定要用刀柄或手指伸入肌的深面，分离架空该肌，再在离肌起点或止点 0.5～1 cm 处将肌切断翻开。在翻开肌时，应注意深面的血管神经。一块肌只允许切断一端，严禁任意将不该切断的肌肉切断。在四肢，除切断极少数肌肉外，大多只要分开肌与肌之间或肌群与肌群之间的缝隙，就能显示需要观察的结构。

（五）血管神经解剖法

浅血管神经的解剖方法已如前述。深部的血管神经一般行走于肌间结构、筋膜间隙和脏器周围的组织内，较为隐蔽，因此，解剖深层的血管神经时不可盲目行事。与解剖浅血管神经一样，应先了解它们的行径和位置，再在该部位扩大结缔组织间隙，看到血管神经后，依次追踪，这样就可以保留某些结构和结构间相互关系的完整性。

（六）脏器解剖法

体腔内的脏器属于软组织结构，显露和解剖这些器官时，除特殊需要外，一般不用解剖刀锐性解剖，而用刀柄、镊子钝性分离。脏器在体腔内的位置有浅有深，应先浅后深进行解剖操作，在显示和观察浅层脏器后，再将其向上或向对侧翻开，暴露深层结构。尤其要注意脏器的门，如肺门、肝门和肾门等，仔细分离进出的管道结构，观察它们的位置和排列关系。

六、局部解剖实习要求

（一）重视解剖操作

局部解剖学实习主要进行尸体解剖，仅学习局部解剖学的理论而不进行尸体解剖操作，就不能取得感性认识，会有很大的片面性。要认识各局部的结构，只有通过亲手解剖尸体实践，才能感知每个局部在组成配套和空间方位上的概况，认识每个局部的形态结构特点和重要器官的定位及其与周围结构的相互关系，为临床学科奠定更为扎实的基础。重视尸体解剖实习，亲自动手操作，也是培养和提高医学生基本技能的重要手段之一。通过实践，逐步培养起灵巧自如的操作手法，洞察入微的观察能力，这些正是做一名合格医生的基本素质，也是避免少数医学生“高分低能”不良倾向的重要途径。

（二）做好课前预习

局部解剖学与系统解剖学有着密切的联系，它建立在系统解剖学的基础上，又不是重复系统解剖学，因此学习局部解剖学有必要复习系统解剖学的有关内容，如脏器的形态特点、血管神经的分支分布等。课前做好认真的预习，课时就能收到事半功倍的效果。局部解剖学是系统解剖学的复习或补充的观点是片面和不正确的。课前预习除了复习系统解剖学的有关部分外，还应浏览即将学习的局部解剖学内容，将有关的系统解剖学知识横向组合于局部结构之中，这样就可以做到学习理论时心中有数，实习操作时有的放矢。

（三）严格操作步骤

尸体解剖的每一步骤都有讲究，有其科学性和严密性，按照“连续层次解剖法”设计的解剖步骤，体现了以上特点，最大限度地减少标本的破坏，可以反复观察。因此，严格规范操作步骤，按照每章的解剖方法和教师的指导意见进行具体操作是实习成功的关键所在。每进行一次操作，每实施一个步骤，均要做到目的明确，切不可盲目实践，更不能擅自超出要求解剖的范围，破坏结构。实习时，每组应合理分工，齐心协力，每个人都要主动参加实际操作。在结束一个局部操作后，及时交流情况，注意可能出现的变异。尸解时要爱护尸体标本，严禁乱切乱划，每次课后应将尸体妥为包扎，防止干燥。

（四）认真观察辨识

解剖尸体是学习局部解剖学的重要步骤而不是最终目的，每次解剖完毕后，还要认真观察，按“剖、查、认、定”的方法学习，才能学好这门学科。“剖”是指解剖尸体；“查”是指在解剖好的局部进行观察和调查，查明它们的特点；“认”是指确认局部的主要结构，辨认容易混淆的结构；“定”是指对重要结构作出定位，判定局部内结构的相互关系。

（左国平）

第二章 体　　壁

体壁是指体腔的前壁、侧壁和后壁。根据部位，分为背部、胸壁和腹壁三部分。体壁除参与围成体腔外，还具有保护体腔脏器、运动躯干和协助内脏器官活动的功能。

体壁可分为若干层，由浅至深依次为皮肤、皮下组织（又称浅筋膜）、固有筋膜浅层、肌肉血管神经干层、固有筋膜深层（包括胸内筋膜和腹横筋膜等）、疏松结缔组织层、浆膜层（即胸膜和腹膜的壁层）。

第一节 背　　部

背部是躯干背侧壁的简称。其向上连接头部，向外上方与上肢相接，向下续于臀部。

一、境界

背部的上界为由枕外隆凸向两侧沿上项线至乳突；外侧界由乳突沿斜方肌前缘至肩峰，再由此沿腋中线垂直向下至髂嵴；下界由骶骨后上缘中部沿髂嵴至外侧界的下端。这一区域通常以隆椎棘突水平和第 12 肋为界，自上而下分为 3 部，即项部、背部和腰部。

二、体表标志和定位线

（一）体表标志

1. **枕外隆凸**（external occipital protuberance）　是位于枕骨外面中部的一个隆起，其内面为窦汇。

2. **椎骨棘突**（vertebral spinous processes）　位于后正中线上，其中第 7 颈椎（隆椎）的棘突较长，末端不分叉，常作为辨认椎骨序数的标志。

3. **肩胛冈**（spine of scapula）　是肩胛骨背面高耸的横行骨嵴。两侧肩胛冈内侧端的连线，平对第 3 胸椎的棘突。

4. **肩胛骨下角**　为肩胛骨脊柱缘和腋缘会合处，呈锐角，平对第 7 肋或第 7 肋间隙，为计数肋的标志。

5. **第 12 肋**　此肋与竖脊肌外侧缘所构成的夹角称为肾区。患有肾盂肾炎时，此区常有叩击痛。此外，经腰部切口作肾手术时，切口上端常以第 12 肋为标志。

6. **髂嵴**（iliac crest）　是髂骨翼的上缘。两侧髂嵴最高点的连线平对第 4 腰椎棘突。临床上腰椎穿刺常在第 3、4 或第 4、5 腰椎之间进行。

（二）定位线

1. **后正中线**　是经背部正中所作的垂直线，相当于各棘突尖的连线。

2. **肩胛线**　两臂下垂时，经肩胛骨下角所作的垂直线。

3. **腋后线**　经腋后襞与胸侧壁交界处所作的垂直线。

4. **腋中线**　是经腋窝的中点所作的垂直线。

三、层次结构特点

（一）皮肤

背部的皮肤厚而致密，移动性小，有较丰富的毛囊和皮脂腺。

（二）浅筋膜

背部的浅筋膜与胸部、腹部、肩部及臀部的浅筋膜相移行，较厚并含有纤维束。纤维束连于皮肤和深筋膜之间，从而减小了皮肤的移动性，并能在一定程度上限制炎症的蔓延。项上部的浅筋膜特别坚韧，腰部的浅筋膜含脂肪较多。在背部的浅筋膜中含有浅血管和皮神经。

1. 浅血管　有**枕动脉**（occipital artery）、**肋间后动脉**（posterior intercostal arteries）和**腰动脉**（lumbar arteries）的皮支。其中枕动脉较粗，位于上项线斜方肌起始部的表面；肋间后动脉和腰动脉的皮支较细，位于脊柱的两侧。

2. 皮神经　有颈、胸、腰神经的后支。其中，枕大神经（greater occipital nerve）是第 2 颈神经后支的分支，和枕动脉伴行，分布于颅后部的皮肤。胸神经后支的分支穿斜方肌和背阔肌浅出至皮下。上 6～7 对胸神经后支的内侧支为皮支，沿后正中线两侧穿出斜方肌至皮下。其中第 2 胸神经后支的内侧支最长，约在肩胛冈平面穿出，向外达肩峰附近。下 5～6 对胸神经后支的外侧支为皮支，穿出肌肉的部位距正中线较远，因此，胸神经后支的皮支穿出点由上向下逐渐偏向外侧（图 2－1）。臀上皮神经（superior clunial nerves）由第 1～3 腰神经后支的外侧支组成，于竖脊肌外侧缘穿出胸腰筋膜，越过髂嵴上缘至臀部皮下。臀上皮神经在越过髂嵴上缘处如受到卡压，可引起腰腿痛。

（三）固有筋膜浅层

固有筋膜浅层很薄，覆盖斜方肌和背阔肌，并形成斜方肌鞘。该筋膜与颈部、胸部和腹部的固有筋膜浅层相移行。

（四）肌肉、血管神经干层

此层肌肉明显分层，血管、神经则呈节段性分布。

1. 肌肉　主要分为 3 层。

（1）第 1 层：该层最为表浅，有**斜方肌**（trapezius）、**背阔肌**（latissimus dorsi）和**腹外斜肌**（obliquus externus abdominis）的后部（图 2－1）。斜方肌位于项部和背上部；背阔肌位于背下部和腰部；腹外斜肌的后部位于腰下部的外侧。

（2）第 2 层：该层有**肩胛提肌**（levator scapulae）、**菱形肌**（rhomboideus）和**下后锯肌**（serratus posterior inferior）等。其中肩胛提肌和菱形肌位于斜方肌的深面，下后锯肌位于背阔肌的深面（图 2－1）。

（3）第 3 层：该层主要有**竖脊肌**（erector spinae）和**夹肌**（splenius）。其中竖脊肌是背肌中最长的肌，纵列于脊柱两侧的背沟内；夹肌位于斜方肌和菱形肌的深面（图 2－1）。

2. 肌间结构

（1）**听诊三角**（triangle of auscultation）：该三角的下界为背阔肌上缘，内上界为斜方肌的外下缘，外侧界为肩胛骨的脊柱缘（图 2－1），三角的表面覆以皮肤和筋膜。听诊三角是背部听诊呼吸音最清楚的部位。当肩胛骨移向前外方时，该三角的范围将扩大。

（2）**列氏四角**：又称**腰上三角**（superior lumbar triangle），其内侧界为竖脊肌的外侧缘,下外界为腹内斜肌,上界为下后锯肌。若下后锯肌与腹内斜肌在第 12 肋的附着处互不接触,第 12 肋也将参与构成一个边,共同围成一个不等四边形的间隙。列氏四角(腰上三角)的底为腹横肌起始部的腱膜,其深面有与第 12 肋平行排列的肋下神经、髂腹下神经和髂腹股沟神经(图 2-2)。在经腹膜外入路行肾脏手术时,必须经过列氏四角,所以手术时应注意保护上述三条神经。另外,列氏四角是腰部的薄弱区之一,若腹腔内容物经此向后突出,则形成腰疝。腹膜后脓肿也可自此穿破。

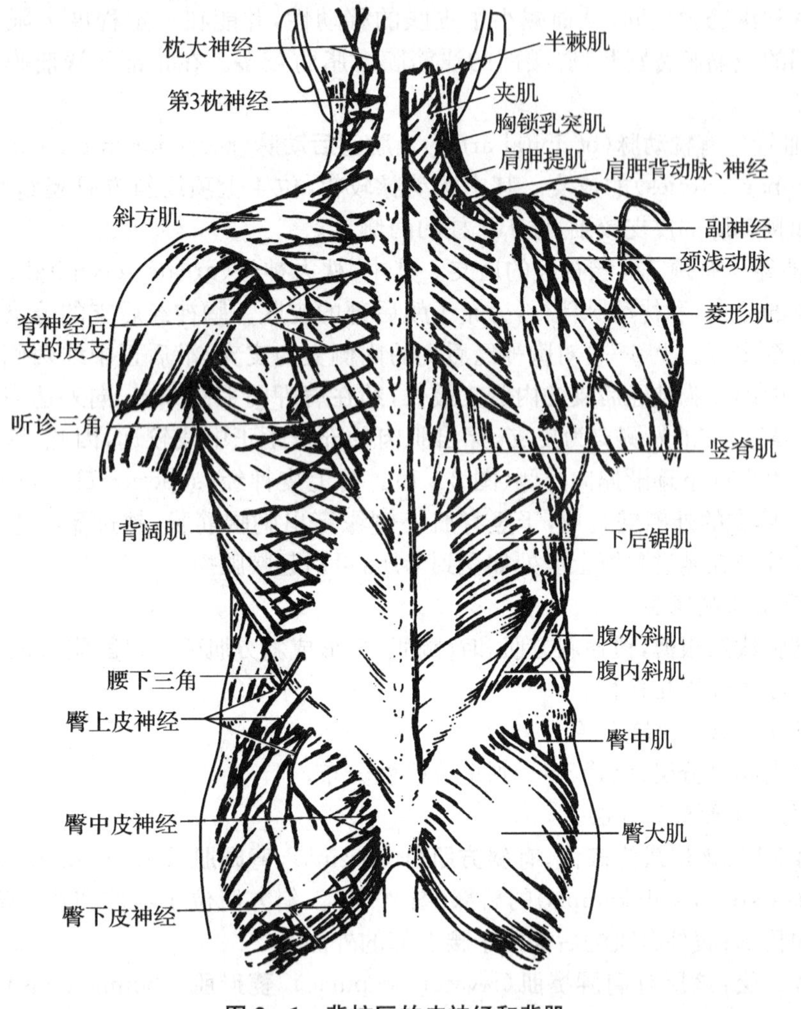

图 2-1 背柱区的皮神经和背肌

(3) **腰三角**:又称**腰下三角**(inferior lumbar triangle),其下界为髂嵴,外上界为腹外斜肌后缘,内上界为背阔肌前下缘,底为腹内斜肌(图 2-1)。其表面仅有皮肤、浅深筋膜覆盖。腰三角是腰部的另一个薄弱区,腹膜后脓肿也可经此穿破。和列氏四角相比,腰三角形成腰疝的机会较小。

3. 血管和神经 营养背部的动脉主要有枕动脉、**椎动脉**(vertebral artery)、**肩胛背动脉**(dorsal scapular artery)、**胸背动脉**(thoracodorsal artery)、肋间后动脉、**肋下动脉**(subcostal artery)和腰动脉等。静脉与同名动脉伴行。管理背部的神经主要有**脊神经后**

支(posterior branches of spinal nerves)、**副神经**(accessory nerve)、**胸背神经**(thoracodorsal nerve)和**肩胛背神经**(dorsal scapular nerve)。其中副神经于斜方肌前缘中、下 1/3 交点处的深面进入该肌。胸背神经与胸背动脉伴行,沿肩胛骨的外侧缘下行至背阔肌,在该肌的深面穿入该肌。肩胛背神经与肩胛背动脉伴走,沿肩胛骨的内侧缘下行,支配肩胛提肌和菱形肌。

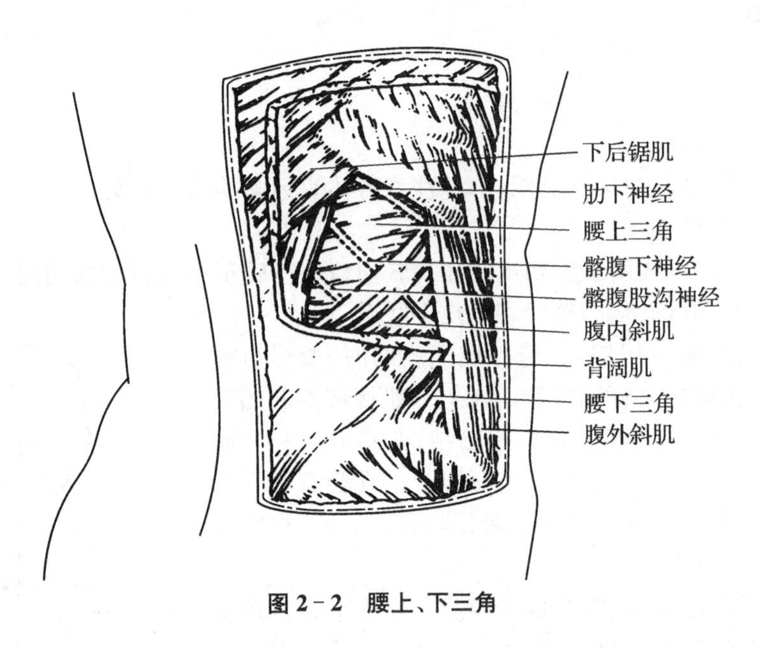

图 2-2　腰上、下三角

(五) 固有筋膜深层

固有筋膜深层贴于肌肉、血管和神经干的深面,如**胸内筋膜**、**腹横筋膜**和**胸腰筋膜**(thoracolumbar fascia)等。

胸腰筋膜包裹在竖脊肌和腰方肌的周围,在腰部筋膜明显增厚,分为浅层、中层和深层。浅层(后层)位于竖脊肌的浅面,向内附于棘突的棘上韧带,向外附于肋角,向下附于髂嵴。中层分隔竖脊肌和腰方肌。中层和浅层在外侧会合,构成竖脊肌鞘。深层(前层)覆盖在腰方肌的前面(图 2-3)。三层筋膜在腰方肌外侧缘会合,作为腹内斜肌和腹横肌的起始部。由于腰部活动度大,在剧烈运动中,胸腰筋膜常可扭伤,是造成腰背部劳损病因之一。

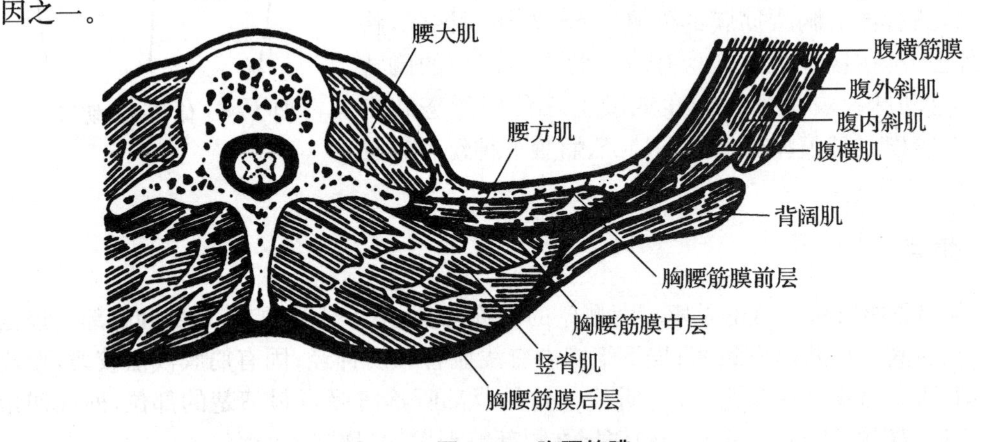

图 2-3　胸腰筋膜

四、背部的解剖

（一）目的要求

通过按层次解剖，熟悉背部各层的结构特点，了解浅筋膜中浅血管和皮神经的分布，掌握肌间结构。

（二）尸位

俯卧位。

（三）检查体表标志

检查体表标志时，可以结合活体，并注意各体表标志的临床意义。

（四）操作步骤

第一步：按图 2－4 所示的切皮线作皮肤切口。在后正中线各皮肤切线交界处用镊子提起皮肤，用力拉开，并用刀轻轻切断皮下联系。

第二步：清理皮下组织，在清除皮下脂肪时，要尽可能不损伤皮下组织内的血管和神经。在斜方肌枕部的起始部表面，检视枕动脉、枕大神经和枕淋巴结；在斜方肌和背阔肌的表面各找出 1～2 条胸神经后支的皮支；在竖脊肌下部的外侧缘、髂嵴的上方找出臀上皮神经，观察上述浅血管和皮神经的走向和分布。

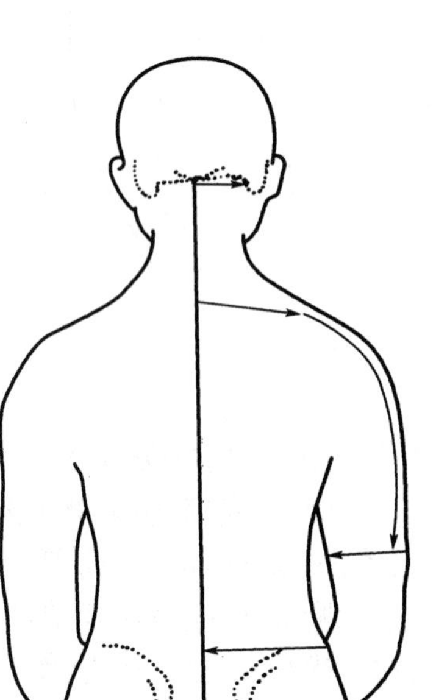

图 2－4　体背皮肤切口

第三步：修清斜方肌和背阔肌的轮廓，检视听诊三角和腰下三角的围成，观察胸腰筋膜后层的形状和其与周围结构的连接关系。

第四步：从斜方肌的外下缘开始，用刀背由下向上逐渐分离斜方肌和其深面的结构。将镊子伸入到斜方肌的深面，架空斜方肌，并在后正中线外侧约 1 cm 的位置，由下向上切断斜方肌，并向外翻开到肩胛冈处为止。观察斜方肌深面的头夹肌、颈夹肌、肩胛提肌、菱形肌和背阔肌的上缘，检视位于斜方肌深面并穿入该肌的副神经。

第五步：分离背阔肌的外下缘，先切断背阔肌在髂嵴上的起始部，然后再沿胸腰筋膜的外侧 1 cm 处切断该肌，将之翻于外上方，在接近腋区处检查位于背阔肌深面的胸背神经和胸背动脉。观察列氏四角或腰上三角的形态和围成，以及在腹横肌腱膜深面的肋下神经、髂腹下神经和髂腹股沟神经。

五、提要

1. **背部层次结构**　背部是躯干背侧壁的简称，由上至下分为项部、背部和腰部。该区可分为五层，其中皮肤厚而致密；皮下组织内有浅血管和皮神经；固有筋膜浅层较薄，形成斜方肌鞘；肌肉由浅至深分为三层；听诊三角是背部听诊呼吸音最清楚的部位，列氏四角和腰三角是腰部的薄弱区；固有筋膜深层在腰部特别发达，称胸腰筋膜。

2. **腰部肾手术入口** 临床进行肾手术时常用腰部斜切口。该切口起自第 12 肋下缘中点,向前下方止于髂前上棘前上方约 2 cm 处。切口经过层次依次为皮肤、浅筋膜、背阔肌和腹外斜肌,经腰上三角(向上可切断下后锯肌外侧缘,向下可切断腹内斜肌,以扩大手术视野)。如需进一步扩大切口,需上提或切除第 12 肋,而第 12 肋前方与胸膜腔相邻,此时应注意保护胸膜,避免损伤造成气胸。当经腰上三角时,应注意保护肋下神经、髂腹下神经和髂腹股沟神经。

3. **背阔肌皮瓣** 背阔肌为背浅层三角形阔肌,位于背下半部及胸后外侧。其主要营养血管为胸背动脉。游离背阔肌皮瓣优点有:覆盖面积大,血管蒂长且恒定,血管吻合通畅率高,皮瓣血供丰富,抗感染力强,切除后不影响供区功能。适用于口腔颌面部软组织缺损、肢体软组织大面积缺损等的修复,也可用作多种功能重建的动力肌,临床应用广泛。

4. **腰椎穿刺(蛛网膜下隙穿刺)** 临床可行腰椎穿刺至蛛网膜下隙,抽取脑脊液或注入药物,诊断或治疗某些神经系统疾病;也可注入麻醉药以施行腰麻。通常取侧卧膝胸位,经过层次为:皮肤、浅筋膜、深筋膜、棘上韧带、棘间韧带、黄韧带、硬脊膜和蛛网膜。

(张永杰)

第二节 胸 壁

一、境界

胸壁上接颈部,下连腹壁。其上界以胸骨颈静脉切迹向两侧延伸至锁骨、肩峰的连线与颈部分界;外上方以肩峰至腋窝中点的连线与上肢分界;下界以自剑突沿肋弓至腋中线的连线与腹壁分界;两侧以腋中线与背部分界。

二、体表标志与定位线

(一) 体表标志

骨性标志有胸骨颈静脉切迹、胸骨角(Louis 角)、剑突、锁骨、喙突、肋骨、肋弓、肋间隙、左剑肋角。软组织标志有乳头。心尖搏动也可在左第 5 肋间锁骨中线的内侧触及(如胸壁较薄则可清楚地看到心尖搏动)。女性还有半球形的乳房。

(二) 定位线

定位线指通过胸部的垂线,常用以表示胸部脏器的前、后和内、外侧的位置关系(图 2-5)。

1. **前正中线** 经胸骨正中点所作的垂线。此线将胸前部分为左、右对称的两部。
2. **胸骨线** 经胸骨外侧缘最宽处所作的垂线。
3. **锁骨中线** 经锁骨中点所作的垂线(男性此线正好通过乳头,故又称乳线)。
4. **胸骨旁线** 经胸骨线与锁骨中线之间中点所作的垂线。
5. **腋前线** 经腋前襞与胸壁交界处所作的垂线。

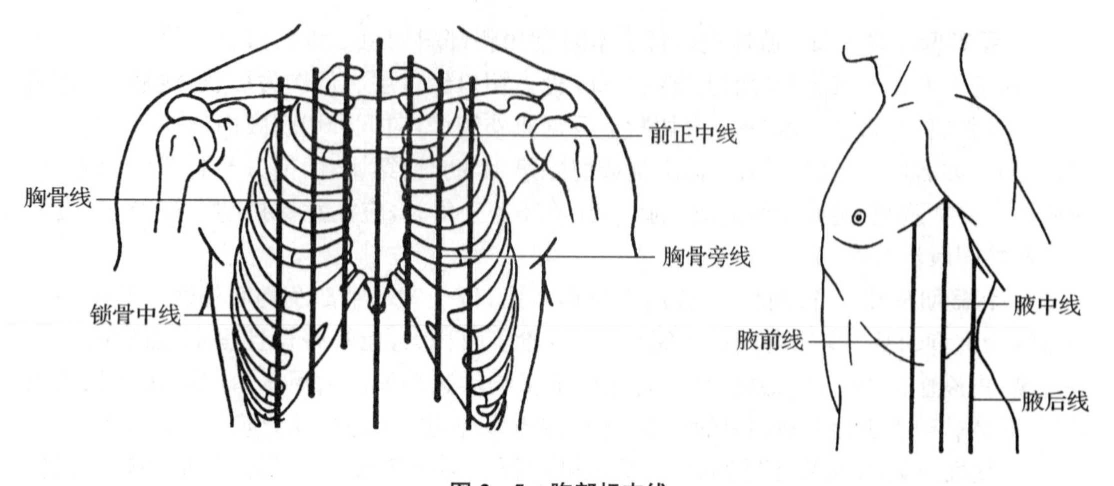

图 2-5　胸部标志线

三、层次结构特点

胸壁分为 5 层。

（一）皮肤

胸壁皮肤较薄，尤以胸骨处、锁骨下窝及乳头处最薄。除胸骨部的皮肤外，移动性都较大。男性乳头位于第 4 肋间隙锁骨中线处，但女性乳头位置不恒定。

（二）浅筋膜

胸壁的浅筋膜与颈、腹部和上肢浅筋膜相延续，内含脂肪组织、浅血管、淋巴管、皮神经和乳腺（图 2-6）。其厚度个体差异较大，胸骨前面较薄，其余部分较厚。

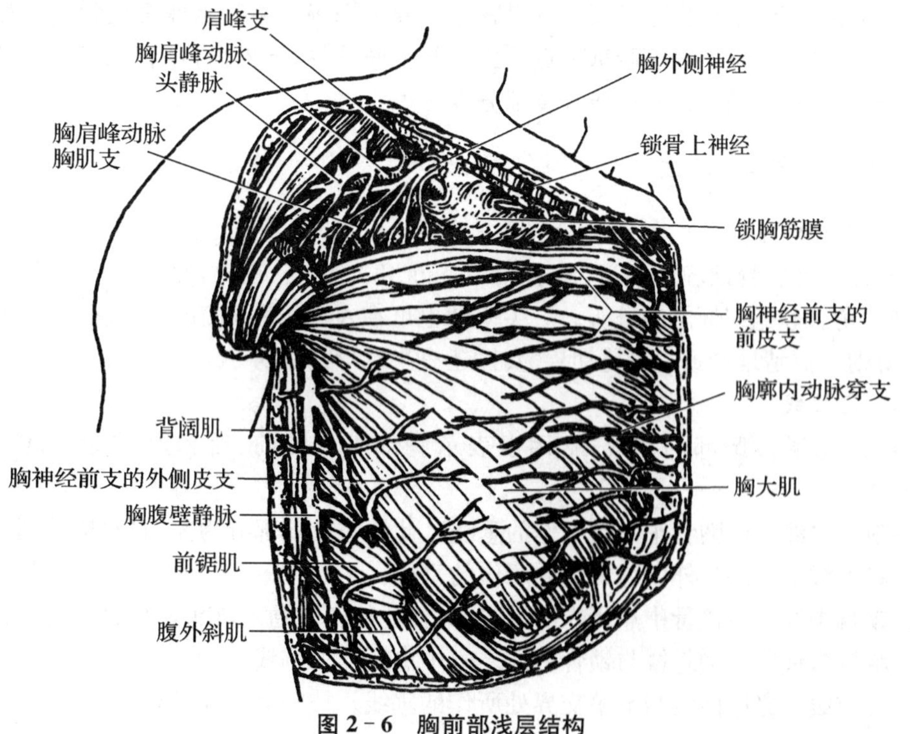

图 2-6　胸前部浅层结构

1. 皮神经　胸壁的皮神经来自颈丛和上部的肋间神经。

锁骨上神经:起自颈丛,3～4 支,经颈部向下跨越锁骨前面,分布于胸骨柄、锁骨下窝和肩部皮肤。

肋间神经的**前皮支**和**外侧皮支**:胸壁皮肤除锁骨上神经分布区外,其余均由胸神经前支(肋间神经)分布。肋间神经在腋前线附近发出外侧皮支,分布于胸壁外侧部皮肤,其中第 4～6 肋间神经外侧皮支的分支分布于乳房外侧部皮肤;在胸骨两侧发出前皮支,分布于胸壁内侧部皮肤,其中第 2～4 肋间神经前皮支的分支分布于乳房内侧部皮肤。胸神经前支的皮支分布呈明显的节段性,自上而下按神经序数排列。第 2 肋间神经分布于胸骨角平面皮肤,其外侧皮支尚分布于臂内侧部(肋间臂神经);第 4 肋间神经至乳头平面;第 6 肋间神经至剑胸结合平面;第 8 肋间神经至肋弓平面。根据皮神经的分布可测定麻醉平面和诊断脊髓损伤节段。

2. 浅血管　主要有胸廓内动脉、肋间后动脉和腋动脉等发出的分支,静脉血汇入胸腹壁静脉等。

胸廓内动脉的**穿支**细小,与肋间神经前皮支伴行,营养胸大肌和胸壁内侧部皮肤。女性第 2～4 穿支较大,分支分布于乳房内侧部,在施行乳腺癌根治术时,应注意结扎止血。

肋间后动脉的**外侧皮支**与肋间神经的同名分支伴行,分布至胸壁外侧部皮肤及乳房。

上述两动脉的分支均有伴行静脉,分别汇入胸廓内静脉和肋间后静脉。

胸腹壁静脉为胸壁的浅静脉,起自**脐周静脉网**,沿胸壁外侧部斜向外上行,汇入胸外侧静脉。沿途收集腹壁上部、胸壁前外侧区皮肤和浅筋膜的静脉血。当门静脉回流受阻时,可借此静脉建立门腔静脉的侧支循环。此时该静脉血流量增大、曲张。

3. **乳房**(breasts)　儿童和男性乳房不发达,青春期未哺乳女性乳房呈半球形。位于第 2～6 肋高度,自胸骨旁线向外至腋前线。乳房由皮肤、乳腺和脂肪组织构成,后两者位于浅筋膜内。由于输乳管以乳头为中心呈放射状排列,腺叶、小叶间有结缔组织间隔,乳腺脓肿切开引流时,宜作放射状切口,并注意分离结缔组织间隔,以利引流。乳房深部与胸肌筋膜间有一间隙,称**乳房后隙**,内有疏松结缔组织、脂肪和淋巴管。乳腺癌可自此间隙向深部转移。此间隙炎症容易蔓延,宜作低位切开引流。乳腺周围有许多纤维结缔组织束,向浅层连于皮肤,向深层连于胸肌筋膜。这些纤维束称**乳房悬韧带**或 Cooper **韧带**。患乳腺癌时,由于韧带两端固定,无伸展性,常使皮肤形成凹陷(图 2-7)。

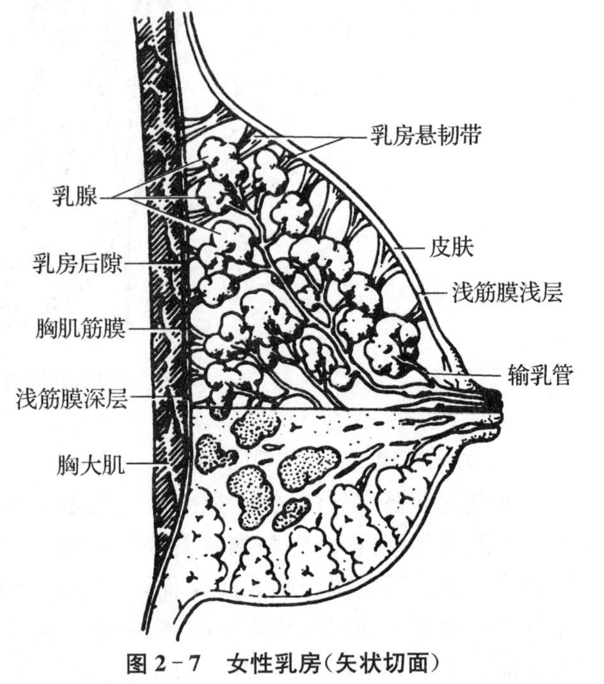

图 2-7　女性乳房(矢状切面)

(1) 乳房的血管:乳腺的血供丰富,主要来自胸廓内动脉的穿支、胸外侧动脉的乳房外侧支和肋间后动脉乳房支。

它们的伴行静脉分别汇入胸廓内静脉、腋静脉和肋间后静脉。因后者与椎静脉丛相连，故患乳腺癌时，癌细胞可通过静脉转移至椎骨及神经系统。

(2) 乳房的神经：乳房的神经来自第4～6肋间神经外侧皮支及第2～4肋间神经的前皮支，其中感觉纤维分布于乳房皮肤，交感纤维支配血管、乳晕平滑肌和腺组织。

(3) 乳房的淋巴引流：乳房的淋巴引流具有重要的临床意义，因乳房癌肿时常沿淋巴途径转移。乳房有浅、深淋巴管网。**浅淋巴管网**在皮下和皮内，**深淋巴管网**在乳腺小叶周围，浅、深淋巴管间广泛吻合。乳房外侧和上部约3/4的淋巴注入腋窝的胸肌淋巴结；乳房上部有些淋巴管可穿过胸大肌注入腋窝尖淋巴结；乳房内侧淋巴管注入胸骨旁淋巴结；乳房内下部的淋巴管可至膈上淋巴结，并间接与膈和肝上面的淋巴管相通连；乳房深部的淋巴管可汇成2～3条大淋巴管，穿胸大、小肌直接注入腋窝尖淋巴结。有时在胸大、小肌之间也有几个淋巴结，称**胸肌间淋巴结**，故乳腺癌根治术须一并切除胸大、小肌；乳房的浅淋巴管左、右侧互相交通，因此乳腺癌肿也可向对侧转移(图2-8)。当乳腺癌累及引流皮肤的淋巴管时，可导致所属范围的淋巴回流受阻，发生淋巴水肿。由于皮肤在毛囊处与皮下组织联结紧密，水肿不明显，使局部皮肤出现点状凹陷，呈“橘皮样”改变，是诊断乳腺癌的重要依据。

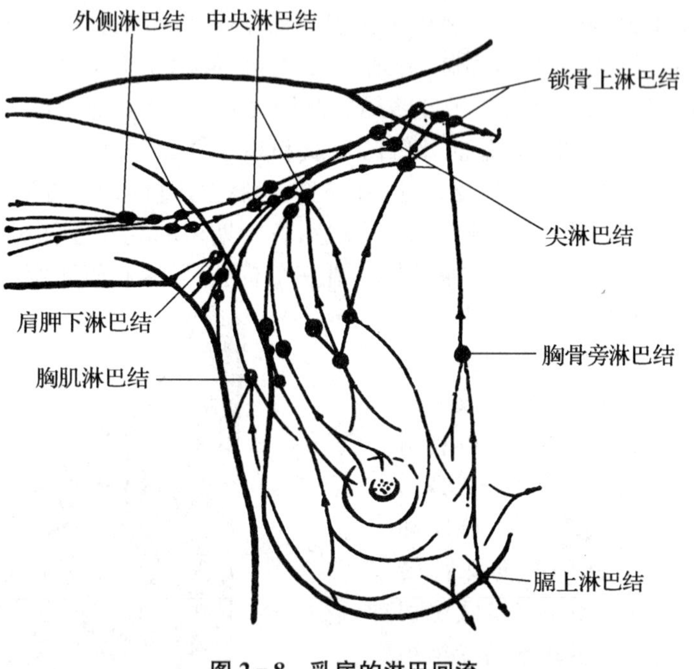

图2-8　乳房的淋巴回流

(三) 深筋膜

胸壁的深筋膜分浅、深两层。浅层覆盖于胸大肌的表面，较薄，向上附于锁骨，向下与腹部深筋膜相移行，内侧与胸骨骨膜紧密相连，外侧在胸外侧壁处增厚，继而向后接背部深筋膜浅层。深层位于胸大肌深面，向上附于锁骨，向下包裹锁骨下肌和胸小肌，并覆盖于前锯肌表面。深层筋膜张于喙突、锁骨下肌和胸小肌上缘的部分，称**锁胸筋膜**。锁胸筋膜深面有胸外侧神经和胸肩峰动脉的分支穿该筋膜至胸大、小肌。头静脉和淋巴管亦穿此筋膜入腋腔。手术切开锁胸筋膜时应注意保护上述神经，以免导致胸大、小肌瘫痪。在**胸小肌下缘浅、深两层深筋膜汇合而续于腋筋膜，胸小肌下缘与腋筋膜之间的部分称腋悬韧带**（图 2-9、图 2-10）。

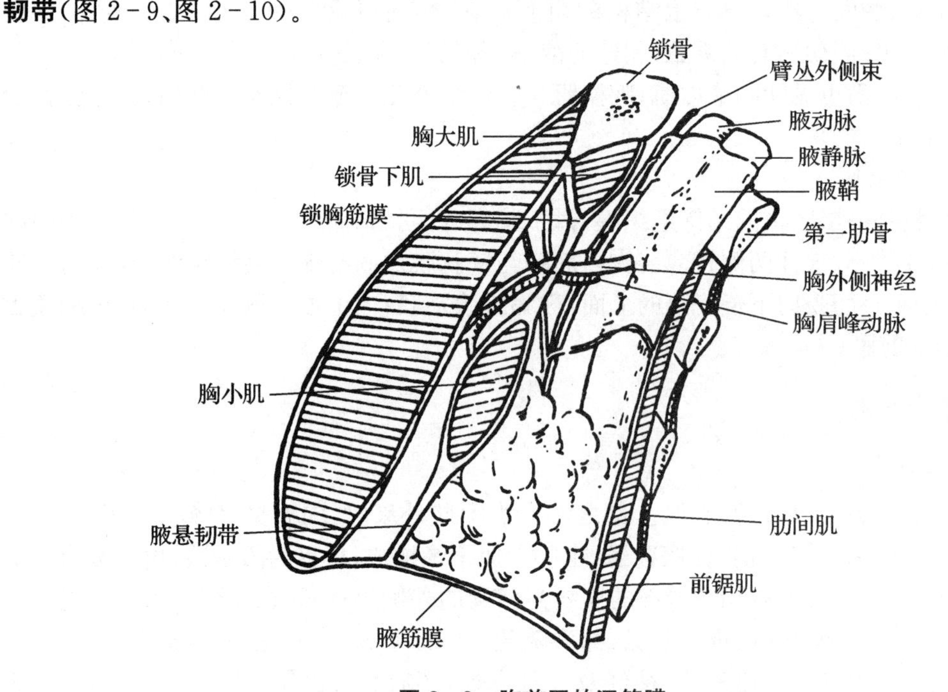

图 2-9　胸前区的深筋膜

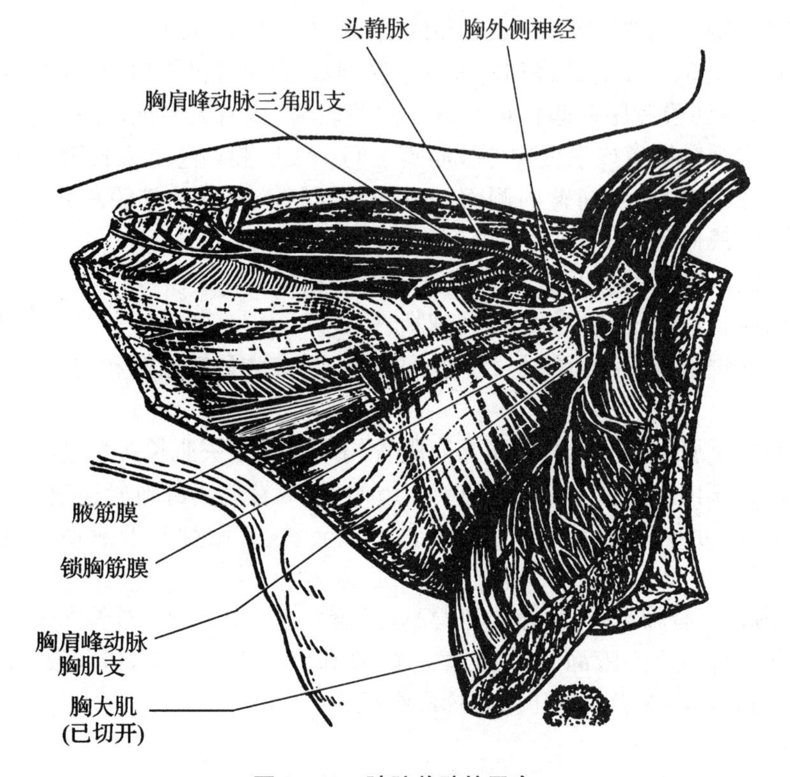

图 2-10　腋腔前壁的层次

（四）肌肉、骨、血管神经干层

胸廓前半有胸骨、肋骨、肋软骨作为支架。在肋间隙内有肋间内、外肌以及两肌之间的肋间后血管、肋间神经。在以上结构的前面贴有胸大肌和胸小肌，这两肌的血管、神经由锁胸筋膜穿出；侧面贴有前锯肌；胸壁的前下部被部分腹肌覆盖。

在这一层深面可见肋间最内肌、胸横肌。胸骨缘外侧一横指处有胸廓内动、静脉行走（见胸腔解剖）。

（五）胸内筋膜

胸内筋膜是一层致密的结缔组织膜，衬于胸廓内面。该筋膜厚薄不匀，在胸骨和肋间隙内面的部分较厚，脊柱两侧较薄。胸内筋膜与壁胸膜之间有疏松结缔组织，脊柱两旁较发达，容易分离。筋膜向下覆于膈的上面，称**膈胸膜筋膜**；向上覆于胸膜顶上面，称**胸膜上膜**，即 Sibson **筋膜**。

四、肌间结构

（一）腋区

腋区位于肩关节下方，臂和胸上部之间。当上肢外展时，向上呈穹隆状的凹陷，称为**腋窝**（axillary fossa）。其前界为**腋前襞**，由胸大肌下缘构成；后界为**腋后襞**，由大圆肌及背阔肌下缘构成；此二襞外侧端在臂部的连线为腋窝的外侧界；两襞在胸壁交点处的连线为其内侧界。腋窝深部呈四棱锥形腔隙，称为**腋腔**（axillary cavity），是颈、胸部上肢间血管、神经的通道。腔内除了上述血管、神经及其分支外，还有腋淋巴结、淋巴管及脂肪结缔组织等。

1. 腋腔的构成　腋腔可分为顶、底和四壁（图 2－11、2－12）。

顶由锁骨中 1/3、第 1 肋外缘和肩胛骨上缘围成，是腋腔的上口，与颈部相交通。

底由皮肤、浅筋膜和**腋筋膜**构成。此处皮肤较薄，成有人腋毛，并有发达的皮脂腺和大汗腺。有许多纤维细束连于皮肤与腋筋膜之间。浅筋膜内还有来自第 2 或 3 肋间神经的肋间臂神经经过，由此走向臂内侧面。腋筋膜与腋腔各壁的筋膜相延续，其中央部薄弱，且有皮神经、浅血管和淋巴管穿过，而呈筛状，称**筛筋膜**。

前壁由胸大、小肌、锁骨下肌、锁胸筋膜和腋悬韧带所构成。

外侧壁由肱骨近侧段、肱二头肌和喙肱肌构成。

内侧壁由前锯肌及其深面的上 4 个肋间隙构成，有胸外侧血管和胸长神经，分别沿腋中线前后下行。

后壁由肩胛下肌、大圆肌、背阔肌与肩胛骨构成。肱三头肌长头穿过大圆肌和肩胛下肌、小圆肌之间，其内侧为**三边孔**（trilateral foramen），有旋肩胛血管通过；肱三头肌长头与肱骨外科颈之间为**四边孔**（quadrilateral foramen），有腋神经及旋肱后血管通过（图 2－12）。

2. 腋腔内容　有腋动脉、腋静脉和臂丛，经腋腔上口出入腋腔，斜向下外。当上肢下垂时，腋动脉位于前，内为腋静脉，后为臂丛的股和束。当上肢外展时，腋静脉在前，动脉居中，臂丛在后方。腋淋巴结位于腋腔蜂窝组织中。

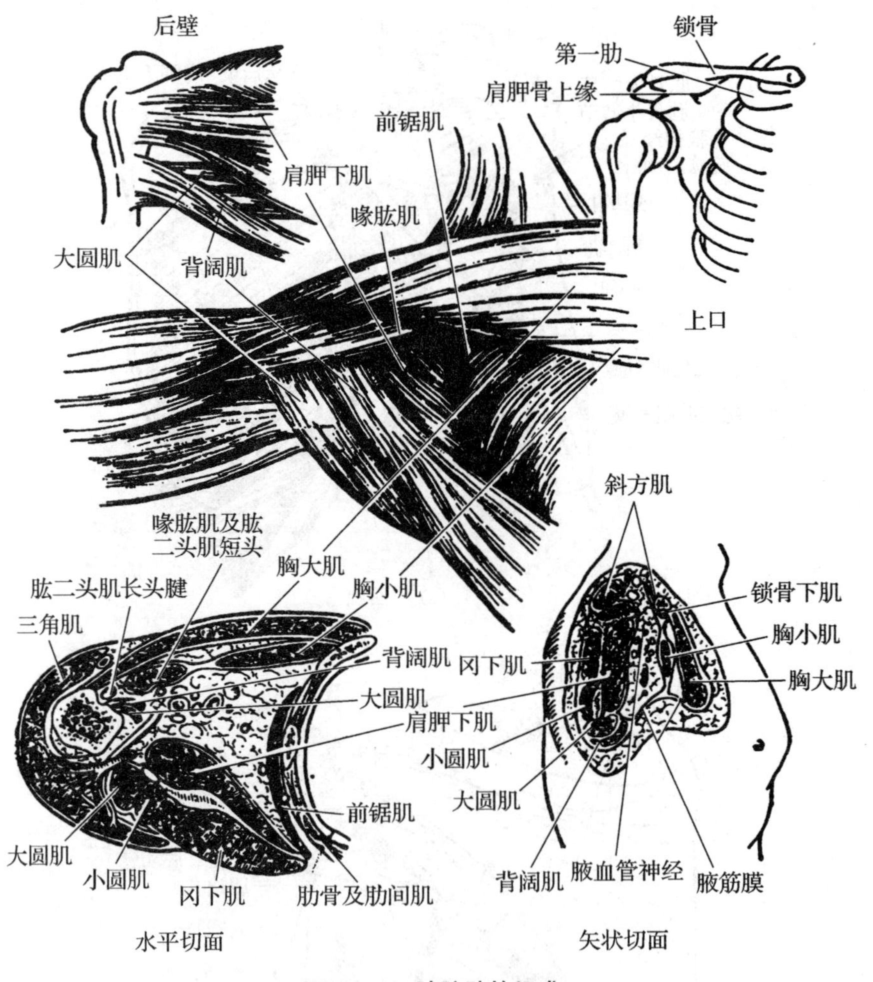

图 2－11　腋腔壁的组成

(1) **腋淋巴结**(axillary lymph nodes)：根据位置可分为五组：①**外侧淋巴结**：沿腋静脉远侧段排列，收纳上肢大部分的淋巴；②**胸肌淋巴结**：位于胸外侧动、静脉周围，收纳乳房外侧部及部分上部淋巴、胸前外侧壁以及脐平面以上腹壁的淋巴；③**肩胛下淋巴结**：位于肩胛下动脉和胸背神经周围，收纳项背部、肩胛部及胸后壁的淋巴；④**中央淋巴结**：位于腋窝中央疏松结缔组织内，收纳胸肌淋巴结、肩胛下淋巴结和外侧淋巴结的淋巴；⑤**尖淋巴结**：位于锁胸筋膜深面，沿腋静脉近侧段排列，收纳中央淋巴结及部分乳房上部的淋巴，其输出管大部分组成锁骨下干，小部分注入颈深下淋巴结(图 2－13)。

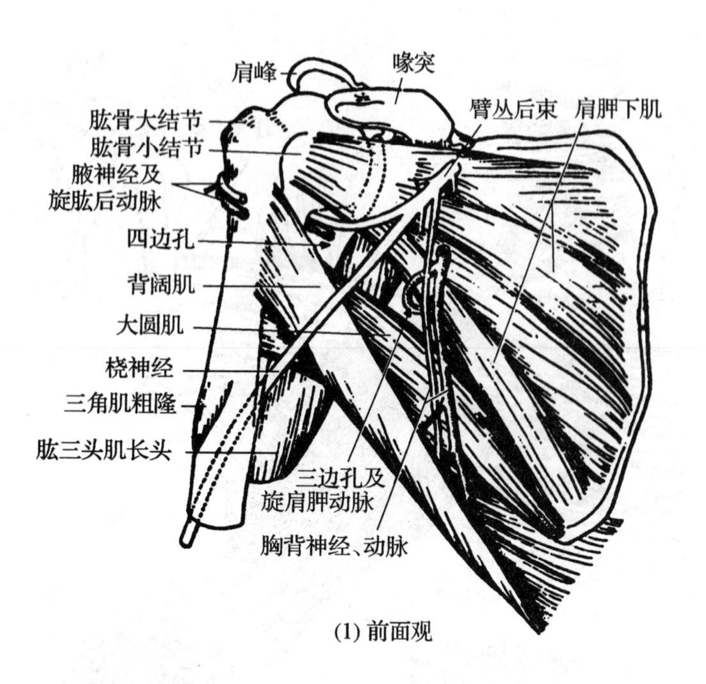

(1) 前面观

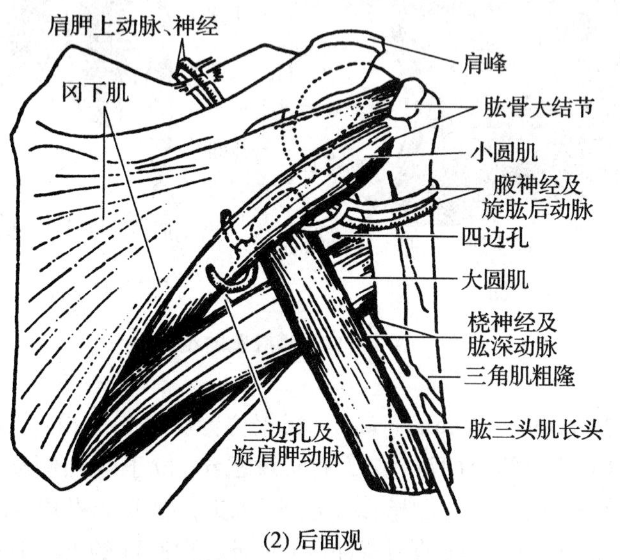

(2) 后面观

图 2-12　三边孔与四边孔

(2) **腋鞘**：亦称**颈腋管**，由颈部的椎前筋膜延伸而成，包裹腋动、静脉和臂丛。

(3) **腋动脉**(axillary artery)：以胸小肌为标志划分为三段。第 1 段为第 1 肋外侧缘与胸小肌上缘之间的部分，该段向前内侧发出**胸上动脉**(至第 1、2 肋间隙附近)。第 2 段位于胸小肌深面，向前发出胸肩峰动脉(穿锁胸筋膜)，分支至胸大、小肌及肩部，向下发出**胸外侧动脉**(至前锯肌和乳房外侧部)。第 3 段为胸小肌外下缘至大圆肌下缘之间的部分，发出的分支有**旋肱前动脉**、**旋肱后动脉**(穿四边孔)、**肩胛下动脉**。后者又分为**旋肩胛动脉**(穿三边孔)和**胸背动脉**(至背阔肌及前锯肌)(图 2-12、2-14)。

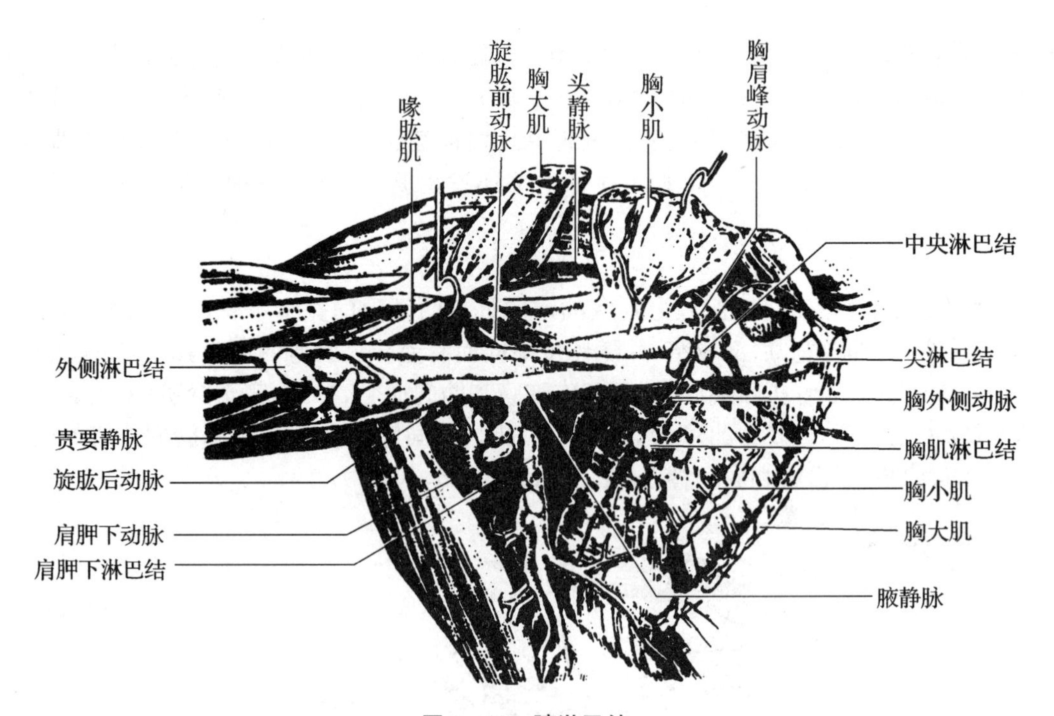

图 2－13　腋淋巴结

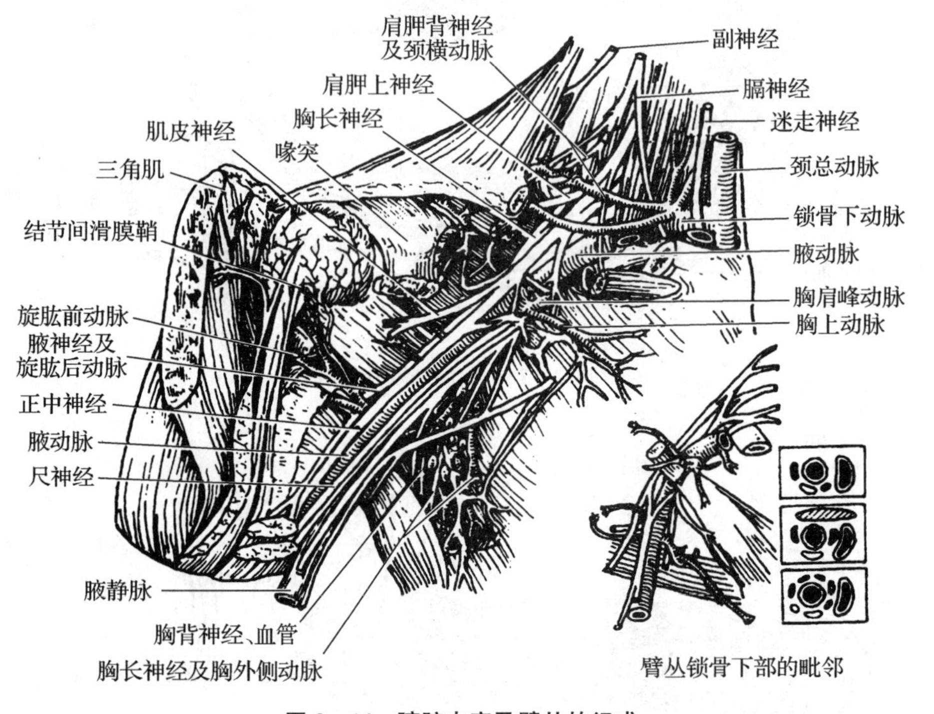

图 2－14　腋腔内容及臂丛的组成

(4) **臂丛**(brachial plexus):先位于腋动脉第 1 段的后外方,继而分为三束包绕腋动脉第 2、3 段。**内侧束**位于腋动脉的内侧。主要分支有**正中神经内侧根**、**尺神经**、**前臂内侧皮神经**和**臂内侧皮神经**,都分布到上肢。较细的**胸内侧神经**分布到胸大、小肌。**外侧束**位于腋动脉的外侧，主要分支有**正中神经外侧根**（在腋动脉前方与内侧根汇合为正中神经）、**肌皮神经**（穿过喙肱肌到臂部）、**胸外侧神经**（至胸大肌）。**后束**位于腋动脉后方，主要分支有**腋神经**（伴旋肱后动脉穿四边孔至三角肌等）、**桡神经**（伴肱深动脉进入臂部）、胸背神经（伴胸背动脉至背阔肌）。在臂丛的锁骨上部还发出胸长神经（在前锯肌表面下行）（图2－14）。

（二）肋间隙

肋间隙位于相邻两肋之间，为胸壁的薄弱处。肋间隙的宽窄不一，上部肋间隙较宽，下部的较窄；前部较宽，后部较窄，并随体位不同而有差异。肋弯曲而有弹性，在暴力作用下，可发生骨折。如骨折断端向内，可刺伤胸膜和肋间血管、神经，甚至穿破肺，引起血胸、气胸或肺不张。第5～8肋曲度大，易发生骨折。肋间隙由**肋间内肌**和**肋间外肌**封闭，两层肌之间有肋间后血管和肋间神经（图2－15、2－16、2－17）。

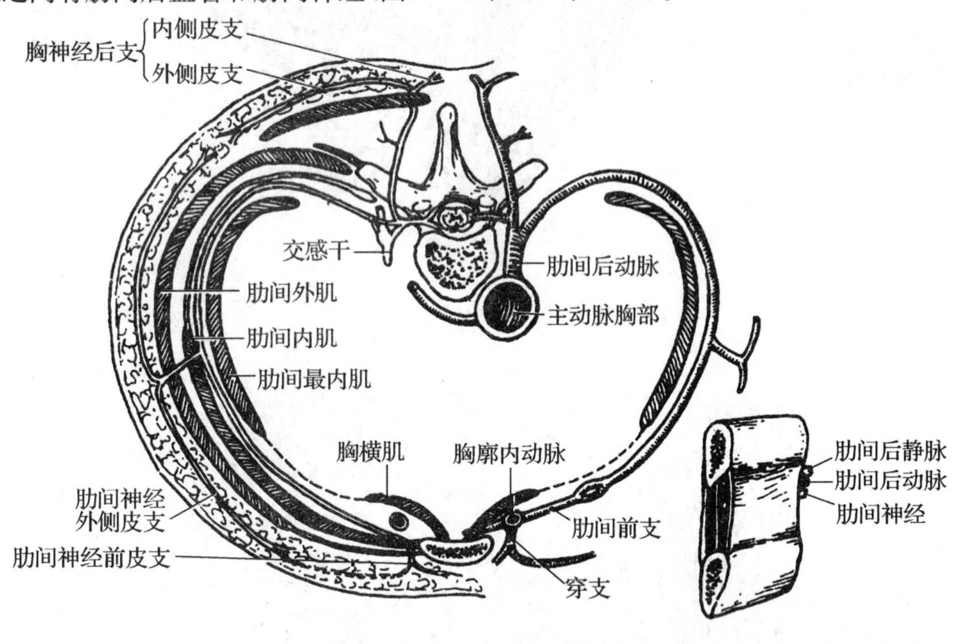

图2－15　肋间隙及其内容

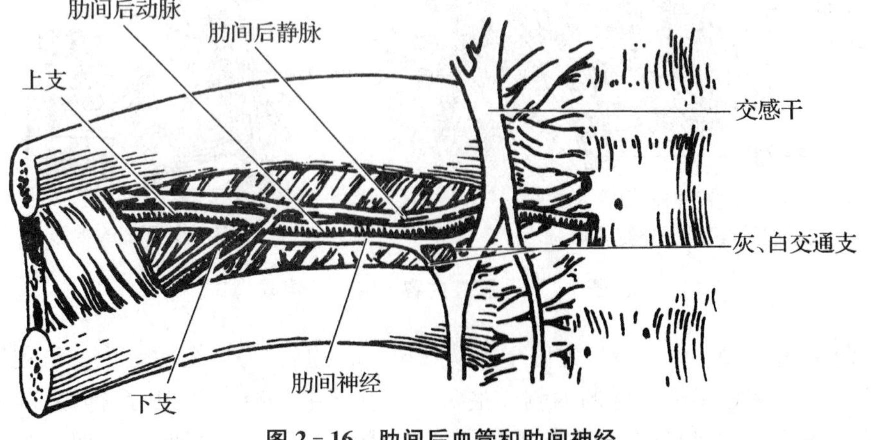

图2－16　肋间后血管和肋间神经

第1、2肋间隙的动脉来自锁骨下动脉的分支，第3～11肋间隙者来自肋间后动脉。**肋间后动脉**起自胸主动脉，有**肋间后静脉**和**肋间神经**伴行。三者并行于肋间隙内，在肋角内侧，位于肋间隙中部，动、静脉缠绕肋间神经周围，无一定的排列顺序。在肋角附近，肋间后血管和肋间神经均发出一较小的**下支**，沿下位肋骨上缘向前。本干又称**上支**，循肋沟前行。在肋角前方，三者排列顺序自上而下为静脉、动脉、神经。肋间神经常未能被肋沟掩盖。肋间后动脉的上、下支于肋间隙前1/3处与胸廓内动脉的肋间前支吻合，下三对肋间后动脉常不分上、下支。因此，胸膜腔穿刺时，常在腋后线至肩胛线之间的第8或第9肋间隙进针。进针部位在肋间隙略偏下位肋的上缘，可避免损伤血管、神经。在肋间隙前部穿刺时，应在上、下肋之间进针（图2-17）。

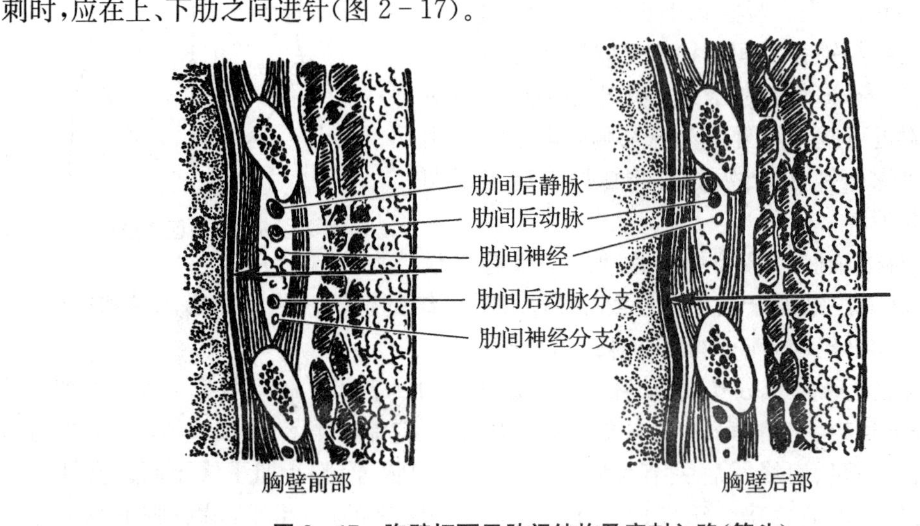

图2-17　胸壁切面示肋间结构及穿刺入路（箭头）

五、胸壁的解剖

（一）目的要求

解剖出胸前壁和腋区的结构，熟悉胸壁的结构特点，掌握腋腔的构成和内容。

（二）尸位

尸体取仰卧位。

（三）检查体表标志

参照本节体表标志和定位线找出相应的标志。

（四）操作步骤

第一步：剥皮。按图2-18作皮肤切口，切开皮肤。于横切口和正中纵切口交角处提起皮肤，用刀将皮肤与皮下联系的纤维束切断，剥去皮肤（保留男性乳头、女性乳房结构）。

第二步：清理浅筋膜。①在胸骨缘外侧和腋中线附近解剖出1～2支皮神经和血管。第2肋间神经外侧皮支特别发达，分布于腋窝及臂内侧皮肤，故名肋间臂神经。②用镊子在三角肌胸大肌间沟处轻轻分开浅筋膜，即可见到在此沟内上行的头静脉。③在锁骨下方可见颈阔肌的起始部以及向下放射的锁骨上神经。④若系女性（乳房未萎缩），观察其乳房结构。用镊子自乳房周围向乳头放射状剔除脂肪组织，可见乳腺叶及其导管，然后将乳房结构与胸大肌筋膜分离。分离时注意乳房悬韧带。⑤在胸大肌下缘附近解剖出胸腹壁静脉。

第三步：翻胸大肌。清理胸大肌表面的浅筋膜，注意保留头静脉及肋间臂神经。观察胸大肌的起、止点及肌束方向。然后将手指从胸大肌下缘处插入肌的深面，钝性分离胸大肌及其深面的胸小肌。在离胸大肌起始部约 1 cm 处切断胸大肌(抬起胸大肌下缘，边切边翻)。注意勿损伤胸大肌上缘与三角肌之间的头静脉及胸大肌深面进入该肌的血管神经。

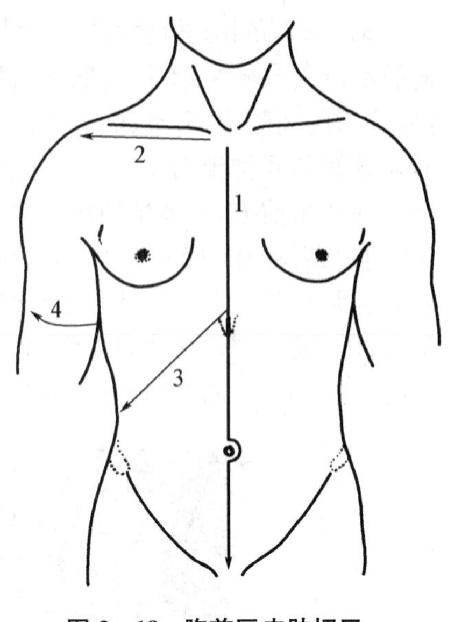

图 2－18　胸前区皮肤切口

第四步：翻胸小肌。观察胸小肌的位置及起止点，观察胸小肌上缘与锁骨之间的锁胸筋膜以及穿过该筋膜的头静脉、胸肩峰动脉的分支及胸外侧神经。在胸小肌的下缘附近可找到胸外侧动脉及胸肌淋巴结。用手指沿胸小肌深面钝性分离，然后将该肌在起点部切断、外翻，暴露腋腔。

第五步：解剖腋腔。腋腔的血管神经周围有大量的脂肪组织，腋淋巴结混杂其中，注意观察各群淋巴结的位置。为了显露动脉和神经，可剔除脂肪组织和淋巴结，伴行的小静脉也可切除。

(1) 观察腋动脉及其分支：腋动脉以胸小肌为界分为三段。腋动脉第 1 段发出细小的胸上动脉，分布到第 1、2 肋间，有时缺如。第 2 段发出：①胸肩峰动脉：是一短干，立即分数支到胸大肌、胸小肌、肩峰及肩关节等处。②胸外侧动脉：沿胸小肌下缘下行。女性此支粗大，尚发出分支供应乳房。第 3 段发出：①肩胛下动脉：为一粗干，沿肩胛下肌下缘而行，随即分为旋肩胛动脉与胸背动脉。旋肩胛动脉向后穿三边孔到肩胛区；胸背动脉沿腋窝后壁继续下行，分布于背阔肌与前锯肌，胸背神经与其同行。肩胛下淋巴结沿肩胛下动、静脉及其分支排列，观察后可清除之。②旋肱后动脉：较粗，伴腋神经穿四边孔，营养三角肌。③旋肱前动脉：细小，绕肱骨外科颈与旋肱后动脉吻合。腋动脉分支起点的变异多见，如肩胛下动脉与旋肱后动脉共干，或与胸外侧动脉共干等，一般按动脉的分布范围来确定其名称。

(2) 观察腋静脉：腋静脉位于腋动脉的内侧，其属支大多与同名动脉伴行。在腋静脉远侧段周围有腋淋巴结外侧群，观察后清除之。

(3) 观察臂丛及其分支：臂丛的内侧束、外侧束和后束先位于腋动脉第一段的后外侧，再位于第二段的内侧、外侧和后方。各束分支多围绕腋动脉的第三段。将喙肱肌向外侧牵开，可见肌皮神经穿入喙肱肌。正中神经外侧根与内侧根在腋动脉的外侧合成正中神经。腋动脉内侧有腋静脉，两者间可找到臂丛内侧束发出的前臂内侧皮神经和尺神经。在腋静脉的内侧还可找到臂内侧皮神经。在腋动脉的后方，可找到后束发出的：①肩胛下神经：常为 2 小支，至肩胛下肌和大圆肌；②胸背神经：与胸背动脉伴行入背阔肌；③腋神经：伴旋肱后动脉向后外穿四边孔至三角肌深面；④桡神经：最粗，向下入桡神经沟。此外，在前锯肌表面、胸外侧动脉的后方可找到胸长神经。

(4) 观察腋腔的壁和尖：拉开腋腔的血管神经观察腋腔的内侧、外侧和后壁的组成；将胸大肌、胸小肌复位，观察腋腔的前壁；观察腋腔尖的围成。

第六步：解剖肋间隙。剥离第5、6肋骨腹外斜肌的起点，注意其与前锯肌的肌齿相互关系。在肋间隙观察肋间外肌至肋软骨处移行为肋间外膜。选择第3～4肋间隙，沿肋骨下缘切断肋间外肌的起点，不可过深。可先自肋间隙前端把镊子柄插入肋间外肌深面与肋间内肌之间，向后外边分离边切断肋间外肌，边翻向下。观察肋间内肌的纤维与肋间外肌纤维方向的不同。在肋下缘小心切开一段肋间内肌，找出肋间神经、肋间后动脉和静脉。

六、提要

1. 肋软骨增加了胸廓的弹性，保护胸骨和肋骨，在一定程度上使这些骨不易受伤骨折。不过一旦肋骨骨折，常伤及肋间的血管神经，亦可刺破胸膜，造成气胸。老年人的肋软骨可发生骨化，故X线照片上可显影。

2. 女性乳房淋巴回流在乳腺癌的转移方面有重要的意义，临床上应详细检查乳房的淋巴结。同时，两侧乳房淋巴管存在广泛的吻合，也应检查对侧的乳房。

3. 腋腔内淋巴结沿血管神经排列，所以手术如需清扫淋巴结时，应注意勿伤及神经。如损伤胸长神经，可导致前锯肌麻痹，形成“翼状肩”。支配背阔肌的胸背神经也易损伤，要注意保护。

4. 掌握肋间隙的结构，尤其是肋间后血管及肋间神经的排列、行走，对胸膜腔穿刺抽气、抽液的进针部位的选择具有重要的意义。

背部及胸壁复习思考题

一、名词解释

1. 肋间隙　2. Cooper韧带　3. 腋鞘　4. 胸腰筋膜　5. 肾区　6. 三边孔　7. 四边孔

二、问答题

1. 试述听诊三角、腰三角和列氏四角的围成及临床意义。
2. 试述腋腔的组成和内容。
3. 试述乳房的淋巴回流。
4. 经锁骨中线第2、3肋间隙或经肩胛骨下角处第7、8肋间隙做胸膜腔穿刺时，针尖各经过哪些结构？各应在肋间隙的什么部位进针？
5. 自背部经列氏四角行肾脏手术时，需经过的层次结构是什么？
6. 临床进行腰穿时，一般从何处进针？由浅入深经过哪些层次结构？

三、寻找辨认下列结构

1. 胸长神经　2. 腋神经　3. 旋肩胛动脉　4. 胸背动脉、胸背神经　5. 臀上皮神经　6. 背阔肌、斜方肌　7. 正中神经、尺神经、桡神经

（张永杰）

第三节 腹 壁

一、境界

腹壁上界为胸骨的剑突、肋弓，下界依次为耻骨联合上缘、耻骨结节、腹股沟韧带和髂嵴，两侧界为腋中线。

二、体表标志

在腹壁上、下界可以摸到的骨性标志主要有**剑突**、**肋弓**、**髂嵴**、**髂前上棘**（anterior superior iliac spine）、**耻骨结节**（pubic tubercle）、**耻骨联合**（pubic symphysis）。在腹前正中线的深部有白线（linea alba）。白线的中部有脐。脐的位置相当于第3～4腰椎之间的高度。白线两侧为腹直肌。腹肌发达者，当腹肌收缩时，在脐上方可见到由腹直肌腱划形成的横行浅沟。

三、层次结构特点

腹壁由浅入深可分为皮肤、浅筋膜（皮下组织）、深筋膜、肌肉血管神经层、腹横筋膜、腹膜外筋膜（腹膜外脂肪）和腹膜壁层等7层。

（一）皮肤

除脐及腹股沟区外，腹部的皮肤均较薄，而且富有弹性，移动性大。

（二）浅筋膜（皮下组织）

腹壁浅筋膜由疏松结缔组织和脂肪构成。其厚薄不一，个体差异较大。内有腹壁浅动、静脉，浅淋巴管和皮神经。腹前外侧壁上部的皮下动脉细小，来自肌膈动脉和肋间后动脉的分支。腹前外侧壁下部有两条较大的皮下动脉，它们是起自股动脉的**腹壁浅动脉**（superficial epigastric artery）和**旋髂浅动脉**（superficial iliac circumflex artery）。前者在腹股沟韧带中、内1/3交界处行向脐部；后者越过腹股沟韧带行向髂嵴（图2-19）。

腹前外侧壁浅静脉较丰富，在脐部吻合成网。脐以上的浅静脉经胸腹壁静脉注入腋静脉；脐以下的浅静脉经腹壁浅静脉和旋髂浅静脉注入大隐静脉，从而构成上、下腔静脉系统间的联系。当肝门静脉高压时，肝门静脉的附脐静脉通过脐周静脉网，经腹壁的浅、深静脉向上、向下回流至上腔静脉和下腔静脉，为肝门静脉侧支循环途径之一。

腹前外侧壁的浅淋巴回流，脐以上者注入腋淋巴结；脐以下者注入腹股沟浅淋巴结。

腹前外侧壁皮肤的感觉神经有明显的节段性，第6肋间神经分布于剑突平面，第10肋间神经分布于脐平面，第1腰神经的分支分布于腹股沟的上方（图2-20）。当脊髓胸段发生病变时，可从腹壁感觉障碍的平面来判断病变的部位。在做腰麻时，可依腹壁感觉神经的分布节段，定出麻醉平面的高度。

在下腹部，浅筋膜的脂肪层较发达，故可明显地分为两层。浅部脂肪层称**Camper筋膜**，深部纤维层称**Scarpa筋膜**。Scarpa筋膜在腹正中线处附着于白线；在腹股沟处向下附着于腹股沟韧带下方的大腿阔筋膜；在耻骨联合与耻骨结节之间，Scarpa筋膜向下与阴囊肉膜、会阴浅筋膜（Colles筋膜）相延续。因此，当尿道球部损伤引起尿外渗时，尿液可向上扩散至同侧的腹壁，但不能蔓延到对侧腹壁和股部。

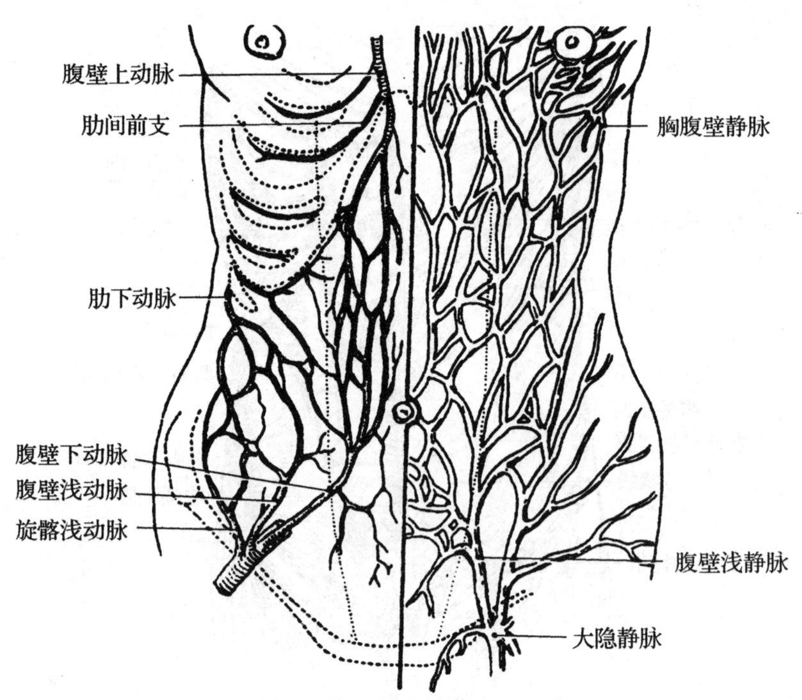

图 2-19　腹前外侧壁的血管

（三）深筋膜

腹壁固有筋膜浅层与一般固有筋膜浅层相似，较薄，紧贴于腹外斜肌肌质和腱膜的表面，向下附着于腹股沟韧带。Scarpa 筋膜和固有筋膜浅层对腹股沟疝和股疝的移位具有一定的阻止作用。

（四）肌肉、血管、神经层

根据腹壁肌层不同，可将腹壁分为腹直肌鞘部和侧腹壁二部（图 2-21）。

1. 腹直肌鞘部　可分为三层：浅层为腹直肌鞘前层；中层为纵行的**腹直肌**（rectus abdominis），腹直肌的腱划与前层紧密联结；深层为腹直肌鞘后层，后层在脐下 4～5 cm 处以下缺如，其下缘形成**弓状线**（arcuate line）。在腹直肌和腹直肌鞘后层之间，有上、下纵行的腹壁上动、静脉和腹壁下动、静脉。它们在脐部相吻合（图 2-22）。**腹壁上动脉**（superior epigastric artery）为胸廓内动脉的终支之一。**腹壁下动脉**（inferior epigastric artery）起自髂外动脉，于腹股沟管深环内侧斜向上内，行于腹横筋膜与壁腹膜之间的腹膜外筋膜中，而后穿腹横筋膜进入腹直肌鞘后层与腹直肌之间

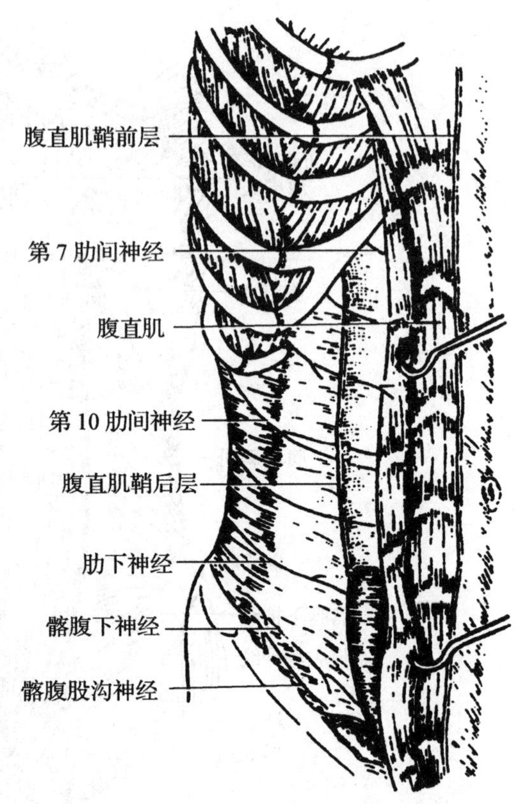

图 2-20　腹前外侧壁的神经

（图 2-23）。此外，还有从外侧斜穿腹直肌鞘后层的第 7～11 肋间神经和肋下神经。它

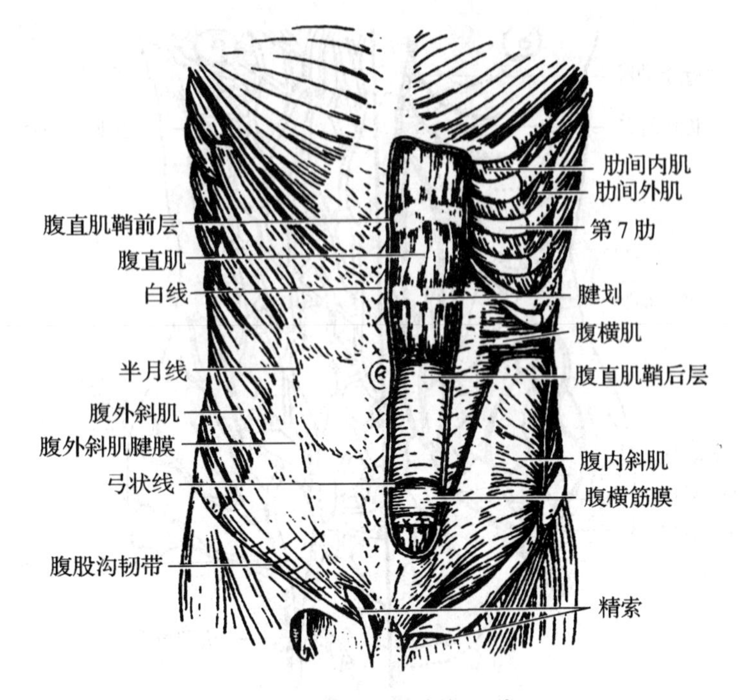

图 2－21　腹前外侧壁的肌（浅层）

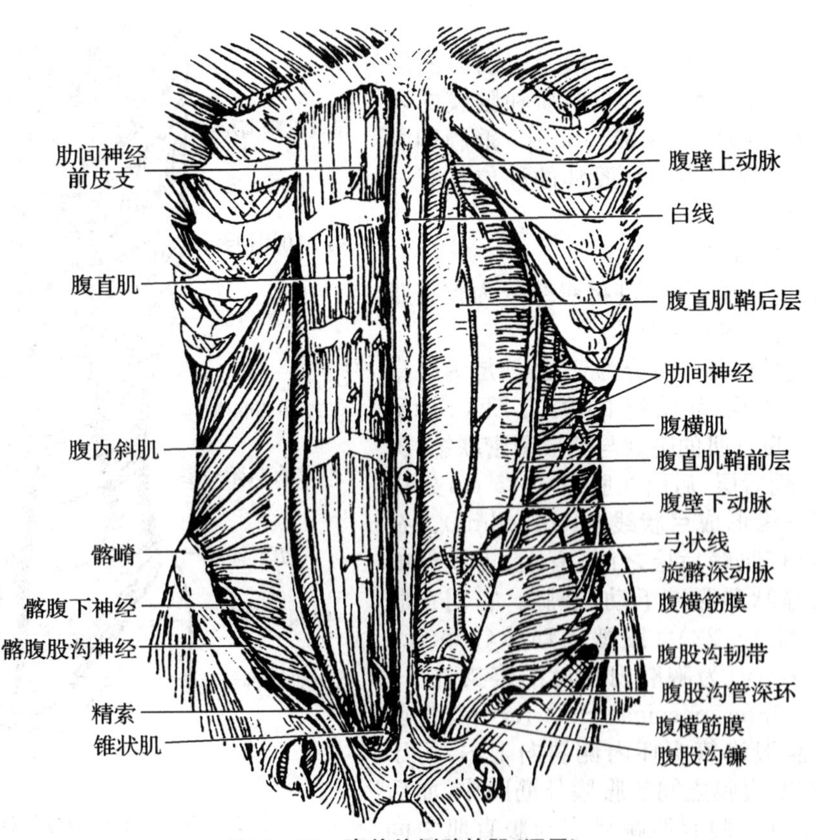

图 2－22　腹前外侧壁的肌（深层）

们进入腹直肌鞘后，支配腹直肌。其前皮支穿出腹直肌鞘前层至皮下。

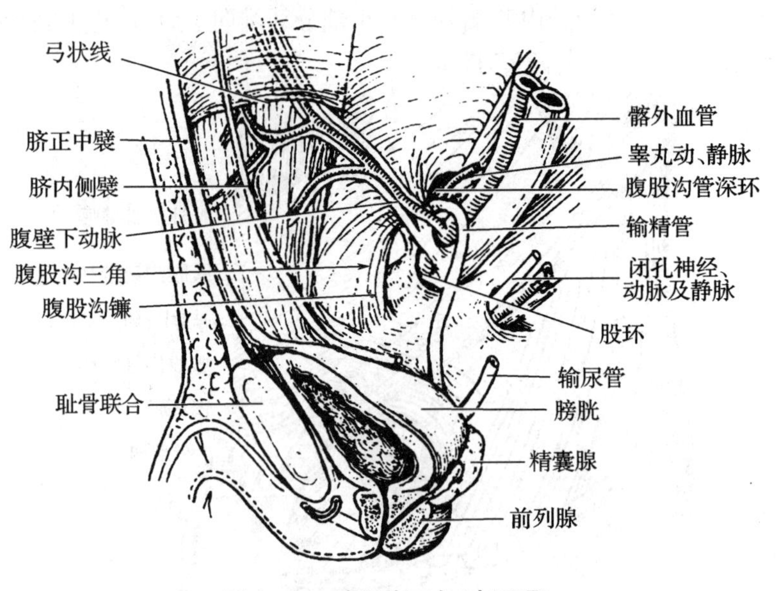

图 2－23　腹股沟三角（内面观）

2. 侧腹壁　主要由 3 层肌纤维走向不同的阔肌组成。近腹直肌外侧缘处，3 层阔肌的腱膜形成**腹直肌鞘**(sheath of rectus abdominis)，并在腹部正中线处交织成白线(图2－24)。

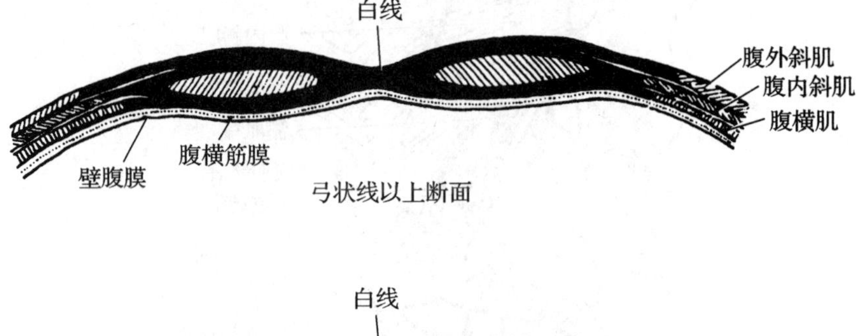

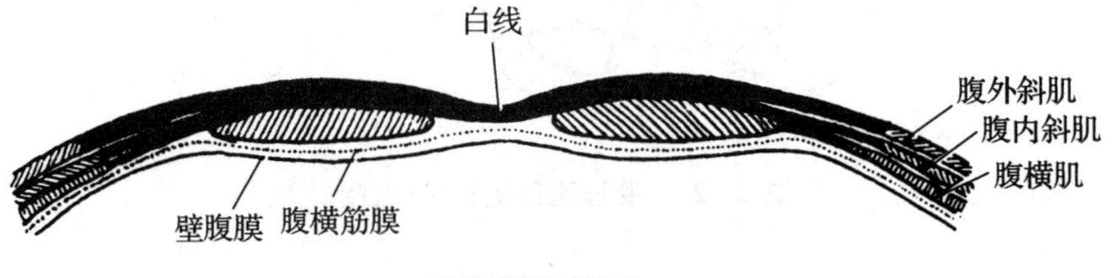

弓状线以下断面

图 2－24　腹直肌鞘

浅层为**腹外斜肌**(obliqus externus abdominis)，起自下位 8 肋，肌束由外上斜向前下方，在脐至髂前上棘连线以下，肌质通常消失，形成腹外斜肌腱膜(图 2－21、图 2－25)。此腱膜在耻骨结节外上方形成近乎三角形的裂隙，为**腹股沟管浅环**(superficial inguinal ring)或皮下环。浅环上界称**内侧脚**(medial crus)，止于耻骨联合；下界为**外侧脚**(lateral crus)，止于耻骨结节；浅环外上方，腱膜表面的横行纤维为**脚间纤维**(intercrural fibers)。

腹外斜肌腱膜下缘张于髂前上棘和耻骨结节之间，并向后上方卷曲增厚形成**腹股沟韧带**(inguinal ligament)。此韧带的内侧端分出一小部分纤维向下后方，止于耻骨梳，称为**腔隙韧带**(lacunar ligament)或陷窝韧带(图 2 - 26)。

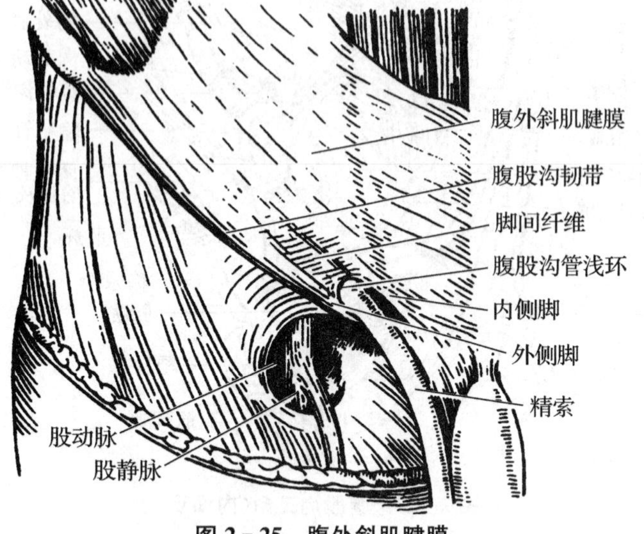

图 2 - 25　腹外斜肌腱膜

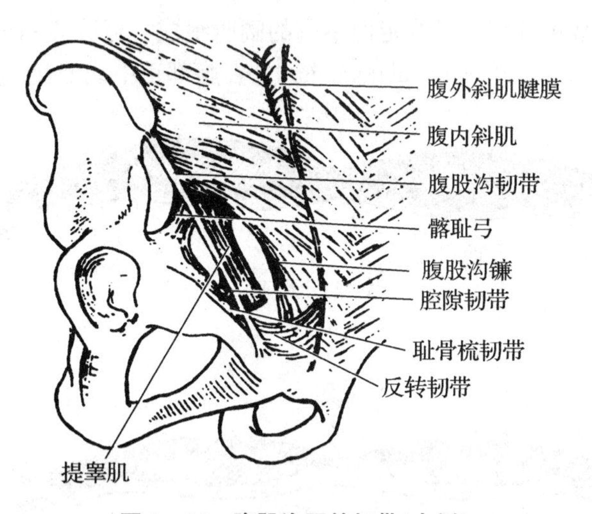

图 2 - 26　腹股沟区的韧带(右侧)

中层为**腹内斜肌**(obliquus internus abdominis)，起自胸腰筋膜、髂嵴、腹股沟韧带的外侧 2/3。肌束呈扇形，大部分肌束在腹直肌外侧形成腱膜。

深层为**腹横肌**(transversus abdominis)，起自下 6 肋的内面、胸腰筋膜、髂嵴、腹股沟韧带的外侧 1/3，肌束呈横行向内侧，延为腱膜。

腹内斜肌和腹横肌的下部肌束呈弓状，跨过精索上方，行向内侧，延为腱膜，形成**腹股沟镰**(inguinal falx)或**联合腱**(conjoined tendon)，止于耻骨梳。在腹壁肌收缩时，弓状下缘向腹股沟韧带靠近，似有封闭腹股沟管的作用。两肌最下部少量纤维伴精索下行，称为提睾肌(图 2 - 27)。

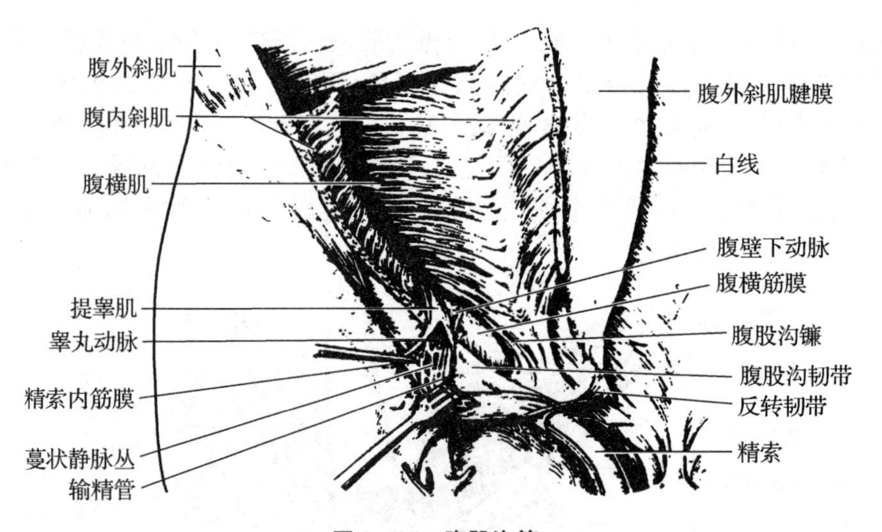

图 2-27 腹股沟管

腹内斜肌与腹横肌之间有肋间血管和神经、旋髂深血管、髂腹下神经、髂腹股沟神经等(图 2-22),并有结缔组织将两肌紧密相连。在髂前上棘附近,来自腰丛的**髂腹下神经**(iliohypogastric nerve)和**髂腹股沟神经**(ilioinguinal nerve)穿腹内斜肌,行于腹外斜肌腱膜与腹内斜肌之间,其中髂腹下神经的终支在腹股沟管浅环上方穿腹外斜肌腱膜至皮下,分布于耻骨联合上方的皮肤;髂腹股沟神经走在精索表面,伴精索出浅环至阴囊,分布到阴囊前部的皮肤。

(五) 腹横筋膜

腹横筋膜位于腹横肌和腹直肌鞘的深面。上与膈下筋膜相连,下与髂筋膜及盆筋膜相接。在腹股沟韧带中点上方1.5 cm处,腹横筋膜呈漏斗状突出,形成**腹股沟管深环**(deep inguinal ring)或称腹环,并向下包绕精索移行为**精索内筋膜**。

(六) 腹膜外筋膜

腹膜外筋膜位于腹横筋膜和腹膜壁层之间。腹下部比腹上部厚,近腹股沟处尤为发达。由于该层的存在,某些脏器(如膀胱和子宫)的手术可于腹膜外进行。

四、肌间结构

(一) 白线

白线位于腹部正中线上,连于剑突和耻骨联合之间。脐以上白线宽 1.5～2 cm,脐以下白线变窄但较厚。白线处血管、神经较少,且无肌层,故常为腹腔手术入路。

(二) 脐

脐约位于腹部正中线中点,由致密的结缔组织、脐筋膜和腹膜所构成,亦为腹壁的薄弱部之一。

(三) 腹股沟管

腹股沟管(inguinal canal)位于腹股沟韧带内侧半上方,为腹前壁近腹股沟韧带处的一个肌间裂隙,长 4～5 cm(图 2-27、2-28)。腹股沟管的构造有 4 个壁及 2 个口。腹股沟管的 4 壁组成分别为:前壁主要由腹外斜肌腱膜构成,但外 1/3 处尚有腹内斜肌起始部参加；上壁是腹内斜肌和腹横肌的弓状下缘；下壁为腹股沟韧带；后壁成自腹横筋膜，在内侧 1/3 处有联合腱。腹股沟管内口为腹股沟管深环(腹环)，定位于腹股沟韧带中点上方 1.5 cm(约一横指)。此处也是男性输精管和精索的血管会聚之处。其内侧为腹壁下血管。腹股沟管外口为腹股沟管浅环(皮下环)，通常可容纳一个示指尖端。男性腹股沟管内有精索通过；女性腹股沟管较窄，有子宫圆韧带通过。此外，髂腹股沟神经及生殖股神经的生殖支也进入腹股沟管。

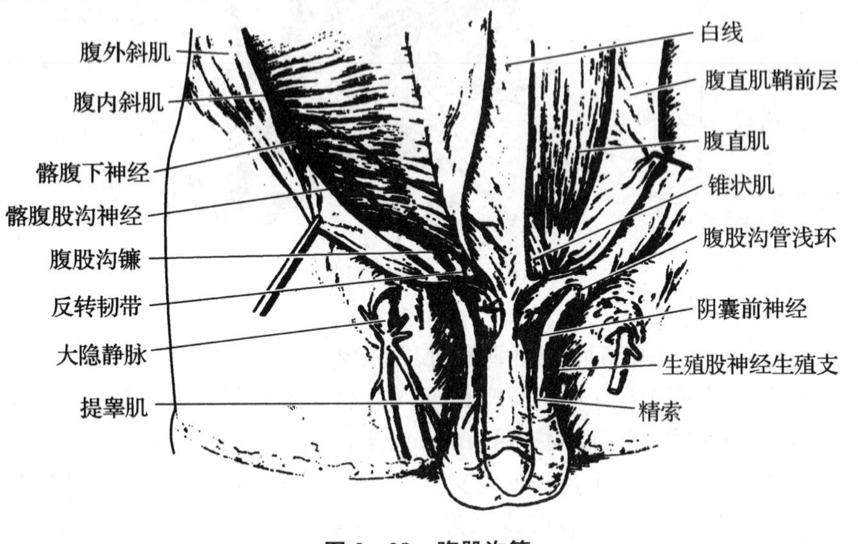

图 2-28　腹股沟管

腹股沟管是腹壁下部的一个重要肌间结构。腹股沟管上壁腹内斜肌和腹横肌的弓状下缘与下壁腹股沟韧带之间有一裂隙，由于腹内斜肌和腹横肌附着于腹股沟韧带的范围有个体差异，故腹股沟管上、下壁之间的裂隙形状、大小不同。通常该裂隙的高度变动在 1～3 cm。而裂隙处只有构成腹股沟管前壁的腹外斜肌腱膜和后壁的腹横筋膜，缺少腹内斜肌和腹横肌的加强，并且腹外斜肌腱膜上有三角形的浅环，以及有精索或子宫圆韧带通过腹股沟管形成的潜在性裂隙。所以，该区域是腹壁的薄弱区之一，为疝的好发部位。若腹腔内容物(如小肠)自腹壁下动脉外侧的腹股沟管深环处向外突出，经过腹股沟管至浅环，这种疝斜行通过腹股沟管全长，故称为腹股沟斜疝。严重者可向下突至阴囊(大阴唇)内。

(四) 腹股沟三角

腹股沟三角(inguinal triangle)又称 Hesselbach 三角，位于腹前壁下部。由腹壁下动脉、腹直肌外缘和腹股沟韧带内侧半围成的三角区(图 2-23)。此三角浅层为腹外斜肌腱膜，深层为腹横筋膜和腹股沟镰，缺乏肌层，是腹前壁薄弱区之一。

腹股沟三角位于腹壁下动脉的内侧，三角区只有腹股沟管的后壁和前壁，若腹腔某些结构从此处突出，经腹股沟管后壁，而又不经过腹股沟管全长，直接向前突至浅环，这种疝称为腹股沟直疝。腹壁下动脉通常作为区别腹股沟斜疝和直疝的标志之一。

五、腹壁的解剖

（一）目的要求

1. 掌握腹壁的体表标志。

2. 掌握腹壁的层次及其与腹壁手术切口的关系。

3. 掌握腹直肌鞘和腹股沟管的结构特点。

（二）尸位

尸体取仰卧位。

（三）观察与操作步骤

第一步：结合活体，检查体表标志。

第二步：皮肤切口与翻皮片。方法：①自剑突沿正中线切至耻骨联合；②沿肋弓作一切口至腋中线；③自耻骨联合沿腹股沟韧带切至髂前上棘；④沿各切口将腹部皮肤翻向外侧（图 2－29）。

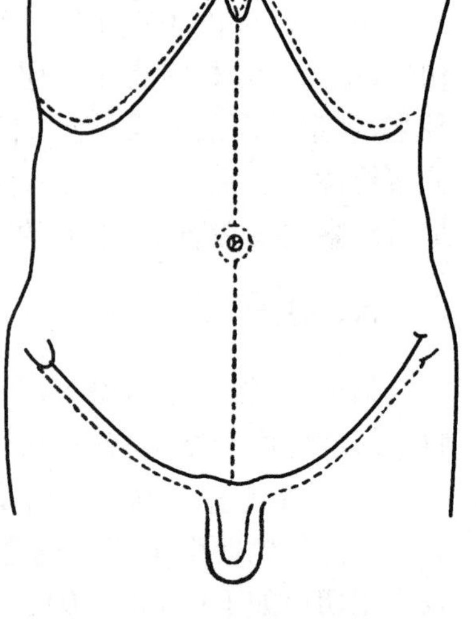

图 2－29　腹部皮肤切口

第三步：观察皮下组织 Scarpa 筋膜的附着和延续情况。在脐平面以下横行切开皮下组织，用手指沿皮下组织 Scarpa 筋膜与腹外斜肌腱膜之间，向外和向下作钝性分离，观察 Scarpa 筋膜与白线、腹股沟韧带及大腿阔筋膜的附着情况，并且观察其在耻骨联合和耻骨结节之间向下至阴囊的延续情况。

第四步：清理皮下结构，解剖皮血管和皮神经。在正中线两侧和腹侧壁腋中线的延长线处，分别找出第 7～11 对肋间神经的前皮支和外侧皮支。在腹股沟管浅环内侧脚上方，找出髂腹下神经的前皮支，注意勿破坏浅环。在下腹部的皮下组织中，于腹股沟韧带中段找出行向内上方的腹壁浅动、静脉和行向外上方的旋髂浅动、静脉（图 2－19）。观察其行走、分支及属支。临床上取腹股沟处皮瓣时，常用到这些血管。

第五步：解剖腹外斜肌，观察腹股沟管（图 2－25、2－27、2－28）。在腹股沟管浅环，用刀柄钝性分离精索的内侧和外侧，显露浅环。修清腹外斜肌的其他部分，观察该肌的起点、肌纤维方向及腹外斜肌腱膜。然后切断腹外斜肌外上缘的肋骨起始部，翻起腹外斜肌至髂嵴上方，再沿腹股沟韧带上方一横指处向内下方切开腹外斜肌腱膜，直至腹直肌鞘外缘。操作时应注意：①不要破坏髂腹下神经和髂腹股沟神经；②当切至浅环时，应在浅环的上方作一半环形切口，绕过浅环的上方，以保留浅环的完整。

将腹外斜肌翻向内侧，打开腹股沟管的前壁，查看腹内斜肌在腹股沟韧带的起点，观察腹内斜肌参与腹股沟管前壁形成的情况。在精索表面找出髂腹股沟神经及其上方平行走行的髂腹下神经。这些神经在疝修补手术时应予保护。观察腹股沟管上壁，注意腹内斜肌下缘与腹横肌下缘的关系，了解提睾肌自两肌分出伴精索下行的情况。游离并提起精索，观察腹股沟管的下壁和后壁。特别注意联合腱的位置及腹股沟管上壁和下壁之间裂隙的大小。试找出腹壁下血管及其外侧的腹环。

第六步：解剖腹内斜肌，观察腹外侧壁的血管和神经。修清腹内斜肌，观察腹内斜肌肌纤维呈扇形走行的情况。沿肋弓下缘切断腹内斜肌的附着部至腋中线，再沿腋中线向下切至髂前上棘，经此点作水平切口至腹直肌鞘外缘。注意切口要浅，否则会切断腹横肌，甚至有可能切到腹膜腔。将腹内斜肌翻向内侧。虽然在髂前上棘以上腹内斜肌与腹横肌联结紧密，不易分离，但其间有肋间神经、血管和自髂前上棘上行至侧腹壁的旋髂深血管，且两肌肌纤维方向稍不同，故翻开腹内斜肌时要仔细，要能分辨两肌，将其分开，并使血管、神经贴附在腹横肌的表面。髂前上棘以下，腹内斜肌与腹横肌联结更紧密，两肌肌纤维方向几乎一致，且无血管、神经行于其间，因此不必强行分离。观察肋间神经、血管和旋髂深血管的走行及腹横肌。

第七步：解剖腹直肌鞘。沿白线两侧切开腹直肌鞘前层，在其上、下两端各作一小横切口，由内向外翻腹直鞘前层。在腱划处，要细心分离。然后将显露的腹直肌轻轻向外侧翻起，观察其深面的腹壁上、下血管的位置和走向，以及肋间神经穿入腹直肌鞘的位置和分布规律。在脐下 4～5 cm，仔细将腹横筋膜向深部推开，观察腹直肌鞘后层上的弓状线。最后观察白线在脐上、下方的宽度。

六、提要

临床上，腹部脏器检查、手术切口和腹腔的某些穿刺大都在腹壁上进行。因此，掌握腹壁解剖层次的结构特点、血管神经的分布及肌间结构等非常重要。

（一）腹前外侧壁常用的手术切口

腹前外侧壁手术切口的选择视病情、腹部脏器的位置和腹壁层次结构特点等而定。较常用切口如下(图 2－30)：

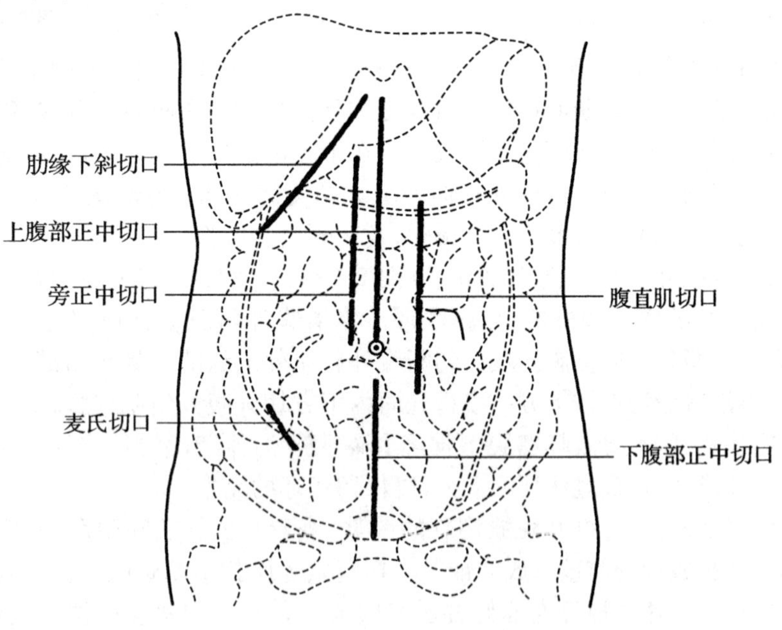

图 2－30　腹前外侧壁常用的手术切口

1. 正中切口　为沿前正中线作的纵向切口，可分上、下腹部正中切口。经过层次为皮肤、浅筋膜、白线、腹横筋膜、腹膜外筋膜和腹膜壁层。此切口处无大血管和重要神经，损伤组织少，出血少，操作简便。但血液供应差，切口愈合较慢，缺乏肌肉保护，可因其他因素导致切口裂开。然而下腹部白线窄，两侧腹直肌靠近，故下腹部正中切口为妇产科和泌尿外科常用的手术切口。

2. 旁正中切口　是在前正中线旁开 1～2 cm 处作的纵向切口。经过皮肤、浅筋膜、腹直肌鞘前层、腹直肌(将其向外侧牵开)、腹直肌鞘后层、腹横筋膜、腹膜外筋膜和腹膜壁层进入腹膜腔。此切口伤及腹壁的血管和神经也较少，且能保证腹直肌的完整，愈合牢固，故外科常用。

3. 腹直肌切口　即经腹直肌中线作的切口，与旁正中切口的层次相同，只是需切开腹直肌，对腹壁血管、神经损伤较前者多。

4. 肋弓下斜切口　是沿肋弓下缘 2～3 cm 作斜行切口，可经皮肤、浅筋膜、腹外斜肌、腹内斜肌、腹横肌、腹横筋膜、腹膜外筋膜和腹膜壁层入腹膜腔。此切口对手术显露胆囊、脾较好，但能切断 7～9 肋间神经和血管及肌层，损伤较大。

5. 右下腹斜切口　又称麦氏(McBurney)切口，为阑尾手术常用切口。即在右髂前上棘与脐连线的中、外 1/3 交点处，作与此线垂直的切口。须切开皮肤、浅筋膜、腹外斜肌腱膜。按肌纤维方向分开腹内斜肌和腹横肌，继续切开腹横筋膜、腹膜外筋膜、腹膜壁层才能进入腹膜腔。

(二) 腹壁血管神经的分布

腹壁浅层的血管主要为腹壁浅动、静脉和旋髂浅动、静脉。腹壁深层的血管为腹壁上血管、腹壁下血管、旋髂深血管、肌膈动脉、下位肋间后动脉及腰动脉的小分支。

腹壁的神经来自下 6 对胸神经前支和腰丛的髂腹下神经及髂腹股沟神经。腹壁的神经支配节段性较明显，主要横行走在腹内斜肌和腹横肌之间，然后进入腹直肌鞘，并在上、下位神经之间有很多吻合支。在手术切口和腹腔穿刺时，必须熟悉这些血管、神经走向，尽可能避免损伤血管、神经。这也是一般不在腹直肌外侧作纵切口的原因。

(三) 腹股沟区和腹股沟疝

腹股沟区位于腹前壁下部两侧。其上界为髂前上棘至腹直肌外缘的水平线，内侧界为腹直肌外缘，下界为腹股沟韧带。此区有腹股沟管和腹股沟三角。

腹股沟管和腹股沟三角都是腹壁下部的薄弱区。在病理情况下，腹腔内容物若经腹股沟管腹环进入腹股沟管，还可经皮下环突出，下降入阴囊，形成腹股沟斜疝；若腹腔内容物不经腹环，而从腹股沟三角处膨出，则成为腹股沟直疝。

直疝和斜疝的发病机理不同，因而手术时寻找疝囊所需切开的层次不同。在两种疝中，斜疝包在精索的三层被膜之内，直疝则是在被膜之外，且无明显的疝囊颈，这是手术中需要注意的问题之一。另外，腹股沟韧带中点下方的股动脉、股动脉内侧的股静脉、精索表面和上方的髂腹股沟神经和髂腹下神经、腹股沟管深环内侧的腹壁下血管等这些结构在疝修补术时均特别要注意。

腹壁复习思考题

一、名词解释

1. 腹白线　2. 联合腱(腹股沟镰)　3. 腹股沟三角

二、问答题

1. 简述腹壁的层次结构。

2. 试述腹股沟三角的位置、结构特点及临床意义。
3. 腹直肌鞘的组成和内容是什么?
4. 下列腹壁手术切口各经过哪些层次到达腹膜腔?
   (1) 腹正中切口 (2) 经腹直肌切口 (3) 肋弓下斜切口 (4) 麦氏切口
5. 试述腹股沟管的四壁、两口和内容,并分析其临床意义。
6. 综述腹前外侧壁的动脉供应、静脉回流和神经支配。

三、寻找辨认下列结构

1. 联合腱 2. 髂腹下神经 3. 腹壁下动脉 4. 髂腹股沟神经 5. 腹股沟管深环 6. 腹股沟韧带

(欧阳琦)

第四节 会 阴

会阴(perineum)有广义的会阴和狭义的会阴之分。广义的会阴是指封闭骨盆出口的所有软组织结构。狭义的会阴在男性是指阴茎根与肛门之间的部分;在女性是指阴道前庭后端与肛门之间的部分,又称产科会阴,在分娩时要注意保护此区,以免造成撕裂。

一、境界和分部

广义的会阴呈菱形,其境界与骨盆出口一致。前为耻骨联合下缘,后为尾骨尖,两侧为耻骨下支、坐骨支、坐骨结节及骶结节韧带。如果在两侧坐骨结节之间作一条连线,则可将会阴分为前后两个三角区。前者为**尿生殖三角**(urogenital triangle),其内有尿道和外生殖器。后者为**肛门三角**(anal triangle),其内有肛管和**坐骨肛门窝**(ischioanal fossa)。

二、体表标志

会阴部主要的体表标志有耻骨弓和耻骨下角、坐骨结节及尾骨尖。它们是妇产科常用的骨性标志。如女性的耻骨下角明显大于男性,约 80°～100°;两侧坐骨结节之间的距离为坐骨结节间径,即骨盆出口的横径,平均为 9 cm;尾骨尖和耻骨联合下缘之间的距离为骨盆出口的前后径,平均为 12.3 cm。

三、层次结构特点

(一) 皮肤

在肛门三角处,肛门周围的皮肤为暗褐色,有辐射状皱襞,有丰富的汗腺和皮脂腺,男性还可见稀疏的肛毛。

在尿生殖三角处,也有丰富的汗腺和皮脂腺,表面长有阴毛。该三角的皮肤,男性与阴茎、阴囊的皮肤相移行,而女性则形成大阴唇和小阴唇。

(二) 浅筋膜和浅层肌

肛门三角处的浅筋膜浅层为丰富的脂肪组织,形成了脂肪垫,充填于坐骨肛门窝内。浅筋膜的深层菲薄而不明显,不能成层地将其剥离。

尿生殖三角处的浅筋膜浅层为脂肪组织,其与腹前外侧壁下部的浅筋膜的浅层相移行；浅筋膜的深层呈膜状，称**会阴浅筋膜**，又叫 Colles 筋膜，较薄，覆盖在浅层肌的表面，向前与阴囊肉膜、阴茎浅筋膜和腹前外侧壁下部的浅筋膜的深层相延续；两侧附着于耻骨下支、坐骨支和坐骨结节；向后在尿生殖三角后缘与尿生殖膈下筋膜和尿生殖膈上筋膜相愈合。

尿生殖三角中的浅层肌位于会阴浅筋膜的深面，包括**会阴浅横肌**（superficial transverse muscle of perineum）、**球海绵体肌**（bulbocavernosus）和**坐骨海绵体肌**（ischiocavernosus）（图 2－31）。

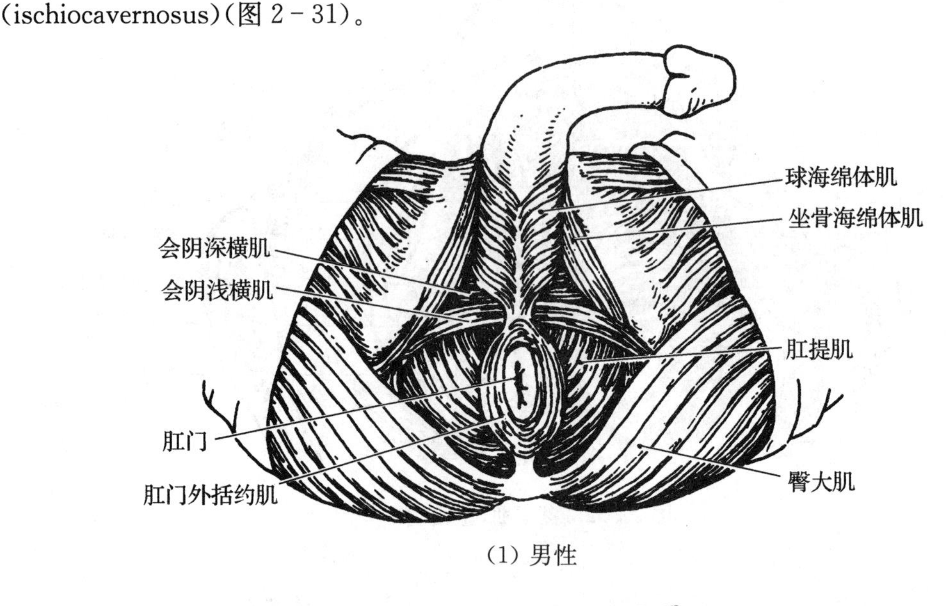

（1）男性

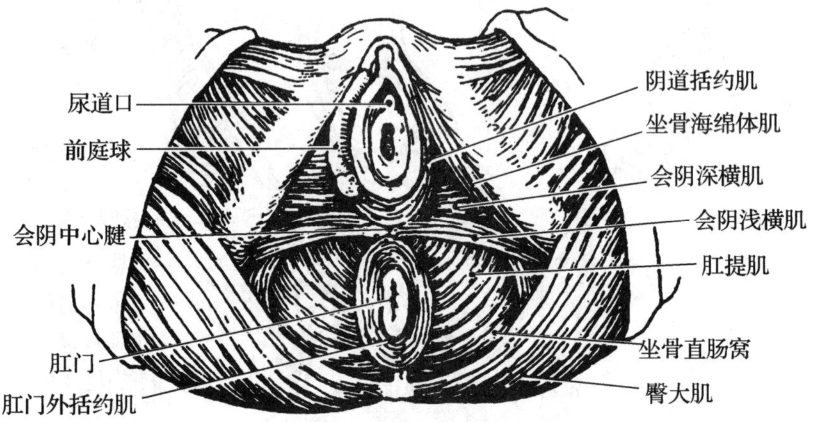

（2）女性

图 2－31　会阴肌

（三）深筋膜和深层肌

在肛门三角处，深筋膜覆盖在肛提肌和尾骨肌的浅面，叫**盆膈下筋膜**（inferior fascia of pelvic diaphragm）。

肛门三角处的肌肉包括**肛提肌**（levator ani）、**尾骨肌**（coccygeus）和**肛门外括约肌**（sphincter ani externus）（图 2－32）。左右肛提肌连合呈漏斗状，封闭骨盆出口的大部分。

肛提肌和尾骨肌的浅面及深面分别有盆膈下筋膜和**盆膈上筋膜**(superior fascia of pelvic diaphragm)覆盖,这三层结构共同组成**盆膈**(pelvic diaphragm)(图 2-33)。**其中央有直肠通过**。肛门外括约肌为环形肌,自下而上分为皮下部、浅部和深部。肛门外括约肌的浅部、深部、肛门内括约肌、肛提肌以及直肠壁纵行肌的下部等环绕在肛管和直肠的交界处,共同形成一个肌环,称为**肛直肠环**(图 2-34)。此环对括约肛门有重要作用,手术时若不慎将其切断,可引起排便失禁。

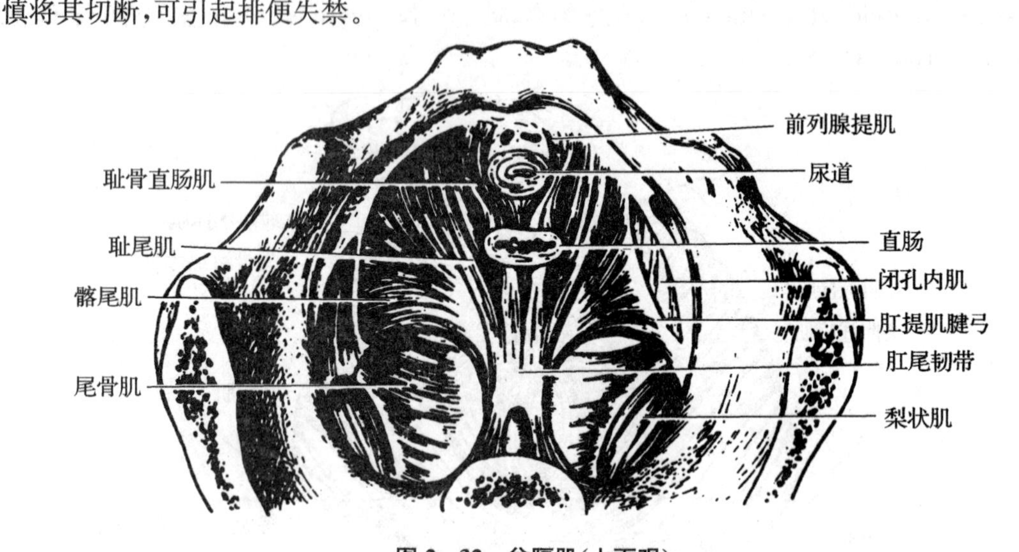

图 2-32 盆膈肌(上面观)

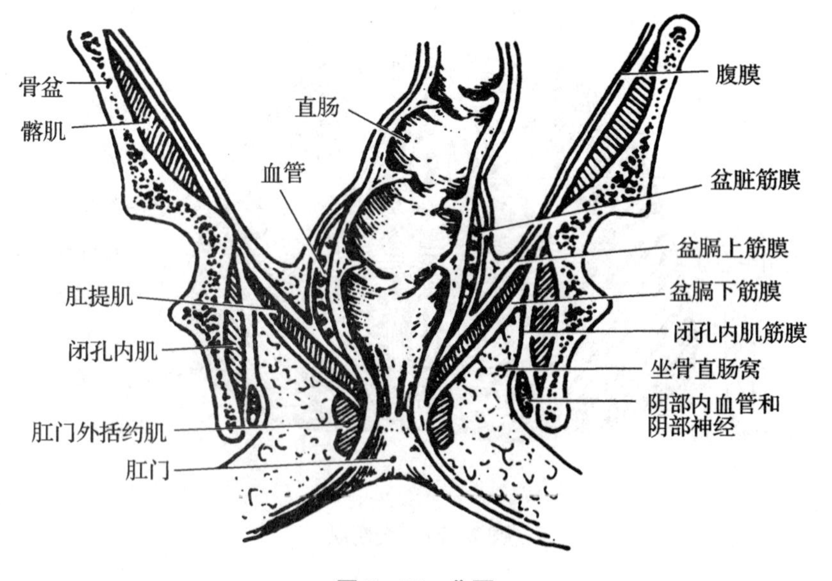

图 2-33 盆膈

在尿生殖三角处,深筋膜分为浅、深两层。浅层称**尿生殖膈下筋膜**(inferior fascia of urogenital diaphragm),又称会阴深筋膜,覆盖于会阴深层肌的浅面,两侧附着于耻骨下支和坐骨支的内面,后方与浅会阴筋膜相愈合;深筋膜的深层为**尿生殖膈上筋膜**(superior fascia of urogenital diaphragm)，位于深层肌的深面。此筋膜两侧也附着于耻骨下支和坐骨支，前后缘均与尿生殖膈下筋膜愈合。

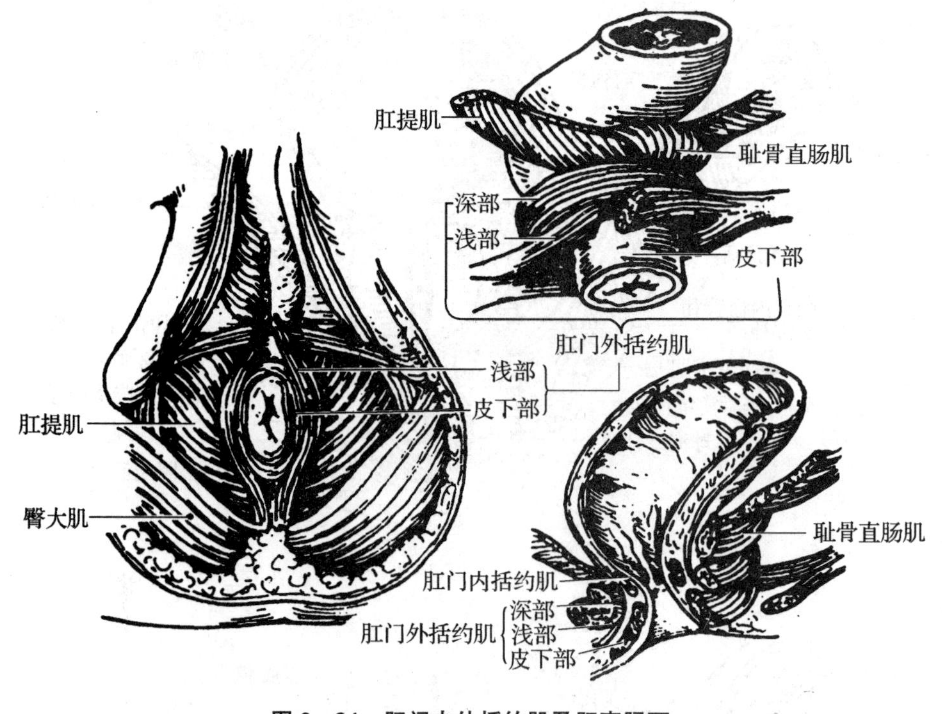

图 2 - 34　肛门内外括约肌及肛直肠环

尿生殖三角处的深层肌包括**会阴深横肌**(deep transverse muscle of perineum)和**尿道括约肌**(sphincter of urethra)(女性为**尿道阴道括约肌**)。会阴深横肌和尿道括约肌以及位于它们深面和浅面的尿生殖膈上、下筋膜共同构成**尿生殖膈**(urogenital diaphragm)[图 2 - 35(1)、(2)]。

会阴中心腱(perineal central tendon)又称会阴体，男性位于肛门与阴茎根之间，女性位于肛门与阴道前庭后端之间。在矢状位上呈楔形，尖向上，底朝下。有肛门外括约肌、肛提肌、球海绵体肌、会阴浅横肌、会阴深横肌等诸肌附着(图 2 - 31)，具有加固盆底、承托盆腔内脏器的作用。

(四) 会阴的腔隙

1. **会阴浅隙**(superficial perineal space)　是位于会阴浅筋膜和尿生殖膈下筋膜之间的一个三角形间隙，又称会阴浅袋。会阴浅隙向前开放，其内除有会阴浅横肌、球海绵体肌、坐骨海绵体肌、阴部神经、阴部内动脉的末支及其伴行的静脉外，男性尚有阴茎脚、尿道球及其内的尿道，女性尚有尿道、阴道下部、阴蒂脚、前庭球以及前庭大腺等[图 2 - 36(1)、(2)]。如果尿道球部受外伤破裂时，尿液外渗进入会阴浅隙，并借前上方的开口向前渗入阴囊、阴茎，并可向腹前外侧壁下部的 Scarpa 筋膜的深面蔓延，引起相应区域的肿胀(图 2 - 37)。

2. **会阴深隙**(deep perineal space)　位于会阴浅隙的深面，由尿生殖膈上、下筋膜形成的间隙。其内除有会阴深横肌、尿道括约肌、阴茎神经、阴部内动脉的终末支以及与其伴行的同名静脉外，男性尚有尿道膜部和尿道球腺(图 2 - 38)，女性尚有尿道及阴道下部。

如果尿道膜部受外伤破裂，尿液可外渗进入会阴深隙。由于会阴深隙是密封的，尿液则仅存留在此间隙内，造成会阴部的局限性肿胀。

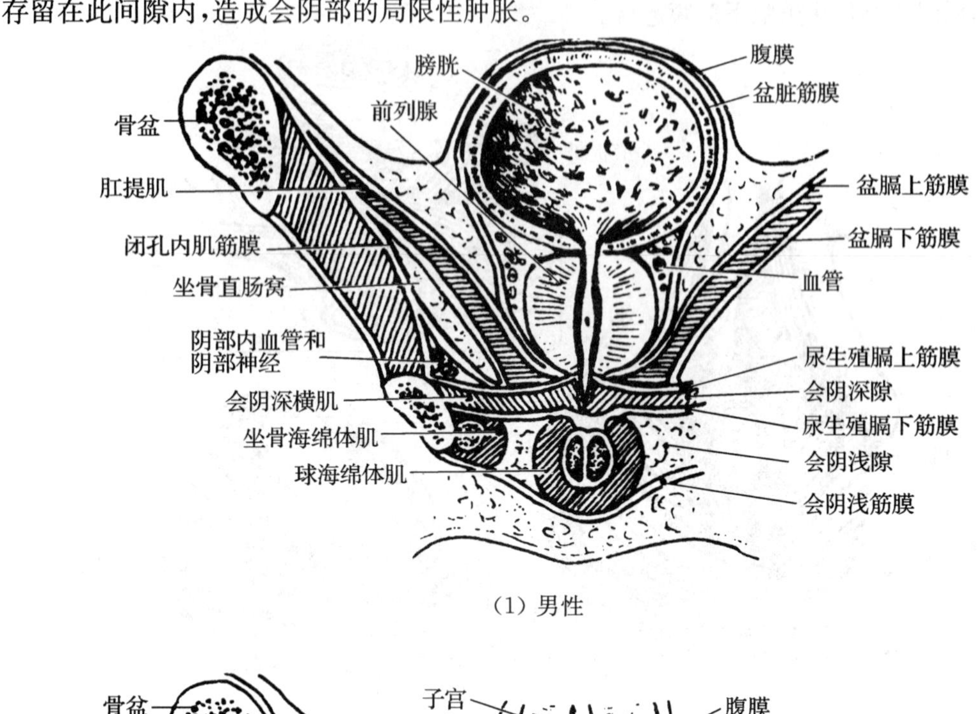

(1) 男性

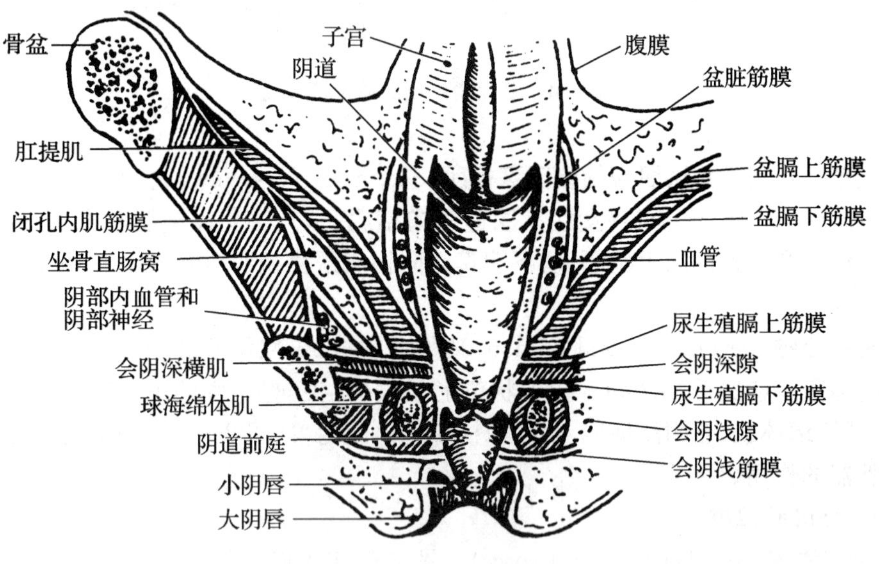

(2) 女性

图 2-35 骨盆额状面

3. **坐骨肛门窝** 又称**坐骨直肠窝**，位于肛管的两侧，为成对的楔形腔隙，其有一尖、一底和四壁(图 2-33)。窝尖向上方，由盆膈下筋膜和闭孔筋膜汇合而成；窝底为肛门两侧的皮肤和浅筋膜；内侧壁的下部为肛门外括约肌，上部为肛提肌和尾骨肌；外侧壁为坐骨结节、闭孔内肌及其筋膜；前壁为尿生殖膈；后壁为臀大肌下缘及其深面的骶结节韧带。坐骨肛门窝内有血管、神经、淋巴管、淋巴结和大量的脂肪组织。其中阴部内动脉由窝外侧壁向前，进入由闭孔筋膜形成的**阴部管**(pudendal canal)，又称 Alcock 管。在管内阴部

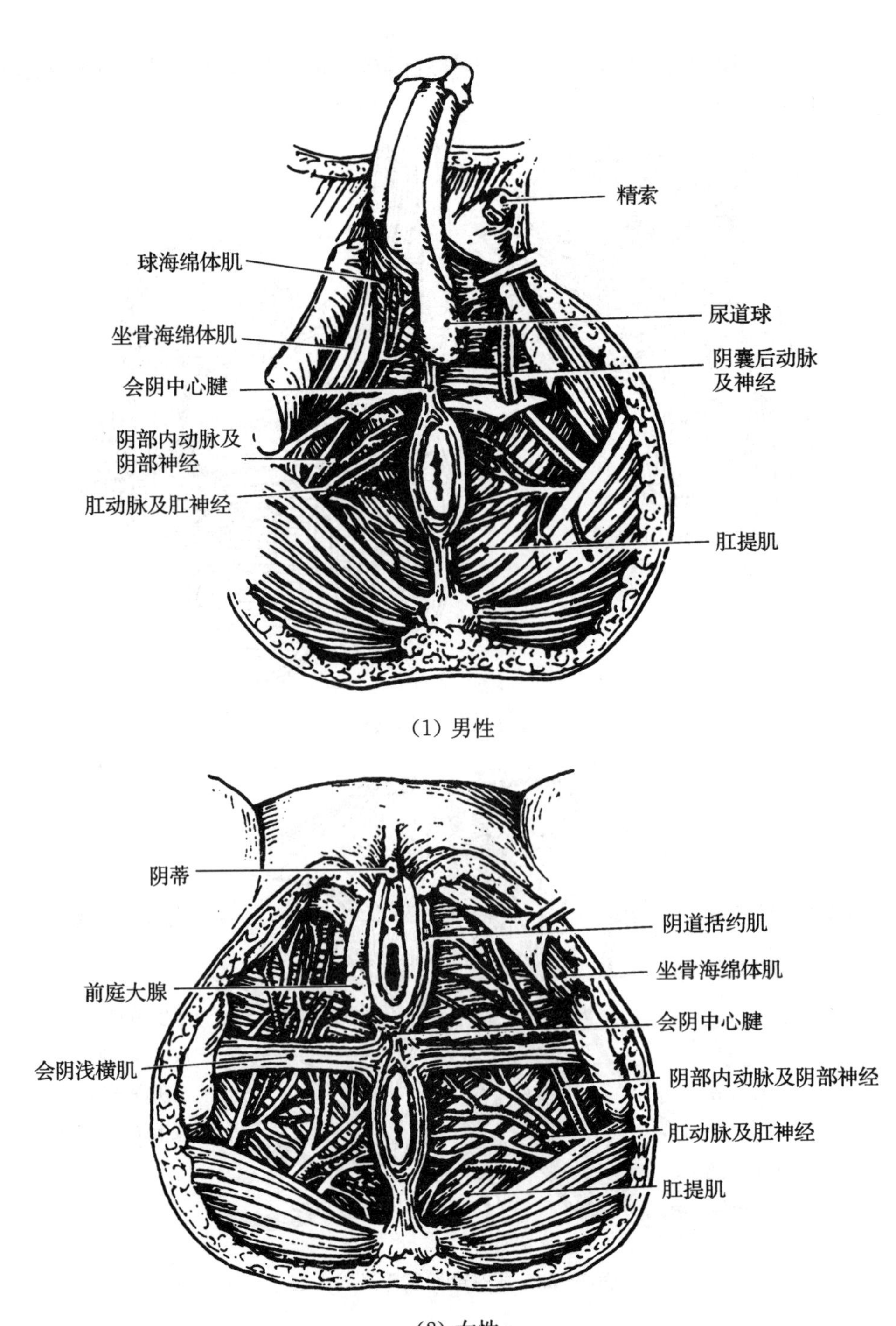

图 2-36　会阴浅隙及其内容

内动脉分出 2～3 支肛动脉，分布于肛门周围。其主干向前，达尿生殖膈后缘时，分成会阴动脉和阴茎(阴蒂)动脉。阴部内静脉及其属支均与同名动脉伴行。阴部神经在阴部管内分为 3 支，即肛神经、会阴神经和阴茎(阴蒂)神经，各自伴随同名动脉走行和分布。大量的脂肪组织称为坐骨肛门窝脂体，具有弹性垫作用，在排便时可赋予直肠、肛管以充分扩张的余地。当肛管周围感染时，很易发生坐骨肛门窝的脓肿及瘘管，脓肿严重时可穿透盆膈向上蔓延成骨盆脓肿。

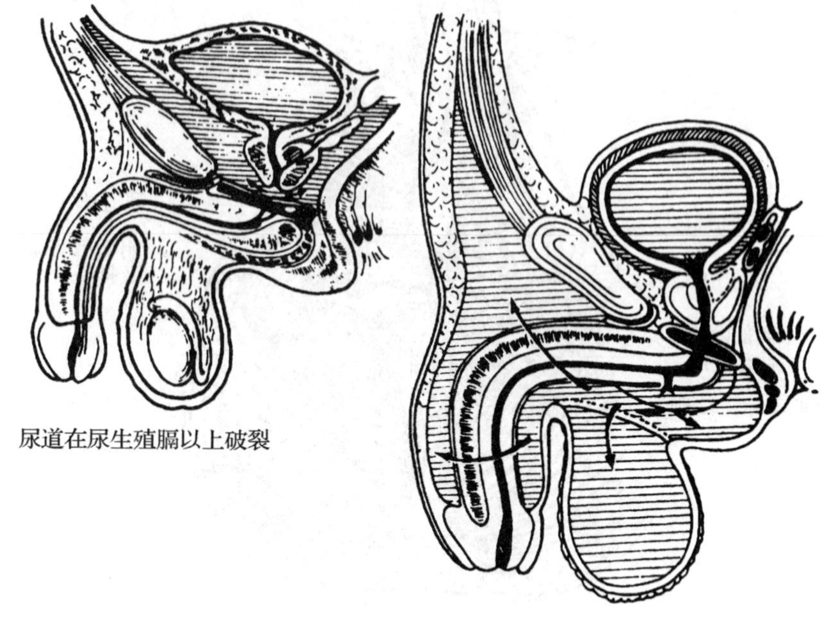

图 2－37　尿外渗

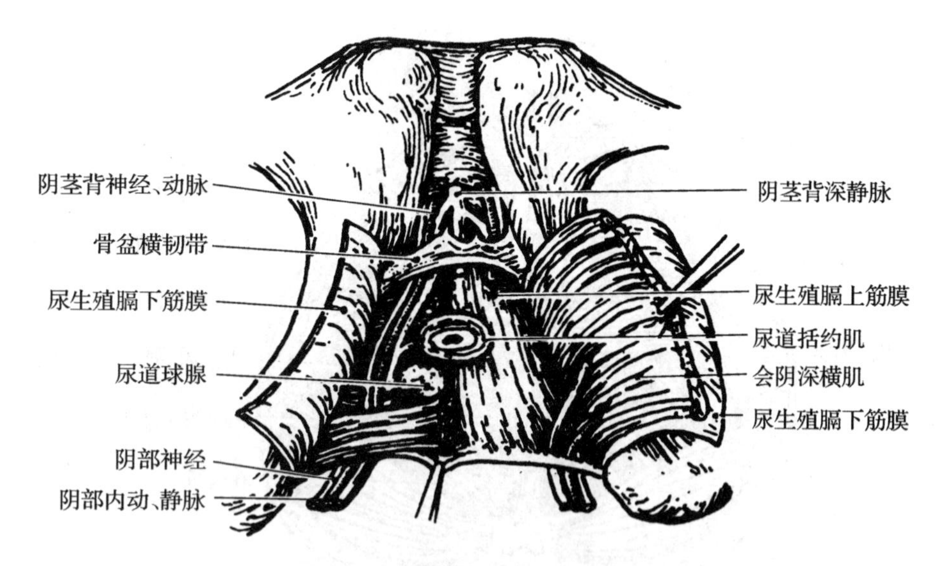

图 2－38　男性会阴深隙及其内容

【附】阴囊和精索

一、阴囊

（一）阴囊的位置和功能

阴囊(scrotum)位于耻骨联合的下方，为一皮肤性囊袋。阴囊壁由皮肤和肉膜构成。皮肤较薄，有皱褶和色素沉着。肉膜即浅筋膜，其缺少脂肪组织，含有致密结缔组织、弹性纤维和平滑肌。肉膜在中线上向深部延伸形成**阴囊中隔**，将阴囊分成左、右两部分。阴囊内有睾丸、附睾和精索下部。在神经系统的调节下，阴囊可随外界气温的高低反射性地舒张和收缩，借此调节阴囊内的温度，有利于精子的生长和发育。

（二）阴囊、精索被膜和睾丸鞘膜与腹壁各层的关系

阴囊深面有包被睾丸和精索的被膜（图 2－39），由外向内依次为：**精索外筋膜**（external spermatic fascia）、**提睾肌**（cremaster）、**精索内筋膜**（internal spermatic fascia），此外，睾丸部分还有**睾丸鞘膜**（tunica vaginalis of testis）。它们和腹前外侧壁的各层结构相延续（图 2－40，附表 1）。

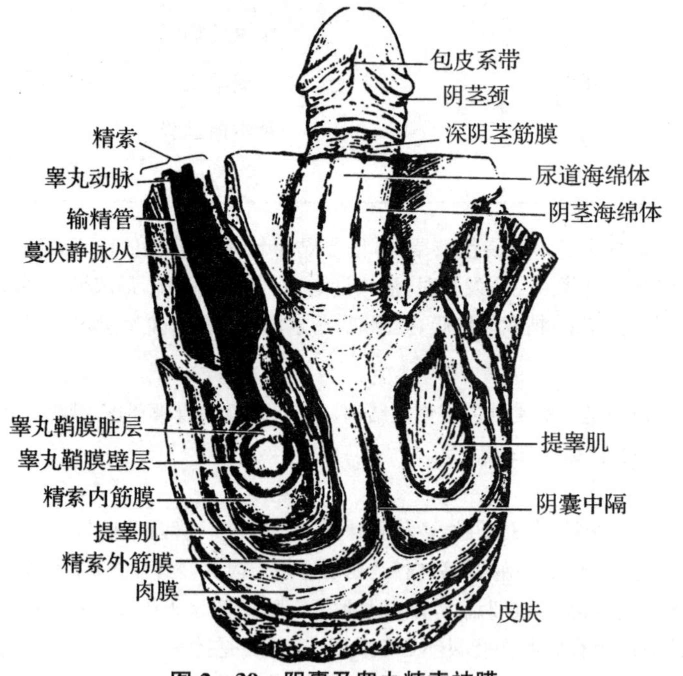

图 2－39　阴囊及睾丸精索被膜

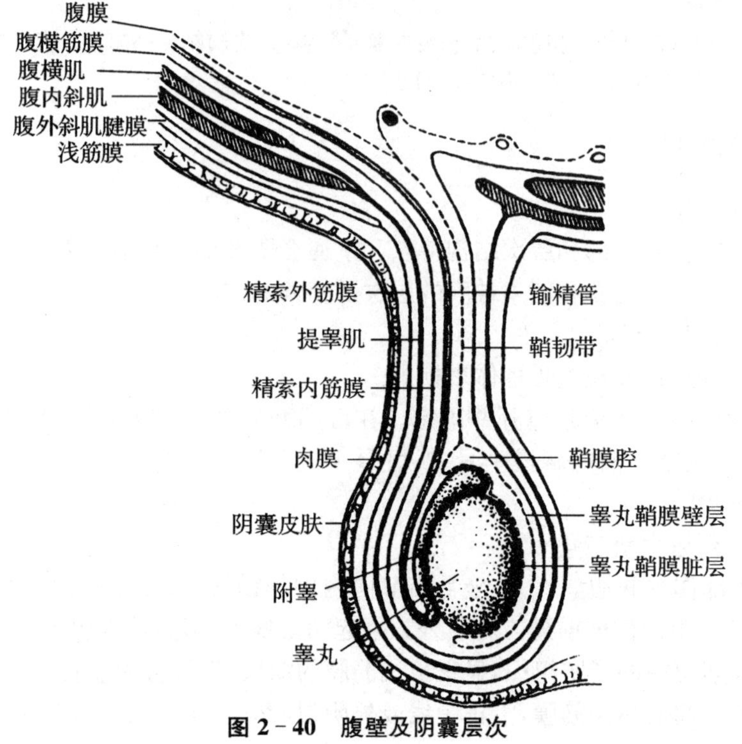

图 2－40　腹壁及阴囊层次

附表 1 腹壁与阴囊层次的关系

腹前外侧壁各层结构	阴囊层次	精索被膜	睾丸鞘膜
1. 皮肤	皮肤		
2. 腹壁浅筋膜	肉膜		
3. 腹外斜肌腱膜		精索外筋膜	
4. 腹内斜肌、腹横肌		提睾肌	
5. 腹横筋膜		精索内筋膜	
6. 壁腹膜			睾丸鞘膜

睾丸鞘膜分为脏层和壁层。脏层包被睾丸，壁层贴于精索内筋膜的内面，两层间的腔隙为鞘膜腔(cavity of sheath)，内有少量浆液。当发炎时，液体量增多，存积于腔中，形成鞘膜积液。如果要打开鞘膜腔，由外向内需经过皮肤、肉膜、精索外筋膜、提睾肌、精索内筋膜及睾丸鞘膜的壁层。

二、精索

精索(spermatic cord)是一对柔软的圆索状结构。其从腹股沟管腹环进入腹股沟管，从腹股沟管皮下环出腹股沟管，下行入阴囊，终于睾丸后缘。

(一) 精索的内容

精索的主要内容有输精管、睾丸动脉、蔓状静脉丛、神经、淋巴管及鞘韧带等。其中输精管是精索内最重要的结构，它位于精索内其他结构的后内侧，在活体易于摸到，触摸时有硬索样感觉。输精管结扎术在输精管精索部进行。睾丸动脉较细，营养睾丸及附睾。蔓状静脉丛是精索内另一个重要结构，常由8～10条小静脉组成，此丛向上在腹股沟管腹环处合成睾丸静脉。左侧睾丸静脉入左肾静脉，右侧睾丸静脉直接入下腔静脉。当睾丸静脉回流障碍时，蔓状静脉丛扩张弯曲，称为精索静脉曲张，以左侧多见。

(二) 精索的被膜

精索的被膜和睾丸的被膜是相连续的，但没有睾丸鞘膜(因腹膜鞘突已闭锁)，所以精索的被膜由外向内依次为精索外筋膜、提睾肌、精索内筋膜(图 2-40)。

四、会阴的解剖

(一) 目的要求

掌握会阴的境界、分部和层次结构特点。掌握会阴浅隙、会阴深隙和坐骨肛门窝的位置、构成和内容。掌握阴囊和精索被膜的层次及精索的内容。

(二) 操作和观察步骤

第一步：放好尸位和检查骨性体表标志。

将尸体仰卧，两下肢抬起撑开并固定。在肛门两侧的稍前方，用力按压皮肤，触摸坐骨结节。沿坐骨结节向前内触摸坐骨支、耻骨下支和耻骨联合下缘。在肛门后方的正中线上，触摸尾骨尖。

第二步：解剖尿生殖三角

1. 在会阴部作皮肤切口：①从坐骨结节向内侧作横切口；②绕肛门(女尸还需绕外阴裂)作弧形切口。由内侧向前外方和后外方翻起两块皮片，显露浅筋膜。

2. 清除浅筋膜中的脂肪组织，显露出浅筋膜的深层，即浅会阴筋膜。

3. 用镊子提起会阴浅筋膜，沿正中线或外阴裂(女性)作一纵向切口，用刀柄伸入其深面的会阴浅隙，探查其范围、连通和筋膜的附着延续情况。

4. 在浅会阴筋膜后缘的稍前方，自正中线向外侧切开浅会阴筋膜，将其翻向前外方，观察会阴浅隙内的结构：在会阴浅隙的后外侧，可见会阴动、静脉和会阴神经；清除隙内的结缔组织，可见会阴浅横肌、球海绵体肌和坐骨海绵体肌；轻轻剥离坐骨海绵体肌和球海绵体肌（阴道括约肌），可见其深面的阴茎脚（阴蒂脚）和尿道球（前庭球）。

5. 将尿道球推向前，将阴茎脚附着处切断并向前上翻起，显露尿生殖膈下筋膜。

6. 剥离尿生殖膈下筋膜，观察会阴深隙内的结构：沿着坐骨支可找到阴茎（蒂）背动脉和阴茎背神经；可见会阴深横肌和尿道括约肌，女性为尿道阴道括约肌。

第三步：解剖肛门三角

1. 在坐骨肛门窝的外侧壁找到阴部管，并将其切开，清理出阴部神经，阴部内动、静脉以及由其发出的肛动脉和肛神经。

2. 保留肛动脉和肛神经，清除肛门周围的脂肪，显露肛门外括约肌，辨认其皮下部、浅部和深部。

3. 清除肛门三角的脂肪，显露坐骨肛门窝，观察窝尖及各壁的组成。

第四步：解剖阴囊和精索

1. 自腹股沟管皮下环向下至阴囊下缘纵行切开皮肤，翻向两侧。

2. 在皮肤的深面可见肉膜。切开肉膜并翻向两侧，在肉膜的深面向中线处探查，试找阴囊中隔。

3. 用镊子自皮下环向下至睾丸上端分离出精索，由外向内切开和分离精索外筋膜、提睾肌和精索内筋膜。在精索内分离并观察输精管、睾丸动脉和蔓状静脉丛等。

4. 纵行切开睾丸鞘膜壁层，即打开鞘膜腔，用刀柄探查腔的范围。

五、提要

会阴是封闭骨盆出口所有软组织的总称。其中包括前部的尿生殖三角和后部的肛门三角。

尿生殖三角由浅入深依次为皮肤、浅筋膜的浅层、浅筋膜的深层（会阴浅筋膜）、会阴浅层肌、尿生殖膈下筋膜、会阴深层肌和尿生殖膈上筋膜。其中会阴浅筋膜和尿生殖膈下筋膜之间的间隙为会阴浅隙。尿生殖膈上、下筋膜之间的间隙为会阴深隙。尿生殖膈上、下筋膜以及其间的会阴深层肌肉共同组成尿生殖膈。

肛门三角处的浅筋膜含有大量的脂肪组织，深筋膜覆盖在肛提肌和尾骨肌的浅面，称盆膈下筋膜。盆膈上、下筋膜以及其间的肛提肌、尾骨肌共同组成盆膈。坐骨肛门窝位于肛门的两侧，为楔形的腔隙，有一尖、一底和四壁。

若尿道球部破裂，尿液可蔓延至阴茎、阴囊及腹前外侧壁的下部；而尿道膜部破裂时，尿液滞留在会阴深隙。坐骨肛门窝脓肿时，脓液可通过肛管的前方和后方到达对侧，形成马蹄状脓肿。

在临床上，特别是妇产科所指的会阴是狭义的会阴，即肛门与外生殖器之间的区域。该区域深面的结构主要是会阴中心腱。该腱在女性较发达，分娩时伸展扩张度很大，应注意保护，避免撕裂。

会阴复习思考题

一、名词解释

1. 会阴中心腱　2. 尿生殖膈　3. 盆膈　4. 睾丸鞘膜腔　5. 精索

二、问答题

1. 何谓会阴？如何分部？
2. 试述坐骨肛门窝的位置、围成、内容及临床意义？
3. 试述会阴浅隙和会阴深隙的围成，间隙内各有哪些内容。
4. 打开睾丸鞘膜腔由浅至深依次需切开哪些结构？
5. 尿道球部损伤后，尿液可外渗至何处？为什么？

三、寻找辨认下列结构

1. 精索　2. 输精管　3. 盆膈　4. 阴部管

（欧阳琦）

第三章 头 部

头部(head)分颅部和面部。前者居头部的后上,后者位头部的前下。两者功能不同,形态结构各有特点。

第一节 颅 部

颅部(cranium)位于头部的后上,内容有脑及其被膜。如果从颅顶向颅底观察,由浅入深颅部层次包括:颅外软组织、颅盖骨、颅脑间隙(三层脑膜及其形成的间隙)、脑、颅底骨。本节只讨论额顶枕区和颞区的颅外软组织。

一、境界

颅部以眶上缘、颧弓、外耳门和乳突连线为界,与前下方的面部相分。

二、体表标志和体表投影

(一) 体表标志

1. **枕外隆凸**(external occipital protuberance) 位于颅部后方,是枕骨向后最突出的隆起。枕外隆凸向两侧延伸的骨嵴为**上项线**。枕外隆凸的深面是**窦汇**,窦汇向两侧延伸到上项线深面即**横窦**。颅后窝手术应注意不伤及上述硬脑膜窦。

2. **乳突**(mastoid process) 位于外耳的后下方,为一圆锥形隆突。乳突深面的后半部是**乙状窦沟**及位于沟内的**乙状窦**。此处骨质较薄,最薄处仅 0.5 cm,乙状窦有时向前扩张,乳突手术时应慎之。乳突前内方有**茎乳孔**,面神经由此出颅,乳突手术时亦应防止损伤面神经。

3. **顶结节**(parietal tuber) 是顶骨向外最突出处。两侧顶结节间径是颅部的最大横径。婴幼儿若患佝偻病,顶结节可特别突出而致"方颅"。

(二) 体表投影

1. **前囟点**(bregma) 为冠状缝与矢状缝的交点,位于鼻根和枕骨大孔后缘连线的前、中1/3交界处,距眉间约 13 cm。新生儿的**前囟**即位于此。临床上常在此触诊检查前囟,根据其膨出或凹陷,推断颅内压的高低。

2. **脑膜中动脉前支**(anterior branch of middle meningeal artery) 通过**翼点**(pterion)。简易的测定法为以颧骨缘结节至颧弓中点的距离为底边,向后上方作一等边三角形,其顶角即为翼点的体表投影,深面有脑膜中动脉前支通过(图 3-1)。

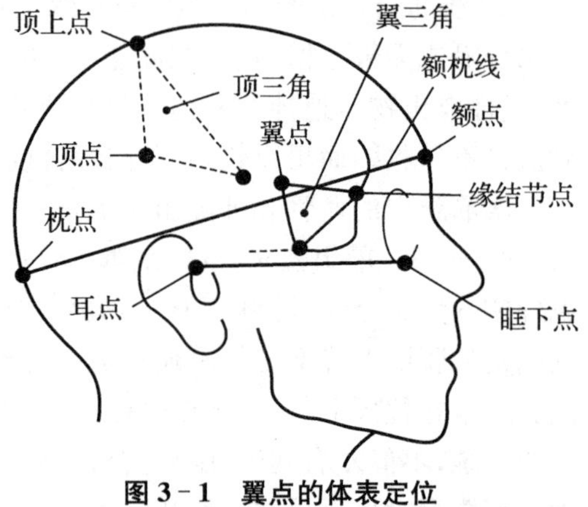

图 3-1 翼点的体表定位

3. **大脑下缘**(cerebral inferior margin)　从鼻根中点上方约 1.25 cm 处向外沿眶上缘向后,经颧弓上缘、外耳门上缘至枕外隆凸的连线即大脑下缘的体表投影。

三、层次结构特点(颅顶浅层)

颅顶由表面的软组织和颅盖骨组成。该部以**上颞线**为界,分为中间的额顶枕区和两侧的颞区。

(一) 额顶枕区

额顶枕区(fronto-parieto-occipital region)的浅层由 5 层软组织组成(图 3-2)。

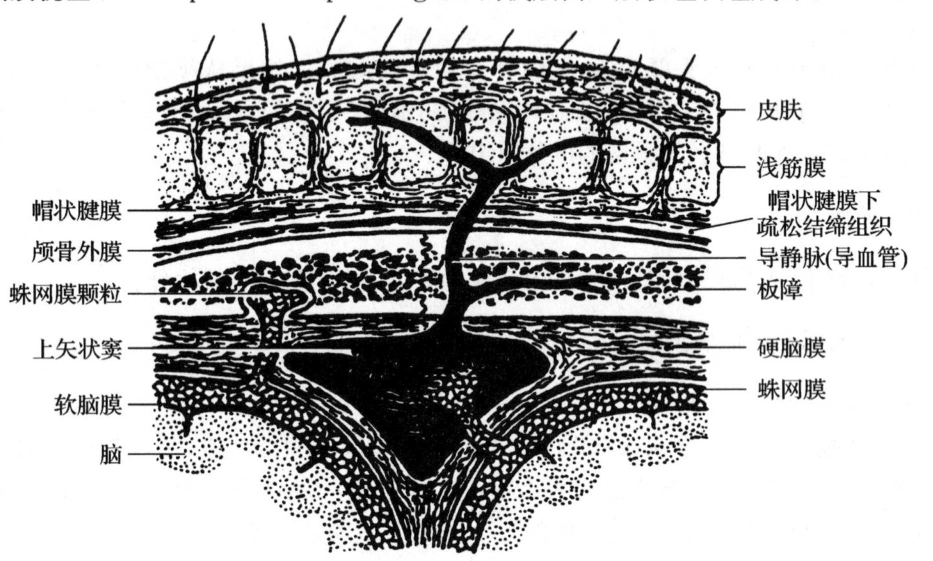

图 3-2　颅顶层次(额状断面)

1. 皮肤　厚而致密,除额部外均有头发,并有大量汗腺和皮脂腺,是疖肿和皮脂腺囊肿的好发部位。此外,还有丰富的血管,外伤后出血多,但创口抗感染力强,愈合也快。

2. 浅筋膜　致密结缔组织形成纵向行走的纤维束,连接皮肤及深层的帽状腱膜,并将此层分隔成无数小格,其中充满脂肪,内有血管和神经。这一层如有炎症,则不易蔓延扩散,炎性渗出物压迫神经末梢引起剧烈的疼痛。小格内的血管壁往往和纤维束愈着,外伤后血管不易收缩而出血较多,常需缝合或压迫止血。

浅筋膜内的血管和神经由基底向颅顶行走。根据其位置可以分为前组、外侧组和后组(图 3-3)。前组位于额部,从眶上缘向上行,偏内侧的是**滑车上动、静脉**和**滑车上神经**,偏外侧的为**眶上动、静脉**和**眶上神经**。外侧组从耳的前、后向上行。位于耳前的较粗大,它们是从腮腺上缘穿出的**耳颞神经**和**颞浅动、静脉**;位于耳后的是**耳后动、静脉**及**枕小神经**。后组在枕部上行,为**枕动、静脉**和**枕大神经**。颅顶的动脉来源于颈内动脉和颈外动脉两个系统,不但左右两侧互相吻合,各部的动脉之间也存在着广泛的吻合,因此,头皮发生大面积撕裂时也不易缺血坏死。由于血管、神经从四周向颅顶走行,所以颅顶部的手术一般应取放射状切口,以免损伤血管、神经;而在开颅手术作皮瓣切开时,皮瓣的蒂应在下方,蒂内保留血管神经干,以保证皮瓣的营养。颅顶的神经来源虽不同,但其分布区互相重叠，局部阻滞麻醉的范围应扩大，才能得到满意的效果。由于浅筋膜内纤维束较粗大，注射时可感到阻力较大。颅顶的静脉广泛吻合，形成静脉网，且可与板障静脉及颅内静脉窦互相连通。这种连通可以均衡颅内、外静脉的压力，但也是炎症从颅外感染到颅内的途径。

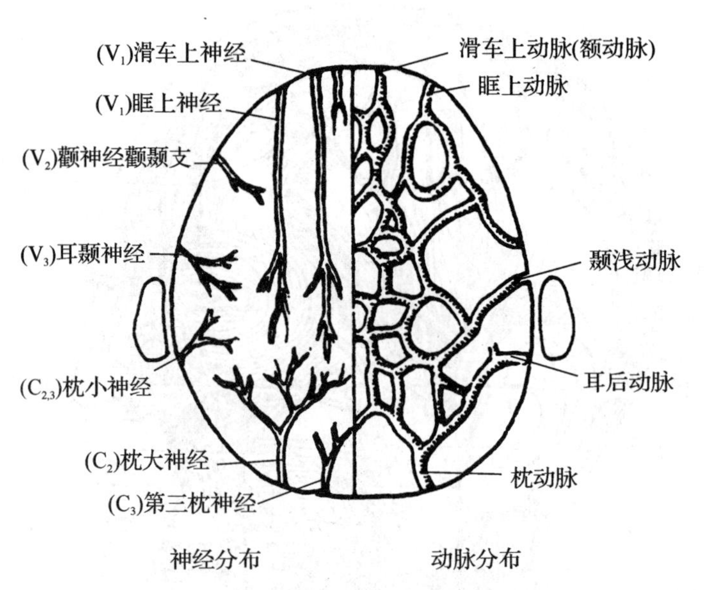

图 3-3 颅顶部的血管、神经

3. 帽状腱膜和额枕肌 **帽状腱膜**(galea aponeurotica)通过浅筋膜的纤维束与皮肤紧密相连，临床上通常将皮肤、浅筋膜和帽状腱膜这 3 层结构称为**头皮**。帽状腱膜前连额枕肌(occipitofrontalis)的额腹，后连该肌的枕腹，两侧渐变薄，与颞筋膜浅层相移行。颅顶外伤若伤及帽状腱膜，因受额腹和枕腹的牵拉而伤口裂开，尤以横行创伤为甚，可导致大面积的头皮撕裂。

4. **腱膜下疏松组织** 系连接头皮与颅骨外膜的一薄层疏松结缔组织，亦称腱膜下隙。此层在颅顶范围较大，前达眶部，后抵上项线。如出血或化脓，可在此层内蔓延至整个颅顶；而头皮撕裂时，极易与深层分离撕脱。此层内有导血管将头皮血管与颅骨板障静脉、颅内静脉窦连接起来，炎症可经这一途径扩散到颅骨或颅腔内，故临床上称此为颅顶部的“危险区”。

5. **颅骨外膜** 薄而致密，与颅骨表面连接疏松，容易剥离，但在骨缝处，则伸入骨缝，并与之愈着紧密。骨膜下发生感染或血肿时，常局限于一块颅骨的范围内。

（二）颞区

颞区(temporal region)位于颅顶的两侧，其前、上、后界为上颞线，下界为颧弓上缘。颞区的层次结构为：

1. 皮肤 前部薄，有一定活动度，后部与额顶枕区相同。

2. 浅筋膜 较薄，脂肪组织很少。该层内由前向后有**面神经颧支**和**颞支**、**颞浅动脉**、**耳颞神经**和**颞浅静脉**从腮腺上缘穿出后向上行走(图 3-4)。颞浅动脉在耳屏前越过颧弓，位置浅表而恒定，临床上常在此测脉搏和压迫止血，还可以逆行插管介入治疗颌面部恶性肿瘤，或取含颞浅动、静脉和耳颞神经在内的复合组织瓣治疗颌面部软组织缺损。

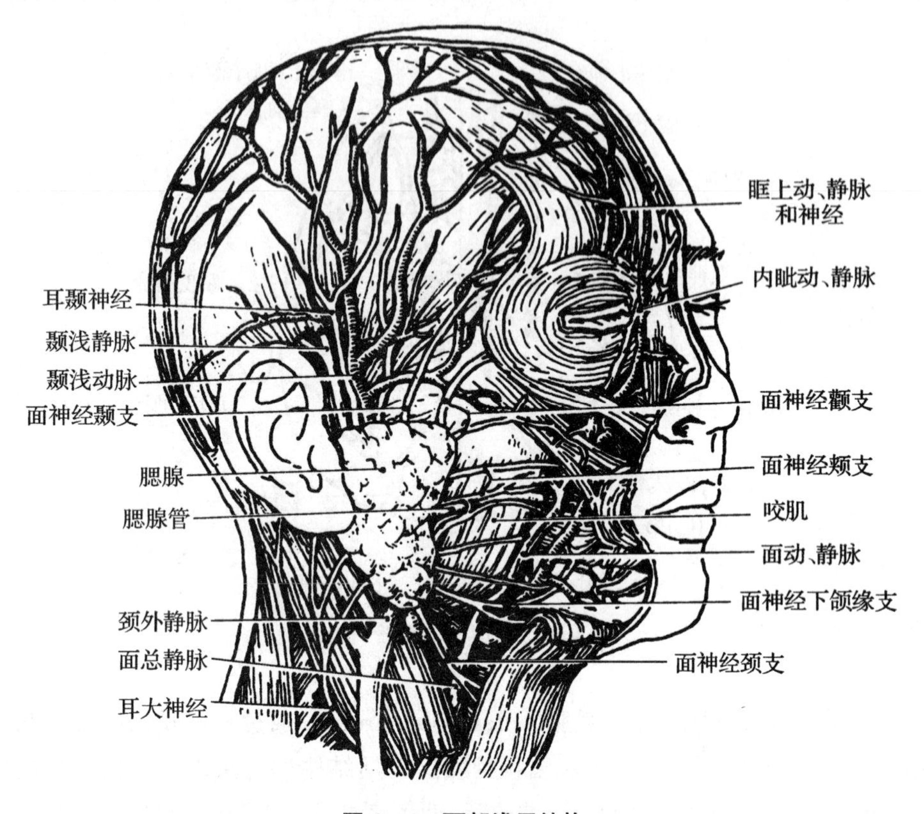

图 3－4　面部浅层结构

3. **颞筋膜**(temporal fascia)　起于上颞线，覆盖于颞肌表面，可分为浅、深两层。浅层薄，为帽状腱膜的延续；深层致密而坚韧，部分颞肌纤维可起自深层。浅、深两层在颞区上部紧密愈着，向下于颧弓上方 1～2 横指处分开而分别附着于颧弓的外、内面。

4. **颞肌**(temporalis)　扇形，强大而厚实。其深面有前、后两列血管神经束向上行走，进入该肌，为起自上颌动脉和下颌神经的**颞深前**、**后动脉和神经**。

5. 颅骨外膜　覆盖组成颞窝的颅骨表面。颞窝浅面由于有强大的颞肌和颞筋膜保护，是颅脑外科常用的手术入路。

颞间隙(temporal space)是介于颞筋膜与颞窝骨膜之间的间隙，分为浅、深两部(图 3－5)。浅部位于颧弓上方，颞筋膜浅、深两层之间，含脂肪组织和颞中血管(颞浅动脉的分支)。深部位于颞筋膜深层与颞窝骨膜之间，内容颞肌及其深面的血管神经、结缔组织，与颌面部的颊间隙、颞下间隙和翼颌间隙相通。

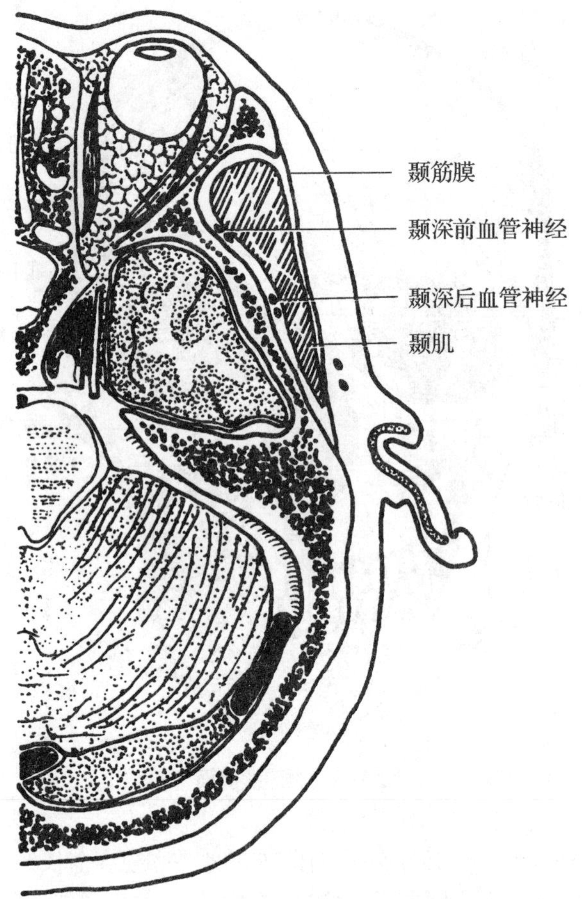

图 3-5　颞区和颞间隙(平眶上缘横断面)

第二节　面　　部

一、境界

面部(face)后上方以眶上缘、颧弓、外耳门和乳突连线为界与颅部相分,前下方以下颌体下缘、下颌角至乳突尖连线与颈部分界。

二、体表标志与体表投影

1. **眶上孔**(superior orbital foramen)　位于眶上缘内、中 1/3 交点上方,有眶上血管、神经穿出。有时眶上孔缺如,而为眶上切迹(图 3-6)。

2. **眶下孔**(inferior orbital foramen)　位于眶下缘中点下方 0.5～0.8 cm,有眶下血管、神经穿出。

3. **颏孔**(mental foramen)　位于下颌体上、下缘连线中点的外侧面,下颌第 1、2 前磨牙牙根之间的下方,有颏血管、神经穿出。眶上孔、眶下孔和颏孔的连线,通常为一直线。

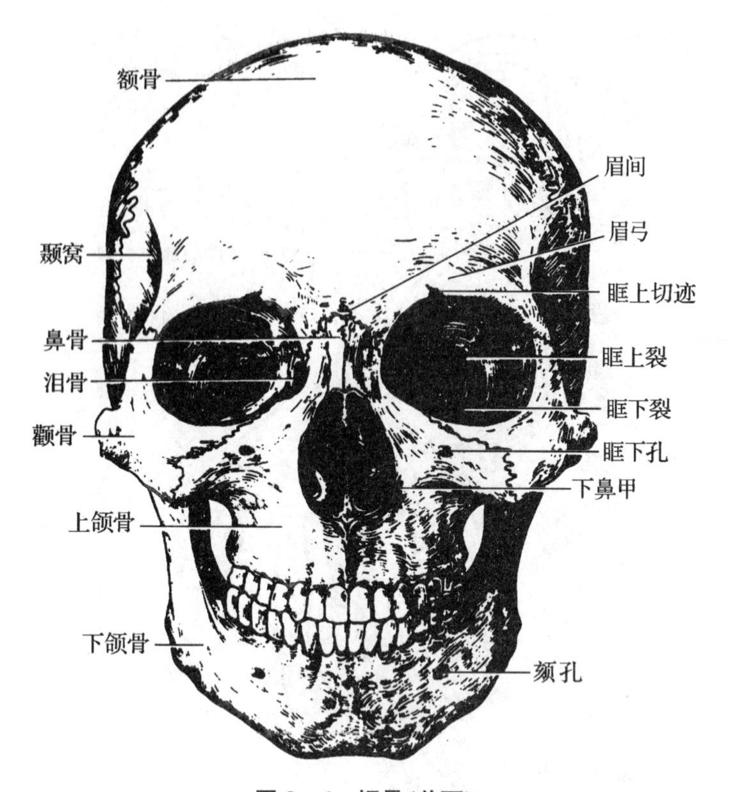

图 3-6　颅骨(前面)

4. **颧弓**(zygomatic arch)　位于外耳门前方的水平线上,全长约 3 横指,均可触及。

5. **腮腺管**(parotid duct)　腮腺管的体表投影为耳垂至鼻翼与口角间中点连线的中 1/3 段,即位于颧弓下方约一横指处。

三、层次结构特点

面部以面颅骨为支架,构成眶、骨性鼻腔和口腔,容纳视器、呼吸道和消化道的起始部分,面颅骨的表面覆有表情肌、咬肌、筋膜和血管神经等。可以把面颅骨视为面中层,其浅表和深侧的结构为面浅层和面深层。面部以咬肌前缘为界分为面前区和面侧区。

(一) 面浅层的结构特点

1. 皮肤　面部皮肤薄,柔软而富有移动性,血液供应丰富,外伤后出血较多,抗感染力强而有利于手术后及创伤后的伤口愈合。皮肤含有较多的皮脂腺、汗腺和毛囊,是皮脂腺囊肿和疖肿的好发部位。面部小血管有丰富的血管运动神经支配,皮肤色泽易受情绪影响而改变。

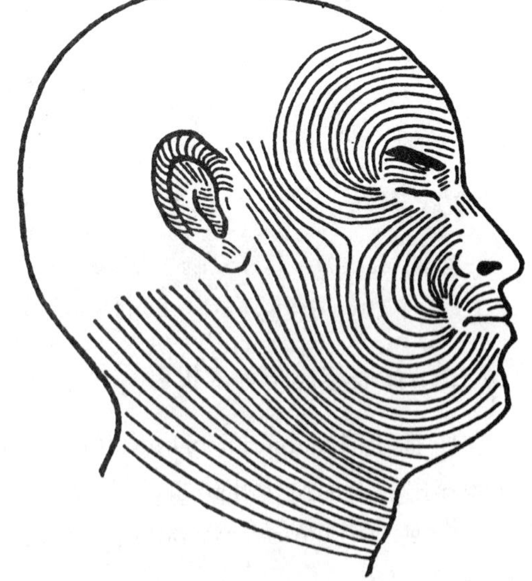

图 3-7　面部皮纹

皮肤的真皮有浅筋膜的纤维和表情肌的肌纤维附着,形成较复杂的皮纹(图 3-7)。为减小手术后的瘢痕，面部切口应尽量与皮纹一致。

2. 浅筋膜和表情肌　面部皮下组织较少，脂肪组织呈小颗粒状，额部、睑部和鼻部的脂肪最少，而颊部脂肪组织较多，称**颊脂体**。睑部皮下组织疏松，心、肾疾病引起的水肿可首先在睑部表现出来。面部浅筋膜内有**表情肌**(muscles of expression)，即面肌。它们起自面颅骨或筋膜，止于皮肤，收缩时牵动皮肤，使面部产生各种表情。表情肌在眼裂、口裂和鼻孔周围呈环状或放射状分布，对裂孔有关闭或开大作用(图 3-4)。

浅筋膜有丰富的血管，一组是行走于口、鼻外侧和眼裂内侧的**面动脉**、**面静脉**。面静脉位于面动脉后方，它经内眦静脉与眼上静脉交通，经面深静脉与颞下窝内的翼静脉丛交通，眼上静脉和翼静脉丛则与颅内海绵窦交通。口角以上的面静脉无瓣膜，鼻根至两侧口角的三角区域内的感染，若处理不当(如挤压等)，细菌可随血液循环经上述途径逆流入海绵窦，导致颅内感染，故临床上称鼻根至左右口角的三角形区域为“危险三角”。另一组血管为从腮腺上缘浅出的颞浅动、静脉，沿外耳前方上行。此外，还有深部动脉的终支，如眶上动脉、眶下动脉、颏动脉浅出至面浅层。

面浅层内有感觉性的**三叉神经**终支和运动性的**面神经**终支分布。眼神经的终支**眶上神经**、上颌神经的终支**眶下神经**、下牙槽神经的终支**颏神经**分别从眶上孔、眶下孔、颏孔穿出后至浅筋膜内，管理面前部的感觉。三叉神经痛时可在上述三孔出现压痛。面侧部有**耳颞神经**与颞浅动、静脉伴行。面神经的**颞支**穿腮腺上缘、**颧支**穿腮腺前上缘、**颊支**穿腮腺前缘、**下颌缘支**和**颈支**穿腮腺前下缘和下端浅出，支配面部表情肌和颈阔肌。面神经终支浅出后，行走在浅筋膜内，位置浅表。面部手术时应注意保护这些终支，防止损伤后出现面瘫。

面部的浅淋巴结除腮腺表面有**腮腺浅淋巴结**外，其余部位无恒定的分布，浅淋巴管直接汇入颈部的下颌下淋巴结和颏下淋巴结。

3. 深筋膜　面部深筋膜一般薄而不发达，但咬肌和腮腺表面的筋膜则很明显，称**腮腺咬肌筋膜**。它向上附着于颧弓，向下与颈深筋膜的浅层延续，前半部贴于咬肌表面，后半部分两层包绕腮腺，形成**腮腺囊**。

(二) 面侧区的结构特点

面侧区介于咬肌前缘之后，颧弓之下，下颌骨下缘、下颌角至乳突尖连线之上，乳突和胸锁乳突肌前缘之前，以腮腺咬肌区和面侧深区较为重要。

1. 腮腺咬肌区　**腮腺咬肌区**(parotid masseteric region)位于面侧区的浅层。此区主要内容有腮腺、咬肌、下颌支、面神经、颈外动脉和上颌动脉、下颌后静脉等。腮腺咬肌区的层次结构由浅入深为：第 1 层皮肤；第 2 层浅筋膜，其中有颈阔肌、耳大神经等；第 3 层腮腺咬肌筋膜；第 4 层前半为咬肌，后半为腮腺浅部及穿过腮腺的血管、神经；第 5 层前半为咬肌下间隙、下颌支，后半为腮腺深部；第 6 层为下颌后窝的底(图 3-8)。

(1) 腮腺的位置：**腮腺**(parotid gland)位于外耳道前下方，上平颧弓，下达下颌角，后至乳突前缘，大部分腮腺填充于下颌后窝内，部分腮腺向前盖于咬肌表面。

(2) 腮腺的形态特点：整个腮腺形态呈不规则的楔形，底向外，尖向前内对咽侧壁。腮腺表面轮廓呈不规则四边形，有 4 个突起：面突向前，关节突向上，耳突向后，颈突向下(图 3-9)。如果向上的关节突(突向下颌关节)不明显，则呈倒三角形；若面突特别发达，则为倒“L”形；有时 4 个突起均不显著，则近似椭圆形。腮腺深部还有咽突突向咽侧壁，该处发生肿瘤，以咽部症状较明显，早期诊断较困难。

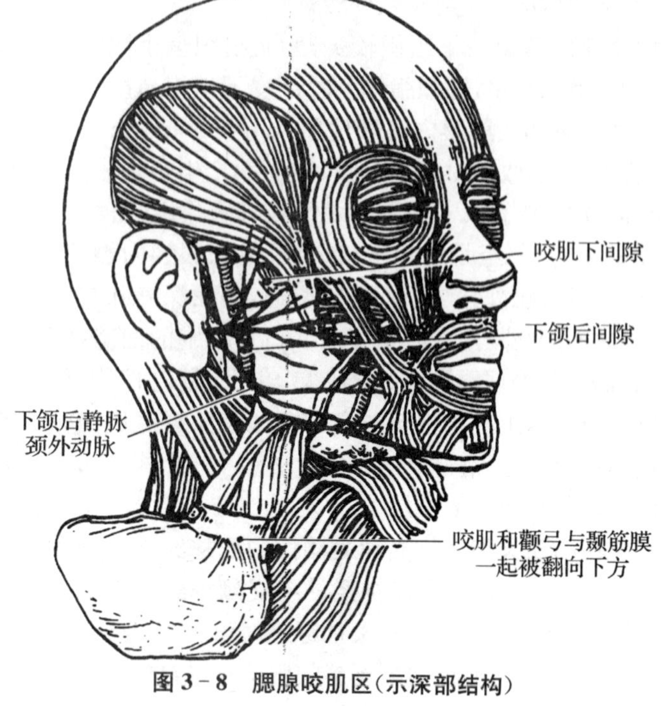

图 3－8　腮腺咬肌区(示深部结构)

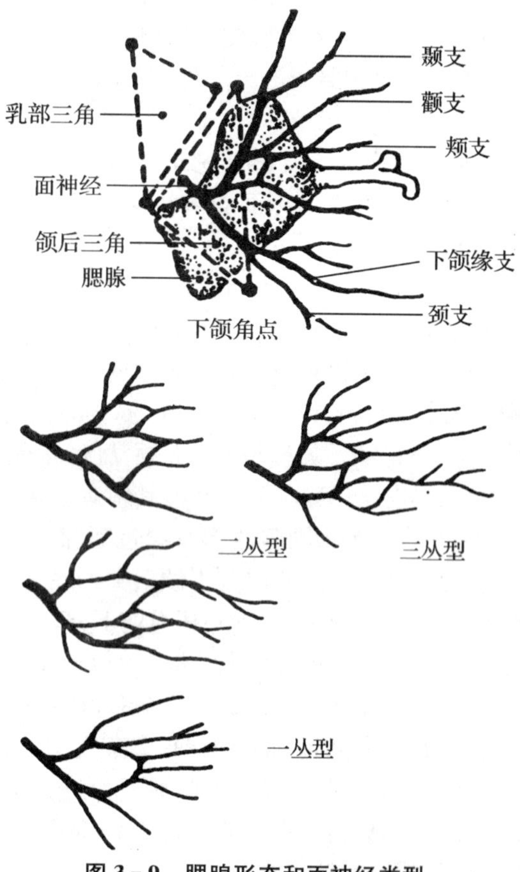

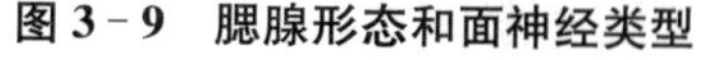

图 3－9　腮腺形态和面神经类型

(3) 腮腺囊：由腮腺咬肌筋膜分两层包被腮腺浅、深两面而成。腮腺囊的浅层致密，与腮腺附着较紧且深入腮腺小叶间，因而腮腺炎症时肿胀受限而疼痛剧烈；腮腺囊的深层比较薄弱。

(4) 腮腺管：发自腮腺前缘的深面(图 3－10)，在颧弓下缘下方 1 cm 横行向前，越过咬肌表面及前缘，以直角转向内方，穿颊脂体及颊肌，开口于上颌第 2 磨牙牙冠相对的颊黏膜。与腮腺管伴行的有面神经颊支和面横动、静脉，有时在腮腺管上方有与腮腺分离的**副腮腺**。

(5) 穿经腮腺的血管、神经：横行于腮腺内的有面神经及其腮腺丛，纵行于腮腺内的为颈外动脉及其终支、下颌后静脉及其属支、耳颞神经(图 3－10)。

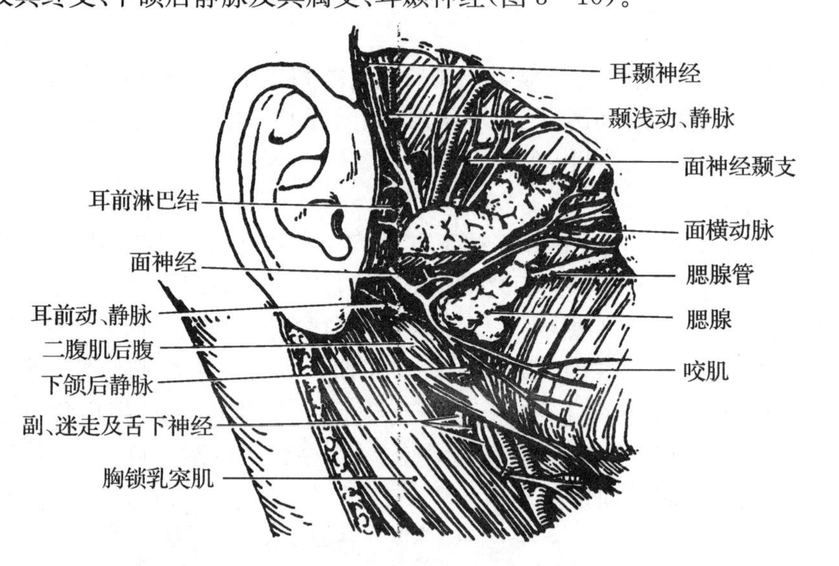

图 3－10　腮腺及穿经其中的血管、神经

面神经主干自茎乳孔出颅后，行走 1 cm 左右即穿入腮腺，在腮腺内通常分为上、下两干，干上再发出分支吻合成腮腺丛，最后从丛上分出颞支、颧支、颊支、下颌缘支和颈支 5 组分支浅出腮腺。面神经的干和丛将腮腺分为浅、深两部，与腮腺有十分密切的关系，腮腺炎症或肿瘤会压迫面神经，引起面瘫；腮腺切除术时更应注意保护面神经。

纵行结构一般位于面神经的深侧。**颈外动脉**经二腹肌后腹深面向上进入下颌后窝的腮腺内，至下颌颈高度分为 2 条终支：**上颌动脉**向前入颞下窝；**颞浅动脉**向上穿出腮腺上缘，在腮腺内发出**面横动脉**前行。**下颌后静脉**行于颈外动脉后方，在腮腺内由颞浅静脉和上颌静脉合成后下行。**耳颞神经**在颞下窝由下颌神经发出，向后经下颌颈深面进入腮腺，折向上方，伴颞浅动、静脉出腮腺。

(6) **咬肌**(masseter)：为一强大的咀嚼肌，体表可触知其四边形轮廓。咬肌浅面后部被腮腺浅部覆盖，前部则被腮腺咬肌筋膜覆盖。

2. 面侧深区　此区位于颅底下方，下颌支的深面，口腔的后外侧和咽的外侧。该区上部为**颞下窝**(infratemporal fossa)及颞下间隙，下部为翼颌间隙，深部为咽后和咽旁间隙。

四、面部的筋膜间隙

筋膜间隙是指筋膜与筋膜之间或筋膜与骨膜之间潜在的间隙。正常情况下，各间隙均为血管、神经的通道，并有脂肪、结缔组织或其他结构填充。间隙的空间不明显，在炎症感染破坏了结缔组织时，筋膜间隙才变得明显。由于间隙内有神经通过，面部阻滞麻醉，尤其是口腔科的阻滞麻醉，通常将麻醉剂注入某个间隙内的神经周围。在化脓性感染时，炎性渗出液一般循着人体结构中较薄弱的部位，如筋膜间隙、血管神经束的通道蔓延播散。因此，筋膜间隙在颌面部局部解剖中占有重要地位。熟悉它们的位置、内容和交通关系，对于正确实施局部阻滞麻醉，判断颌面部感染的部位并建立通畅的引流途径等非常重要。

面部的筋膜间隙分位于上、下颌骨浅侧的浅间隙和位于上、下颌骨深侧的深间隙。浅筋膜间隙包括眶下间隙、颊间隙、咬肌下间隙、颞间隙和下颌后间隙；深间隙包括颞下间隙、翼颌间隙、翼咽间隙、眶外间隙和口底间隙等。

（一）眶下间隙

眶下间隙（infraorbital space）位于眶下方，介于上唇方肌（颧小肌、提上唇肌和提上唇鼻翼肌的总称）的深面与上颌骨前面之间（图 3-11、3-12），呈底边在上的三角形。其上界为眶下缘，内侧界为鼻外侧缘，外下界为颧大肌和颧骨。间隙底面为上颌体的前面，底面中部有眶下孔，孔的外下方为尖牙窝及提口角肌。间隙内有脂肪结缔组织和血管、神经。**眶下神经**和**眶下动脉**从眶下孔穿出后分支至下睑、外鼻和上唇；**提口角肌**在眶下孔下方向前下方斜行至口角；眶下孔内侧有面动脉上行，移行为内眦动脉，面动脉后方有面静脉下行；颧大肌上端深侧有面横动脉及面神经颧支的终支前行。

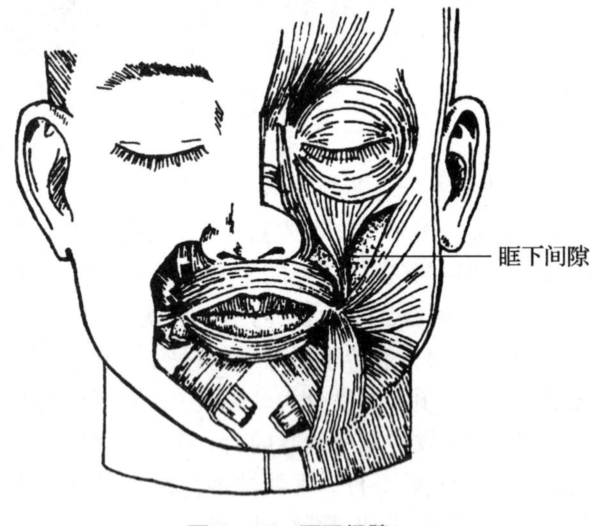

图 3-11 眶下间隙

眶下间隙经颧大肌深面与颊间隙交通，间隙的感染多来自上颌尖牙和前磨牙的牙源性感染。通过眶下孔进入眶下管，可阻滞麻醉眶下神经和上牙槽前、中神经。

（二）颊间隙

颊间隙（buccal space）介于颊部皮肤与颊肌之间，其上界为颧大肌和颧骨，下界为下颌体下缘，前内界与通过口角的垂线一致，后界浅部为咬肌前缘，深部为**翼下颌韧带**（自翼突内侧板至下颌骨第 3 磨牙牙槽突后方）。颊间隙后半部较深，前半部较浅。颊脂体充于间隙的后部，并伸入其他深间隙，成为感染互相传播的途径。颊间隙后半部有腮腺管横行，穿过颊脂体后再向内穿颊肌，开口于相对上颌第 2 磨牙牙冠的颊黏膜。在腮腺管穿颊肌处上方有**颊动脉**、下方有**颊神经**从深面浅出，分支供应颊部的皮肤和黏膜。颊间隙前半部有面动脉和面静脉行走。间隙的浅筋膜内尚有由后向前行走的面神经颊支和下颌缘支。颊支位腮腺管的上、下方，较粗大的颊支一般紧邻腮腺管。下颌缘支则在下颌骨下缘附近，较细小，手术时应注意保护(图 3－12)。

颊间隙向上通眶下间隙，向后上深部通翼颌间隙、颞下间隙和眶外间隙，向外后通咬肌下间隙。颊间隙的感染一般来自邻近间隙或口腔。

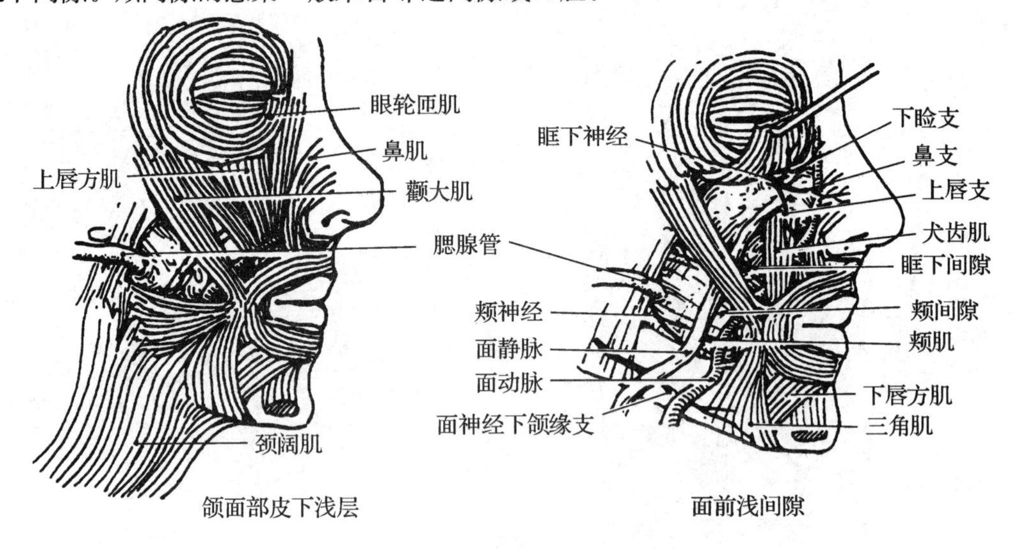

图 3－12　眶下间隙和颊间隙

(三) 咬肌下间隙

咬肌下间隙(submasseteric space)位于咬肌深面与下颌支上半部之间，为一狭窄而扁平的间隙，其前以咬肌前缘与颊间隙分界，后以下颌支后缘为界，上以颧弓下缘为界，下以咬肌至下颌支的附着部为界(图 3－13)。咬肌下间隙含少量结缔组织，咬肌动脉和神经从下颌切迹上方、下颌颈前方自颞下间隙穿出，经过咬肌下间隙的上部，进入咬肌深面。临床上阻滞**咬肌神经**时，常在下颌切迹中点的上后方进针。

咬肌下间隙上部经下颌切迹通深部的颞下间隙和翼颌间隙，经颧弓深侧通颞间隙，向前上通眶外间隙，向前通颊间隙，向后通下颌后间隙。咬肌下间隙的感染多来自下颌智齿冠周炎、下颌骨骨髓炎，或由腮腺及邻近间隙的感染扩散而来。

(四) 下颌后间隙

下颌后间隙(retromandibular space)位于下颌后窝。下颌后窝介于下颌支和乳突之间，上为外耳道，下为下颌角至乳突尖的连线，前为下颌支及其浅、深侧的咬肌和翼内肌，后为乳突及胸锁乳突肌前缘，底面由上而下为茎突、茎突肌群、寰椎横突和二腹肌后腹等。下颌后间隙即指腮腺囊的浅层与下颌后窝底面之间的空间，被腮腺及穿过腮腺的结构充满(图 3－10)。间隙底面、二腹肌深侧有**副神经**、**颈内静脉**、**舌下神经**、颈内动脉、颈外动脉由后向前排列。

下颌后间隙前通颞下间隙、翼颌间隙、翼咽间隙和颈部的下颌下间隙。

(五) 颞间隙

颞间隙介于颞筋膜与颞窝骨膜之间(已如前述)。虽然该间隙位于颅侧面，但其内容纳的颞肌与面部的咀嚼功能密切相关；颞间隙向下又与颊、颞下、翼颌等间隙相通，所以将之列入面部筋膜间隙的范畴内(图 3－5)。

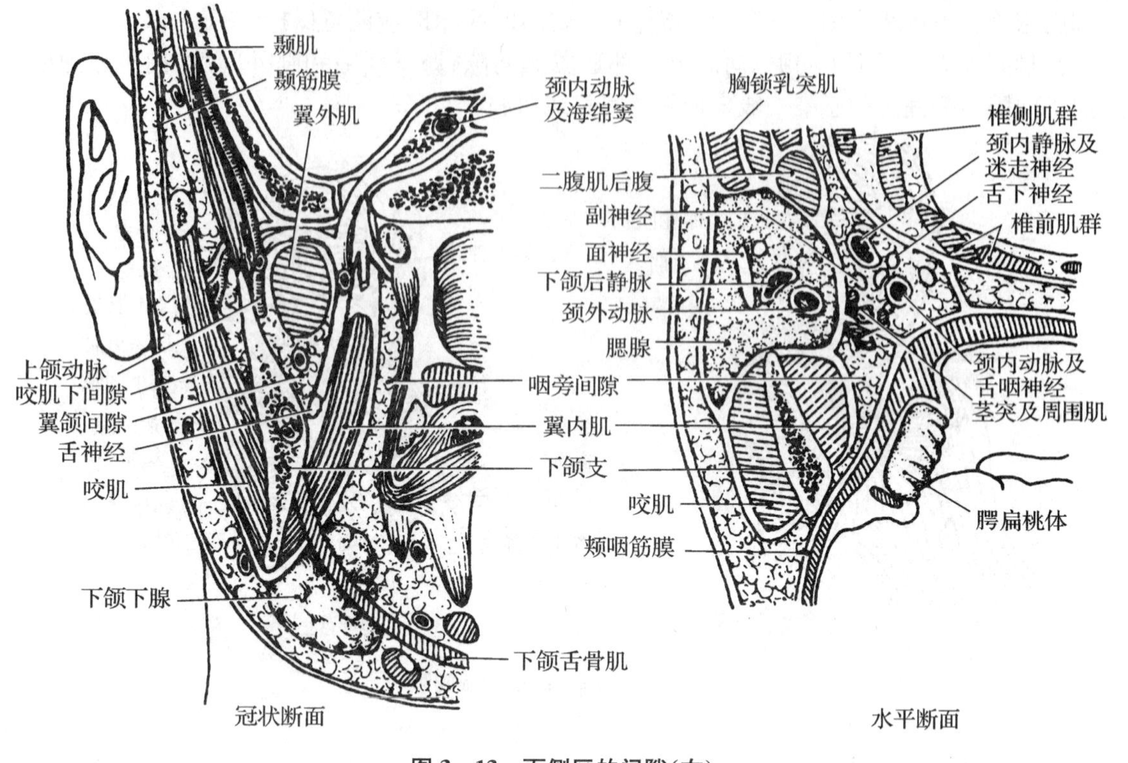

图 3－13　面侧区的间隙(右)

（六）颞下间隙

颞下间隙(infratemporal space)位于颞下窝，指翼外肌及其周围所占的范围。其上界在体表相当于颧弓上缘，上壁由蝶骨大翼的颞下面构成，下界为翼外肌下缘，后界为下颌支后缘，前壁为上颌骨的后面，内侧壁为翼突外侧板和翼上颌裂，外侧壁为下颌支上半部和颞肌腱。间隙内有翼外肌、血管、神经、脂肪和结缔组织。**翼外肌**将颞下间隙分为3层：颞下间隙浅部在翼外肌浅侧，颞下间隙中部即翼外肌所在，颞下间隙深部在翼外肌深侧(图 3－14)。

颞下间隙浅部为上颌血管的通路，内有**上颌动脉**及其分支、**翼静脉丛**等。少数(约10%)上颌动脉可行走于翼外肌深侧。上颌动脉在翼外肌后下面分出**脑膜中动脉**和**颞深后动脉**上行，**下牙槽动脉**下行，在入翼腭窝前发出**颞深前动脉**上行，颊动脉、**上牙槽后动脉**下行。翼静脉丛伴上颌动脉分布，由许多静脉吻合而成，分布于翼外肌浅面、周围及其深侧，后部汇合成**上颌静脉**，注入下颌后静脉，前部有**面深静脉**经颊肌浅面与面静脉交通，深部经蝶骨的小静脉孔、卵圆孔和破裂孔等通颅内海绵窦。这些通道形成静脉回流的缓冲装置，也为颅外感染向颅内蔓延的途径。

颞下间隙中部为翼外肌所占。该肌的上头与下头之间有**颊神经**穿出，翼外肌与翼内肌之间的翼肌间缝有**舌神经**、**下牙槽神经**穿出。

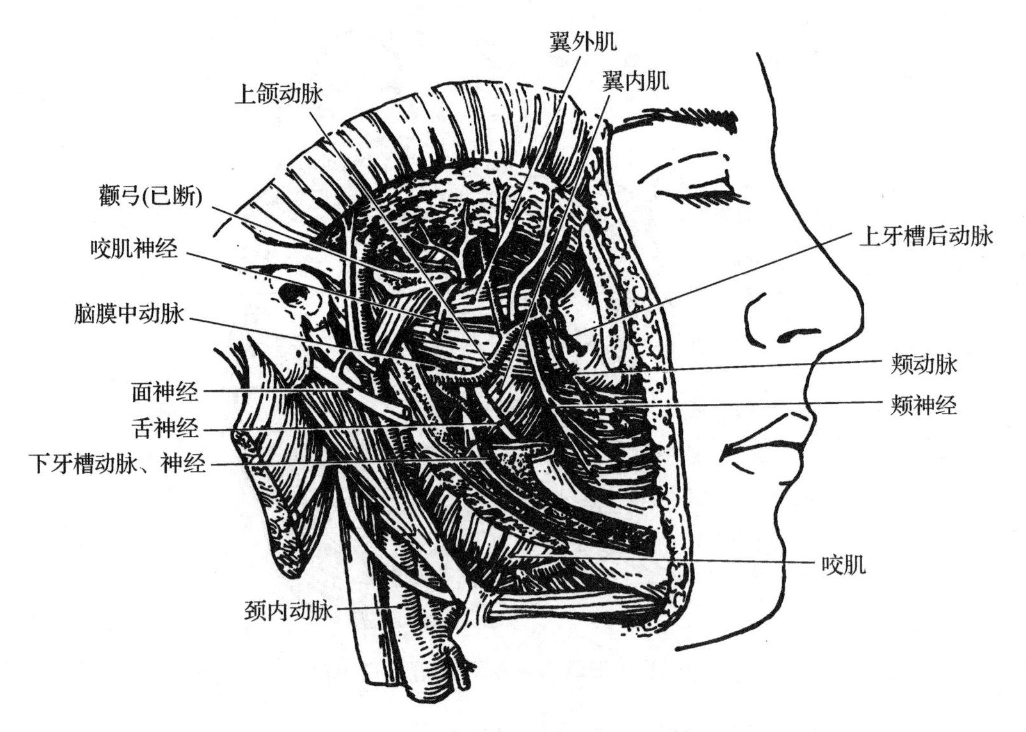

图 3-14 颞下间隙(浅部)和眶外间隙

颞下间隙深部在除去翼外肌后即可显示,在颞下窝上壁有贴附其上行的**颞深前**、**后神经**。深部的后部约相当下颌关节深侧,有**蝶下颌韧带**的上端,**耳颞神经**向外上方横行,神经的两根之间有脑膜中动脉穿过上行,经棘孔入颅。脑膜中动脉深侧有**鼓索**自颅底骨缝穿出后斜向前下方,并入舌神经。下颌关节手术时应注意保护上述结构。深部的中部有**卵圆孔**和从该孔穿出的**下颌神经**及其分支——咀嚼肌支、颊神经、舌神经、下牙槽神经和耳颞神经。卵圆孔的体表投影在颧弓下缘中点至下颌切迹中点连线的中点,深约 4 cm。颞下间隙深部的前部为翼突外侧板及翼内肌上端,翼内肌深侧有咽上缩肌上缘、腭帆张肌、咽鼓管软骨和腭帆提肌等。

颞下间隙向上通颞间隙,经颅底孔洞通颅内,向前下通眶外间隙,向外下通翼颌间隙,向外越下颌切迹通咬肌下间隙,向后经上颌血管通下颌后间隙,向内经翼上颌裂通翼腭窝。

(七) 翼颌间隙

翼颌间隙(pterygomandibular space)位于下颌支内侧面骨壁和翼内肌外侧面之间,前界为颞肌前缘、颊肌后缘和下颌支前缘,后界为下颌支后缘和腮腺囊,上界为翼外肌下缘,下界为翼内肌至下颌支的附着部。翼颌间隙有少量脂肪结缔组织,主要内容为 2 条韧带和 3 根神经。最前方为**翼下颌韧带**,是颊肌和咽上缩肌的共同起点,亦称**颊咽肌缝**,在口腔内被覆黏膜后称**翼颌皱襞**,是口内阻滞下牙槽神经的重要标志。翼下颌韧带后方 0.6 cm 左右有**颊神经**下行,颊神经后方 1 cm 稍深处有舌神经下行,经下颌第 3 磨牙后方的黏膜深侧至下颌下间隙。舌神经后方约 1.5 cm 处、翼内肌外侧面中部有**下牙槽神经**和**血管**下行,进入下颌孔。位于最后方的是**蝶下颌韧带**,下行止于下颌骨小舌(图 3-13、3-15、3-16)。

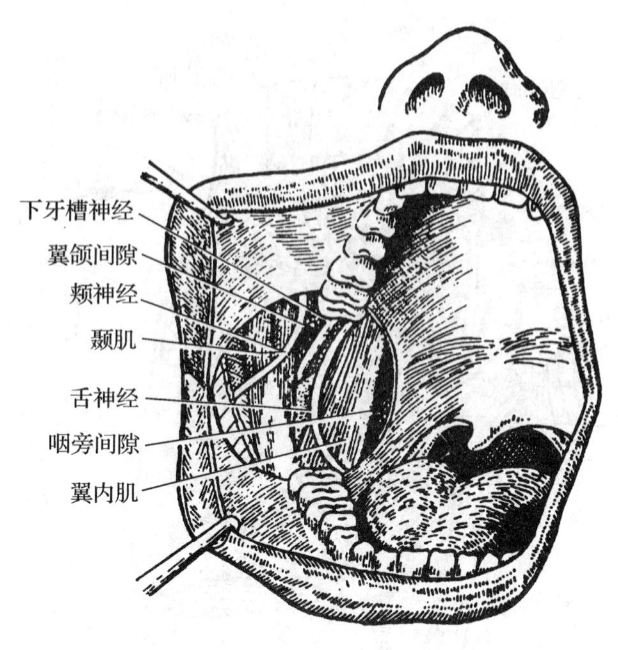

图 3－15　翼颌间隙及翼咽间隙(口内观)

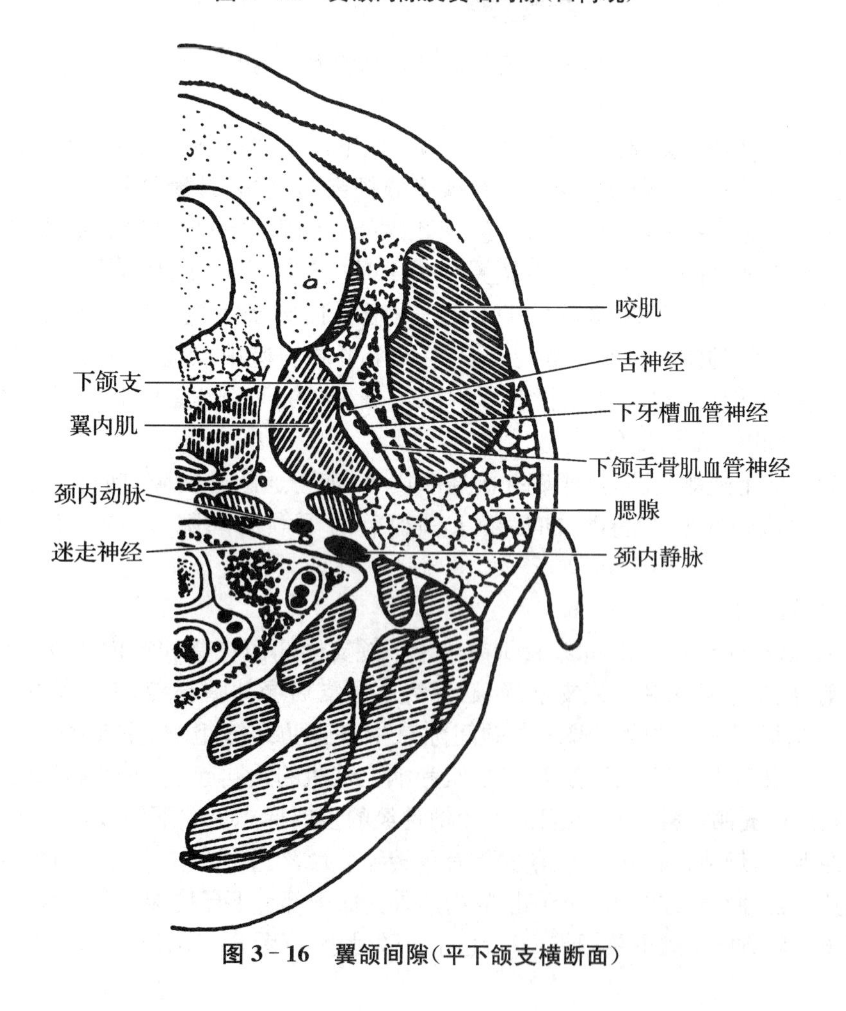

图 3－16　翼颌间隙(平下颌支横断面)

翼颌间隙向上与颞间隙和颞下间隙相通，向内上与眶下间隙相通，向前通颊间隙，向后通下颌后间隙，向下随舌神经通下颌下间隙。翼颌间隙位置居中，炎症可向周围间隙广泛蔓延。在作下牙槽神经阻滞麻醉时，亦进针于翼颌间隙。一般在口内翼颌皱襞中点稍外进针，经过颊黏膜、颊肌即进入该间隙。抵达下颌孔上方时可阻滞下牙槽神经，退针时依次可阻滞舌神经和颊神经。这样一次进针可阻滞 3 条神经，麻醉同侧下颌牙槽和牙龈（图 3－15）。

（八）眶外间隙

眶外间隙（extraorbital space）位于眶外侧壁的外后方，内侧壁由前向后为上颌结节、翼上颌裂和翼外肌前端，前壁和外侧壁为颧骨和颧弓前端，后方为颞肌下端前缘和下颌骨冠突。间隙内充满脂肪，紧贴上颌结节有**上牙槽后动脉**、**神经**下行入牙槽孔，阻滞上牙槽后神经即进针至此处（图 3－14）。

眶外间隙上通颞间隙，后通颞下间隙，下通颊间隙。

（九）翼咽间隙

翼咽间隙（pterygopharyngeal space）位于翼内肌与咽侧壁之间，又称**咽旁间隙**。前上界为翼下颌韧带，前下界达下颌下腺上缘，后界为椎前筋膜。间隙内有少量结缔组织，隔咽上缩肌与腭扁桃体相邻。翼咽间隙向后与咽后间隙相通，经翼肌间缝与颞下、翼颌间隙相通。向前通颊间隙和眶外间隙，向下通下颌下间隙（图 3－16、3－17）。

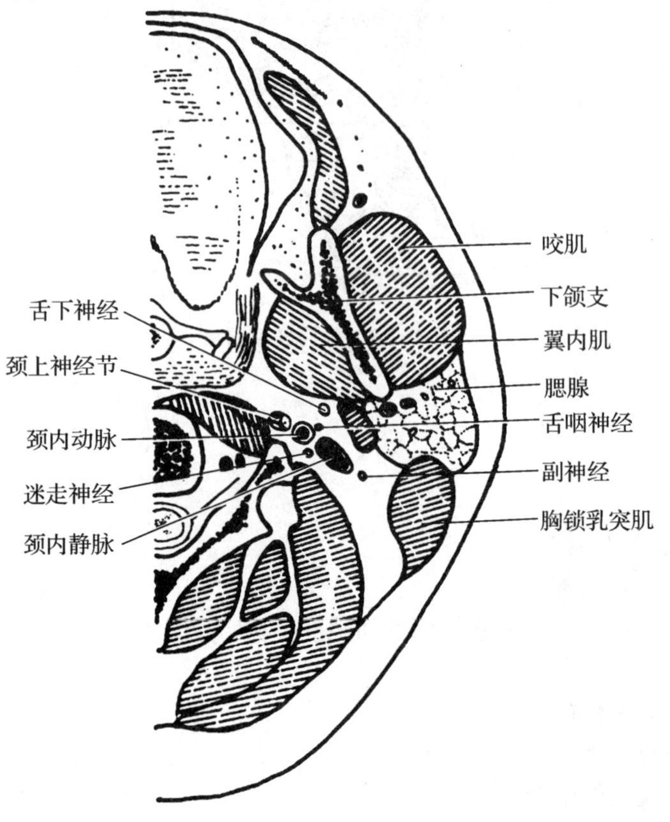

图 3－17　翼咽间隙（平第 2 颈椎横断面）

（十）口底间隙

口底间隙(space of mouth floor)亦称**舌下间隙**(sublingual space)，围绕舌根呈“∩”形。间隙的外方和前方为下颌体，下方为口底膈(下颌舌骨肌和颏舌骨肌)，上方为口底黏膜，内方为舌骨舌肌和舌根，间隙前端在舌下阜深面彼此相通。间隙后部有**舌动脉**和**舌下神经**，前部有**舌下腺**和**下颌下腺管**。**舌神经**先在下颌下腺管的外上方向前下，经腺管外侧绕至导管下方，再转至导管内上方上行，分支进入舌前 2/3 部。在下颌下腺手术结扎其导管时，应注意舌神经与导管半螺旋状的交叉关系。舌下神经在舌骨舌肌中下部斜向前上方，进入舌下面的中部。

口底间隙经下颌舌骨肌后缘通下颌下间隙、翼颌间隙和翼咽间隙。

面部深间隙的位置见图 3 - 18。

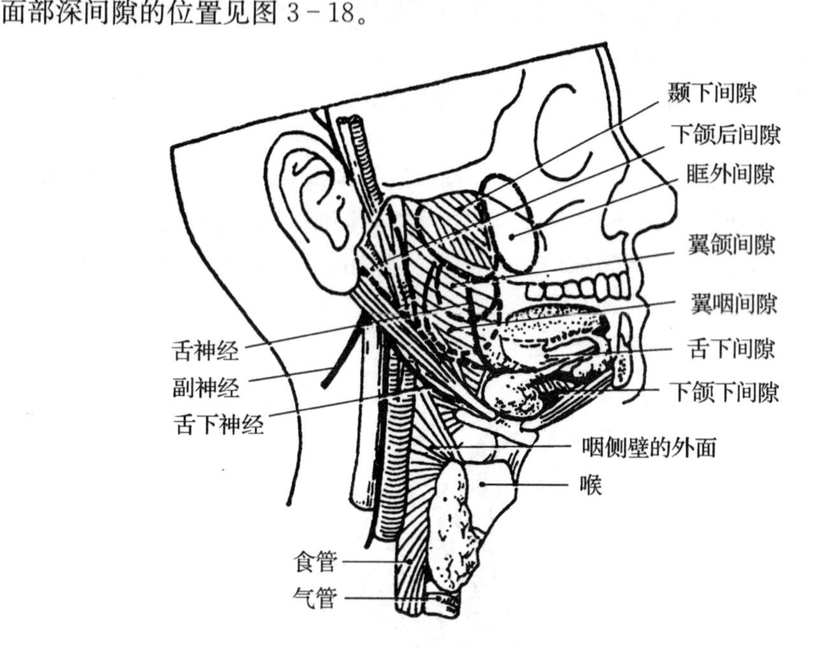

图 3 - 18　颌面部深间隙

五、头部的解剖

（一）目的要求

1. 掌握颅浅层的结构特点。
2. 掌握面浅层的结构特点。
3. 口腔医学系的学生尚需掌握面部间隙的结构特点。

（二）尸位

仰卧位。肩部垫木枕。

（三）操作和观察步骤

1. 颅顶及面浅层的解剖

第一步：在颅顶部距正中线 2.5 cm 处作 5 cm×8 cm 切口。将皮肤解剖后，再逐层缩小 0.5 cm×0.5 cm 解剖直至颅骨。每解剖一层观察一层，注重观察浅筋膜内粗大的纤维束、头皮的组成、帽状腱膜下的疏松环境、颅骨外膜与颅骨的附着状况。

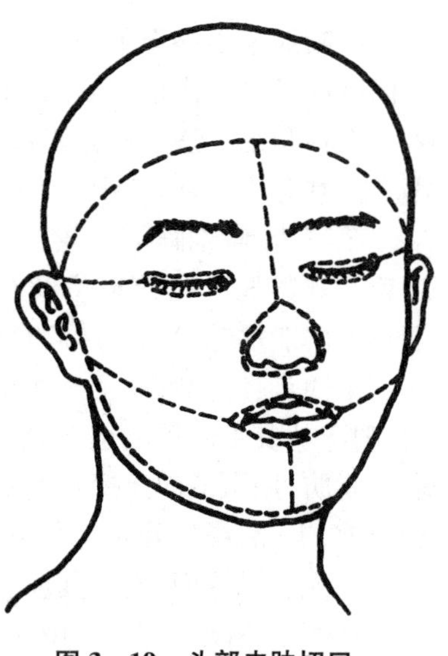

图 3－19　头部皮肤切口

第二步：切开面部皮肤。切口按图 3－19 所示，即：

（1）以发际的正中开始向下作正中切口，直至颈部。经过鼻翼和口裂时作环形切口，切口不可过深。

（2）在正中切口线上，从口角处向外横切至外耳根部。经眼裂时，在上睑下缘和下睑上缘作环形切口。

第三步：仔细剖翻面部皮肤，从正中切口向两侧进行。面部皮肤薄，且与表情肌相连，剥翻时不应破坏皮下的结构。

第四步：清理浅筋膜脂肪，显示出表情肌的轮廓。

第五步：在耳前细心剥除腮腺囊，循此向前剥除腮腺咬肌筋膜，暴露腮腺、腮腺管及咬肌。注意观察在腮腺囊内有无腮腺淋巴结。

第六步：以腮腺管为起点，顺序解剖出穿出腮腺的结构。腮腺管位于颧弓下方一横指。

先自腮腺前缘上部至上缘依次寻找：

（1）面横动脉：位颧弓下方，咬肌表面，伴腮腺管前行。

（2）面神经颧支：自腮腺前上缘穿出，2～3 支，分布于眼轮匝肌等。

（3）面神经颞支：自腮腺上缘中部穿出，1～2 支，越过颧弓向上至颅顶肌等。

（4）颞浅动、静脉：在耳屏前方自腮腺上缘穿出，上行越过颧弓，于颞浅筋膜浅面分为前、后两支，分别至额部和顶部。

（5）耳颞神经：伴颞浅动、静脉后方出腮腺。

再从腮腺管下方，自腮腺前缘下部至下端，逐一寻找：

（6）面神经颊支：自腮腺前缘穿出，3～4 支，于腮腺管上、下方前行，分布于颧肌、上唇方肌、口轮匝肌上部、颊肌等。

（7）面神经下颌缘支：自腮腺前缘下侧穿出，1～2 支，沿下颌体下缘的上、下方前行，越过面动、静脉浅侧，分布于口轮匝肌下部、降口角肌、降下唇肌、颏肌等。

（8）面神经颈支：自腮腺下端穿出，常为 1 支，下行于颈阔肌深面。

第七步：解剖腮腺及下颌后间隙。循面神经颊支或下颌缘支追踪入腮腺实质内，分离出面神经腮腺丛，细心地在丛的浅侧剖离腮腺浅部，连同腮腺管将腮腺浅部翻向前方，暴露面神经的上干、下干和主干，在面神经深侧剔除腮腺深部，察看下颌后窝的境界和下颌后间隙的内容。在面神经的深侧分离出颈外动脉及其终支、下颌后静脉及其属支。

2. 面浅间隙及面中层的解剖

第一步：在眼轮匝肌与额肌之间，切开眼轮匝肌并将之下翻，解剖出穿出眶上孔或眶上切迹的眶上血管神经及其内侧的滑车上血管、神经。

第二步：解剖颊间隙及面动、静脉。先清理颧大肌的轮廓并将之保留。该肌是眶下间隙和颊间隙的标界肌。观察在颧大肌下方和咬肌前方的颊间隙的范围，其后半部有横行的腮腺管、面神经颊支和下颌缘支等。在腮腺管深侧仔细掏出颊脂体，观察其形态和深度。在咬肌前下端至下颌骨下缘附着处的前方寻出面动脉，自外侧翻开口角的肌层，显示出面动脉及其分出的上、下唇动脉。面动脉后方为面静脉，在颊间隙中份有面深静脉注入。在口角下方逐层翻开降口角肌和降下唇肌(下唇方肌)，显露颏孔，观察其位置(下颌第2前磨牙下方，距正中线2～3 cm)、开口方向(向后)和穿出的颏动脉、神经。

第三步:解剖眶下间隙。在上唇方肌下端将之切断并翻向上，显示眶下间隙，清理其内容。观察眶下孔的定位及穿出的眶下血管、神经。循已找出的面动脉向上直至其终端——内眦动脉。面静脉起自内眦静脉，在面动脉后方下行。

第四步:解剖咬肌下间隙和颞间隙。先将面神经终支的末端切断，将所有面神经终支、腮腺丛及主干后翻至茎乳孔。再在颧弓上方横行切开颞筋膜浅层，显露颞间隙浅部，取出脂肪，用镊柄向上探查间隙浅部的范围并找出颞中动脉，观察颞筋膜深层。然后沿颞筋膜前、上、后缘切开并将之下翻至颧弓上缘，露出颞间隙深部和颞肌。最后用探针由上而下插入颧弓深面，确定其前、后端并锯断，连颞筋膜、颧弓和咬肌一并往下翻开，边翻边注意观察在下颌切迹上方由深部进入咬肌的咬肌血管、神经。咬肌下翻至其下颌支的附着部为止，观察咬肌下间隙的位置和交通。

第五步:解剖翼颌间隙和颞下间隙浅部。在下颌支中下部横行锯去或用骨钳咬去约2 cm骨密质，再刮去骨松质，露出下颌骨内由密质形成的下颌管，向上刮去下颌管的密质骨壁，现出管内的下牙槽血管、神经并将之妥善保护。循此分离至下颌孔，在血管、神经深侧锯断下颌支深面的骨密质，如此完全离断下颌支。分离和切开下颌关节囊，留下颌关节盘于关节囊内，游离出下颌头，然后将切断的下颌支和颞肌下半部一并翻向上方(注意保护穿颞肌前下部的颊神经)，显露出下颌支深面的翼颌间隙及其上方的颞下间隙浅部，以及颞肌深面的颞间隙深部。

(1) 在翼颌间隙，自前向后分离出位于翼内肌表面的颊神经、舌神经和下牙槽神经血管，观察测量它们的间距。

(2) 在颞肌深面，分离并观察贴颞窝表面上行的颞深前、后血管神经。

(3) 在颞下间隙浅部，分离上颌动脉及其分支，观察翼静脉丛的位置和发达程度，注意颊神经、舌神经和下牙槽神经的穿出部位。

第六步:解剖眶外间隙和颞下间隙深部。在颧弓前端深面、上颌体后方清理眶外间隙内的脂肪，清理紧贴上颌体后方下行入牙槽孔的上牙槽后血管、神经，观察其分支数。分离并切断翼外肌上、下头的起点，在下颌窝周围分离出余下的下颌关节囊及囊内的关节盘，然后在上颌动脉深面将翼外肌连带下颌关节囊、关节盘，向后方摘出，显露颞下间隙深部，分离出刚出卵圆孔的下颌神经主干及其分支。观察脑膜中动脉及其与耳颞神经的关系，从颅底穿出的鼓索及其与舌神经的关系。

第七步:解剖翼咽间隙。在翼突窝分离并切断翼内肌的起始部，全部摘去翼内肌，暴露翼咽间隙，清理间隙底面和咽壁上的血管。在颞下间隙深部前侧分离出腭帆张肌、腭帆提肌和咽鼓管软骨等，观察咽上缩肌和颊肌之间的翼下颌韧带性状。

第八步:解剖口底间隙。锯去或咬去下颌管以下的下颌体，直至颏孔前方，在下颌体内侧面切断下颌舌骨肌起点，将该肌翻向下方，显露口底间隙，理清舌下神经、舌神经和下颌下腺管、舌下腺，观察舌神经与下颌下腺管的交叉关系。

全部解剖结束后，需将取出和翻开的结构全部复位，以便复习观察。

六、提要

1. 颅顶部由皮肤、浅筋膜和帽状腱膜紧密结合为头皮，所以外伤时受到暴力牵拉可大面积撕脱。腱膜下结缔组织疏松，如这层出血可导致整个颅顶的血肿。骨膜下血肿，则因骨膜在骨缝处紧密愈着，所以局限在一块骨的范围。借此可以区别损伤的部位。

2. 面部浅筋膜结构复杂，血管丰富，含表情肌，除感觉性的三叉神经终支分布外，还有支配表情肌的面神经运动终支，腮腺管也行走于浅筋膜内。在面部的手术中应注意保护面神经的分支和腮腺管。

3. 面部存在着较多的筋膜间隙，这些间隙为面部器官的功能活动提供了缓冲余地，又是血管、神经的通道，在感染时即成为炎症播散的途径。熟悉这些间隙的位置、内容和交通，有重大的临床实用意义。面部的浅间隙有 5 个，即眶下间隙、颊间隙、颞间隙、咬肌下间隙和下颌后间隙；深间隙也有 5 个，即颞下间隙、眶外间隙、翼颌间隙、翼咽间隙和口底间隙。它们的位置关系见图 3－18，交通关系见于图 3－20。

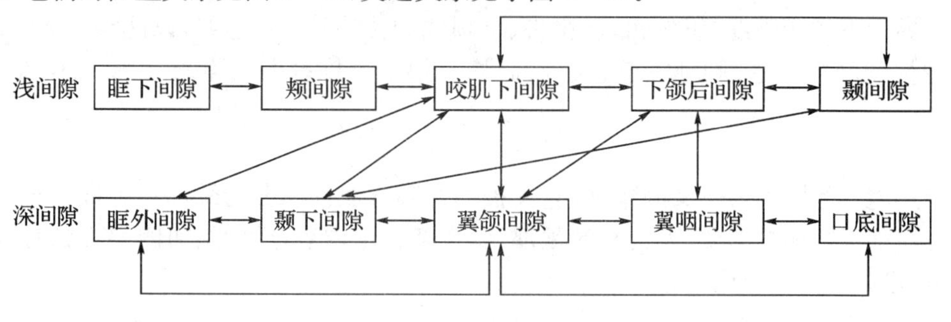

图 3－20　面部间隙的交通

头部复习思考题

一、名词解释

1. 头皮　2. 帽状腱膜　3. 口底间隙　4. 颞间隙

二、问答题

1. 颅顶部软组织共分几层？各层有何结构特点？
2. 穿经腮腺的神经血管有哪些？它们的局部关系怎样？
3. 试述面部筋膜间隙的围成、内容和交通。

三、寻找辨认下列结构

1. 腮腺管　2. 面动脉　3. 下牙槽神经　4. 舌神经　5. 颞浅动脉
6. 眶下动脉　7. 面神经颊支　8. 上颌动脉　9. 颊神经

（康敏峰）

第四章 颈 部

颈部(neck)连接于头、躯干和上肢之间,后方以颈部脊柱为支柱,前方正中有甲状腺及甲状旁腺、喉及气管、咽及食管等器官。它们的位置可随颈部活动而改变。颈部的血管、神经总的分布呈"L"形,纵行的位于脏器两侧,包括颈总动脉及颈内、外动脉、颈内静脉、迷走神经和交感神经干等,连于头、胸等部;横列的位于颈根部,为锁骨下动、静脉和臂丛等,连于胸和上肢。全身的淋巴回流也在颈部经左、右淋巴导管分别注入左、右静脉角。颈部诸结构间有筋膜间隙,便于脏器活动,并成为血管神经的通道。

一、境界和分区

(一) 境界

上界为下颌骨下缘、下颌角、乳突尖、上项线和枕外隆凸的连线,以此与头部分界;下界为胸骨颈静脉切迹、胸锁关节、锁骨、肩峰至第 7 颈椎棘突的连线,以此与胸部、上肢分界。

(二) 分区

上述境界范围内为广义的颈部,它又被两侧斜方肌前缘分为颈部和项部。前者指两侧斜方肌前缘之间的部分,为狭义的颈部,属本章讨论内容;后者指两侧斜方肌前缘之后的部分,已在体壁背部论述。

颈部以胸锁乳突肌为界分为颈前区、胸锁乳突肌区和颈外侧区三部(图 4-1)。颈前区位于胸锁乳突肌前缘和颈前正中线、下颌骨下缘之间,呈底边在上的三角形。此区又被二腹肌前、后腹及肩胛舌骨肌上腹分为下颌下三角、颏下三角、颈动脉三角和肌三角。胸锁乳突肌区位该肌前、后缘之间,狭长而斜行。颈外侧区位于胸锁乳突肌后缘、斜方肌前缘、锁骨上缘之间,被肩胛舌骨肌下腹分为枕三角和锁骨上大窝。

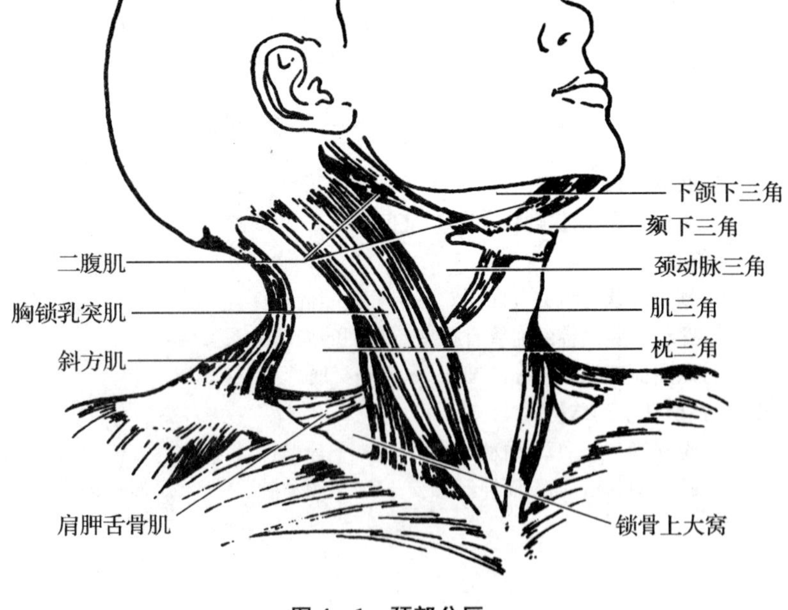

图 4-1 颈部分区

二、体表解剖

（一）颈部体表结构

颈部在体表可见到或摸到的标志很多，颈中部由上而下有下颌底、舌骨体及大角、甲状软骨及喉结、环状软骨、气管颈段、胸骨上窝及颈静脉切迹等，颈侧部有胸锁乳突肌、颈外静脉、锁骨上大窝、锁骨、肩峰和前斜角肌腱等（图 4－2），其中常用和重要的有：

1. **环状软骨**（cricoid cartilage） 相当于第 6 颈椎水平，是喉与气管交界之处，可作为计数气管环的标志，交感干颈中神经节和第 6 颈椎的颈动脉结节位于此水平，后者是颈部压迫止血点。

2. **舌骨**（hyoid bone） 双目平视时，舌骨体平颏隆凸下缘，后方平第 3 颈椎。自体的两侧向后可触及舌骨大角。

3. **甲状软骨**（thyroid cartilage） 位舌骨下方，其上缘平第 4 颈椎，前正中线有喉结。

4. **胸锁乳突肌**（sternocleidomastoid muscle） 是颈部重要的标志肌，前、后缘可明显见到。

5. **前斜角肌**（scalenus anterior） 位置较深。在胸锁乳突肌下端外缘，沿锁骨后侧向深部可触及该肌肌腱及其附着的第 1 肋，是颈路阻滞麻醉臂丛的标志。

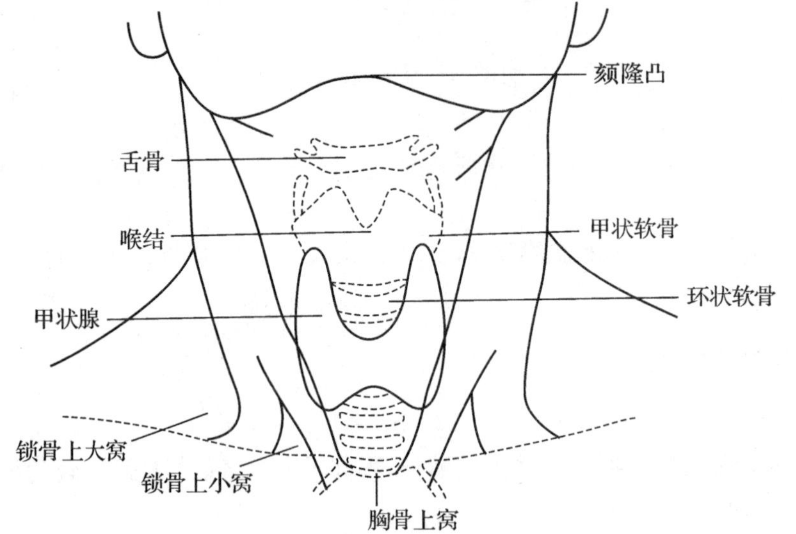
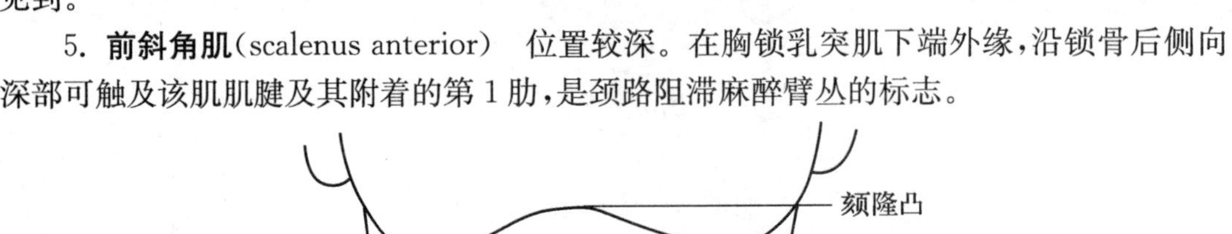

图 4－2 颈部的体表标志

（二）体表投影（图 4－3）

1. **颈总动脉**（common carotid artery） 自下颌角与乳突尖连线的中点向下，右侧至胸锁关节，左侧至胸锁乳突肌的胸骨头和锁骨头之间作一连线。该连线在甲状软骨上缘水平以下部分为颈总动脉的投影。

2. **臂丛**（brachial plexus） 在环状软骨平面，胸锁乳突肌后缘中、下 1/3 交点到锁骨中、外 1/3 交点的连线为臂丛上界；前斜角肌腱外端到锁骨中点连线为臂丛下界。

3. **锁骨下动脉**（subclavian artery） 由胸锁关节到锁骨中点向上作一弧形连线，最高点在锁骨上方 2 cm。该弧线为锁骨下动脉的投影。

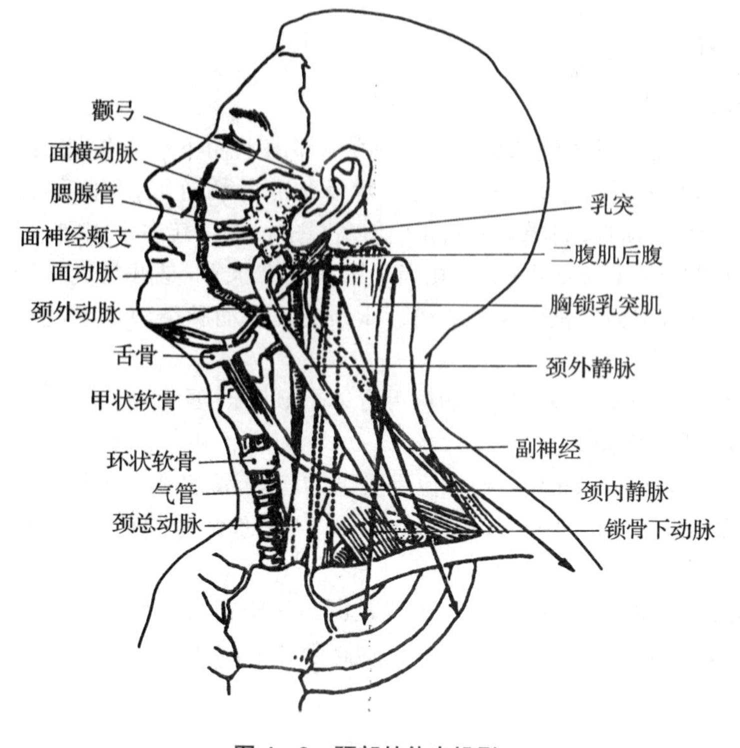

图 4-3　颈部的体表投影

4. **副神经**(accessory nerve)　胸锁乳突肌后缘上、中 1/3 交点到斜方肌前缘中、下1/3交点的连线。

5. **肺尖**(apex of lung)和**胸膜顶**(cupula pleura)　位于锁骨内 1/3 的上方，其最高点在锁骨上方 2.5～3 cm。

三、层次结构特点

(一) 皮肤

颈部皮肤较薄，活动性较大，其皮纹横行，颈部手术时常取与皮纹一致的横切口。

(二) 浅筋膜

颈部浅筋膜脂肪较少，前外侧部内有宽阔而非薄的颈阔肌，属皮肌。在颈阔肌的深面有如下结构(图 4-4)：

1. **面神经颈支**　在下颌角下方 1 cm 左右进入颈阔肌，在其前方有面动脉的**颏下动脉**。颈阔肌肌皮瓣可用于修复口腔颌面部组织缺损，取材时应注意保护上述神经和血管。

2. **颈丛**(cervical plexus)皮支　**枕小神经**和**耳大神经**向上、**颈横神经**向前、**锁骨上神经**向下行走。它们均在胸锁乳突肌后缘中点穿出深筋膜，分布于相应部分的皮肤。故颈部手术时可在胸锁乳突肌后缘中点进行颈丛阻滞麻醉。

3. **颈部浅静脉**　**颈外静脉**(external jugular vein)沿胸锁乳突肌表面下行，穿深筋膜注入锁骨下静脉，是静脉插管的常用静脉。在右心功能衰竭时，颈外静脉可发生怒张。**颈前静脉**(anterior jugular vein)位于颈前正中线两侧，较细小，下行向外侧注入颈外静脉。

两侧颈前静脉下端有横行的吻合支,称**颈静脉弓**。

4. **颈部浅淋巴结**　沿颈外静脉排列的为**颈外侧浅淋巴结**,收集耳后及枕部淋巴,注入颈外侧深淋巴结。在颈前静脉附近有**颈前浅淋巴结**。

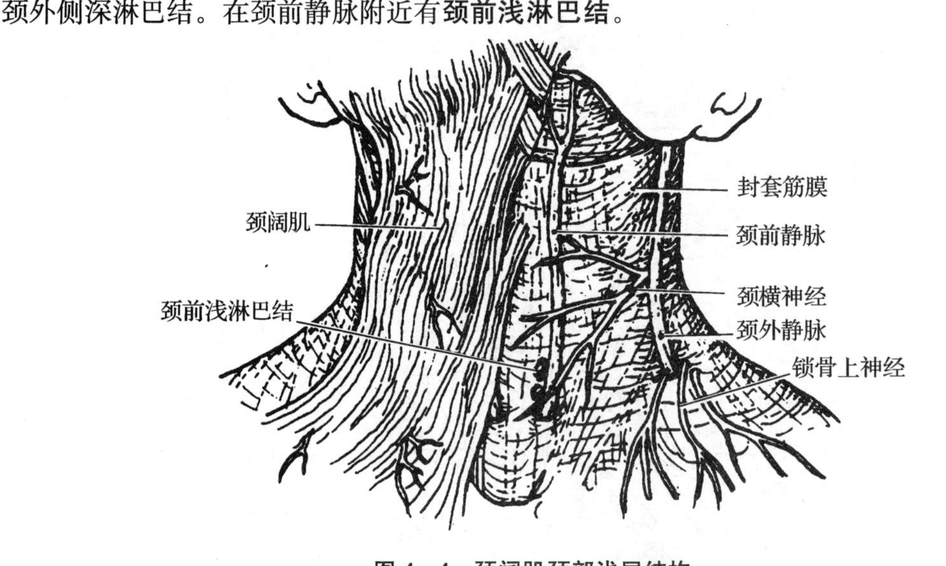

图 4－4　颈阔肌颈部浅层结构

（三）颈肌和深筋膜

1. 颈肌　颈肌分浅、中、深 3 层。浅层为颈阔肌和胸锁乳突肌;中层为舌骨上、下肌群;深层为前、中、后斜角肌和椎前肌群。

2. 深筋膜　颈部深筋膜位于浅筋膜和颈阔肌深面,包绕在颈部诸肌、颈部脏器和血管的周围,可分为浅层、气管前层、椎前层和颈动脉鞘(图 4－5)。

(1) **浅层**(superficial layer):又称**封套筋膜**,是包裹整个颈部结构的总筋膜套。其后方附于项韧带,向前分别包绕斜方肌和胸锁乳突肌,形成该两肌的肌鞘,在前正中线处与对侧同名筋膜交织成颈白线;上方附着于上项线及乳突,向前包绕腮腺,形成腮腺囊,继而延续为腮腺咬肌筋膜,在下颌骨下方包绕下颌下腺,形成下颌下腺囊,并向上附于下颌底;下方附着于肩峰、锁骨;在胸骨柄上方分为两层,分别附于颈静脉切迹前、后缘,围成胸骨上间隙,内有颈静脉弓。

(2) **气管前层**(pretracheal layer):又称**气管前筋膜**、**颈内脏筋膜**,为中层筋膜。此层筋膜位于舌骨下肌群深面,包裹甲状腺,形成甲状腺假被囊,继而经过气管前方入胸腔,附于纤维心包。此外,气管前层还包绕在颈部脏器周围,形成**食管筋膜**和**气管筋膜**等。

(3) **椎前层**(prevertebral layer):又称**椎前筋膜**,为深层筋膜。此层筋膜覆盖颈部深层肌表面,上方附于颅底,下方随颈长肌入胸腔,约在第 3 胸椎高度附于前纵韧带。在斜角肌间隙处,椎前层包绕臂丛和锁骨下动、静脉,伸向腋窝,形成**腋鞘**。

(4) **颈动脉鞘**(carotid sheath):又称**颈血管鞘**或**颈鞘**,为颈部筋膜在大血管周围增厚而成,内含颈总动脉或颈内动脉、颈内静脉、迷走神经。颈动脉鞘借疏松结缔组织与前方的颈深筋膜浅层和气管前层、后方的椎前层相连,鞘内有纵行的纤维分隔动脉和静脉。

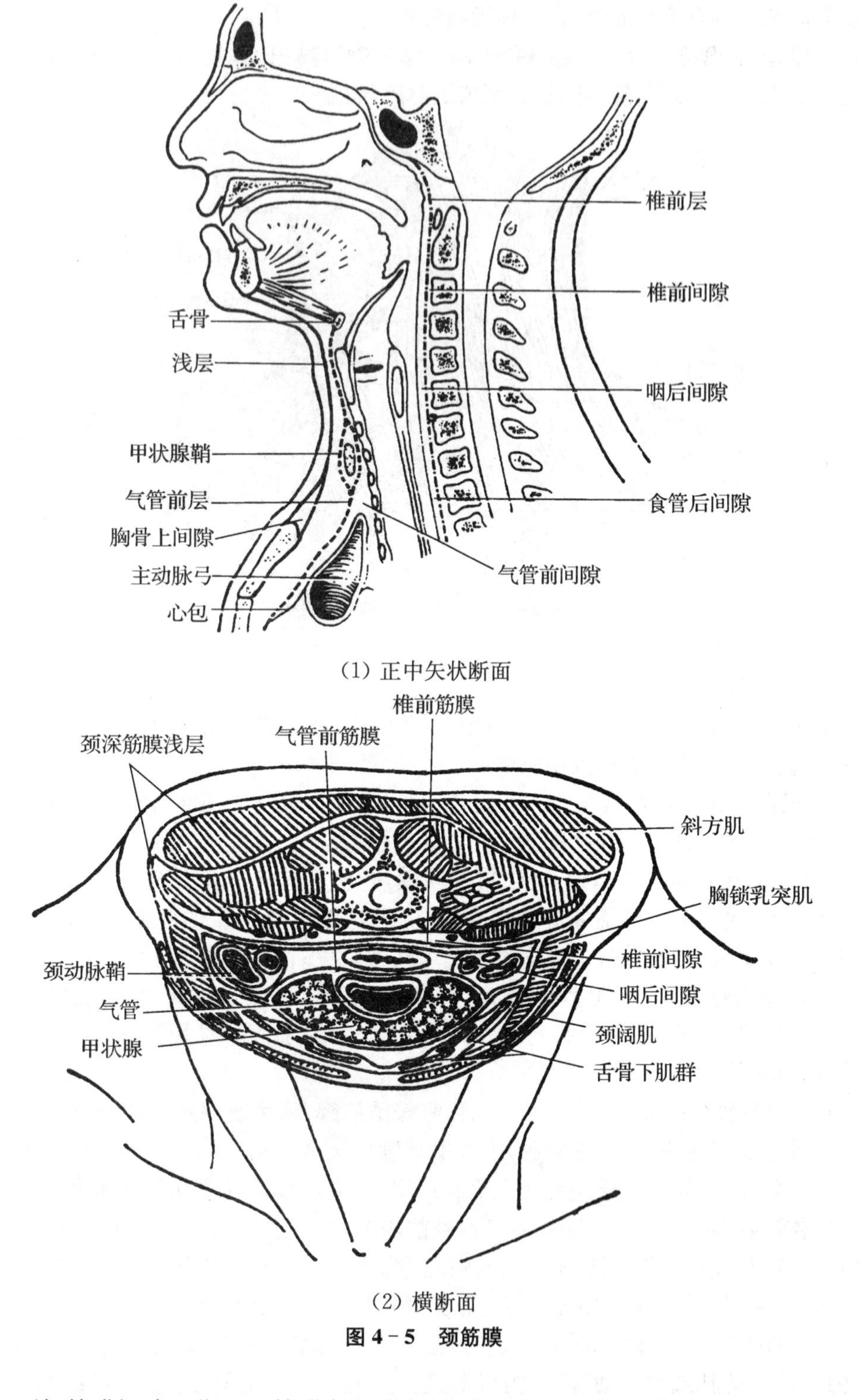

图 4-5　颈筋膜

3. 颈部筋膜间隙　位于颈筋膜各层之间，为疏松结缔组织间隙(图 4-5)。

(1) **胸骨上间隙**(suprasternal space)：位于颈前中部、胸骨柄上方。颈深筋膜浅层在该处分为两层，该两层筋膜与胸骨柄之间即围成胸骨上间隙，高约 3 cm，间隙内有颈静脉弓和少量脂肪。

(2) **气管前间隙**(pretracheal space):介于气管前筋膜与气管之间,内有甲状腺峡、脂肪结缔组织和甲状腺下静脉,下半部偶可出现甲状腺最下动脉、胸腺上端、左头臂静脉、头臂干等。气管切开时要注意勿伤及上述结构。气管前间隙向下通上纵隔。

(3) **咽后间隙**(retropharyngeal space):位于咽后方与椎前层筋膜之间,由结缔组织分隔为左、右两部,向上抵达颅底,向下经食管后间隙连于上纵隔和后纵隔。位于咽壁侧方的部分为咽旁间隙。

(4) **椎前间隙**(prevertebral space):位于椎前筋膜与颈部脊柱之间。颈椎结核脓肿时,脓液多积于此间隙,并可向下蔓延至纵隔,向两侧至颈侧部,或穿破椎前层至咽后间隙。

四、颈部各区的主要结构

(一) 颈前区

颈前区内界为颈前正中线,外界为胸锁乳突肌前缘,上界为下颌底。该区分为下颌下三角、颈动脉三角、肌三角和颏下三角。

1. 下颌下三角(submandibular triangle)

(1) 境界:下颌下三角位于下颌底和二腹肌前、后腹之间。三角的底(深面)由下颌舌骨肌和舌骨舌肌组成。其表面为皮肤、浅筋膜、颈阔肌和颈深筋膜浅层所覆盖。

(2) 内容:下颌下三角内的主要结构是下颌下腺及其周围的血管、神经和淋巴结(图4-6)。

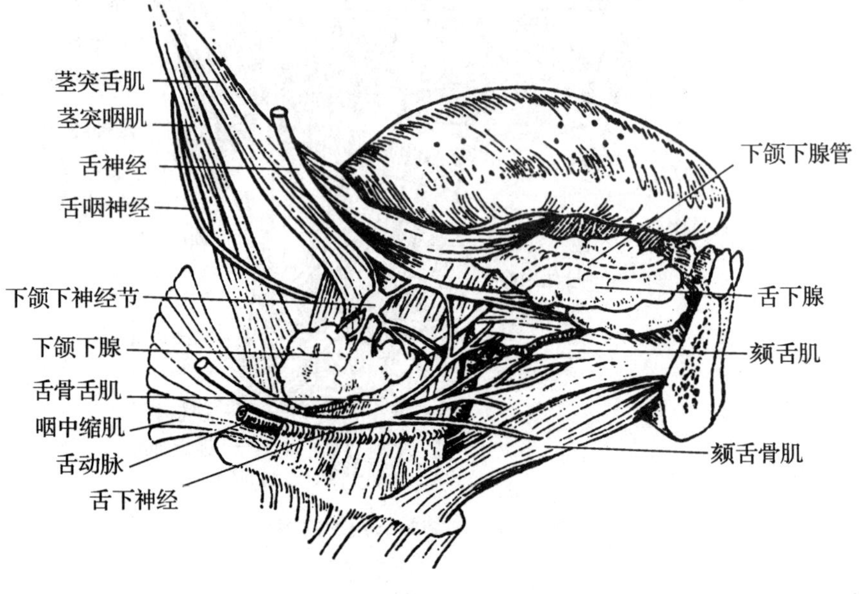

图4-6 下颌下三角的内容

下颌下腺(submandibular gland)占据下颌下三角的大部分,表面由颈深筋膜浅层形成的囊包绕。腺体分浅、深两部。浅部较大,位于下颌舌骨肌浅面;深部自下颌舌骨肌后缘伸向前内,其前端发出下颌下腺管,在下颌舌骨肌和舌骨舌肌之间行向前上方入口底间隙,开口于口底黏膜的舌下阜。下颌下腺周围有**下颌下淋巴结**。面动脉由颈外动脉发出后,经二腹肌后腹深面进入下颌下三角,穿过下颌下腺后端深面,绕下颌骨下缘至面部。面动脉后方有面静脉,在腺体后方下行。舌动脉在进入下颌下三角后位置较深,于舌骨舌肌深面行向前上方。下颌下腺深面与舌骨舌肌浅面之间上 1/3 有舌神经、下 1/3 有舌下神经横行向前。舌神经下方连有**下颌下神经节**。

颈深筋膜浅层与下颌下三角底面之间为**下颌下间隙**(submandibular space)。该间隙向前与口底间隙、向后与翼颌间隙相通。

2. **颏下三角**(submental triangle) 位于两侧二腹肌前腹与舌骨之间,内有**颏下淋巴结**等。

3. **颈动脉三角**(carotid triangle)

(1) 境界:颈动脉三角位于胸锁乳突肌前缘、二腹肌后腹下缘和肩胛舌骨肌上腹上缘之间。其底面为椎前筋膜,浅面为皮肤、浅筋膜和颈阔肌、封套筋膜。

(2) 内容:三角内有舌骨大角、颈总动脉及其分支——颈内、外动脉、颈内静脉及其属支、舌下神经及其降支、迷走神经及其分支喉上神经等(图 4-7)。

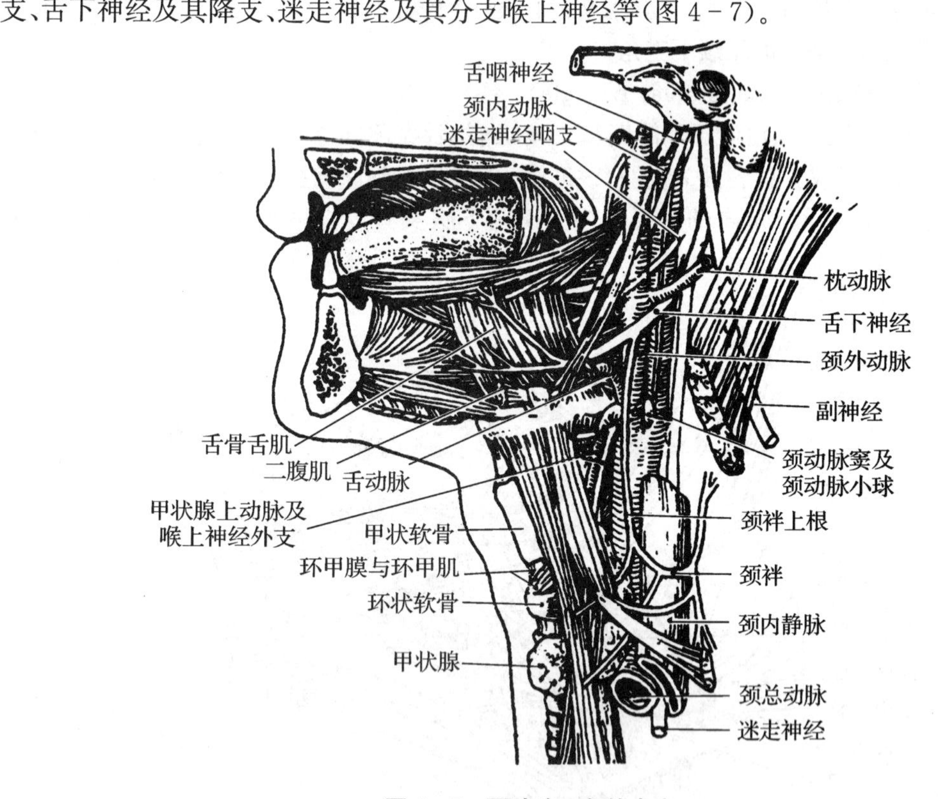

图 4-7 颈动脉三角的内容

舌骨大角是颈动脉三角内的重要定位标志。在舌骨大角后方,平甲状软骨上缘处,**颈总动脉**分为**颈内动脉**和**颈外动脉**。颈总动脉分叉部有**颈动脉小球**和**颈动脉窦**,分别为化学感受器和压力感受器。在颈动脉三角内,颈总动脉及其分叉部位置浅表,可按摩颈动脉窦治疗室上性心动过速;此处若受暴力打击,则可能反射性地引起心搏骤停。颈外动脉自颈总动脉发出后,先位于颈内动脉前内侧,再至其外侧上行。在舌骨大角下方,颈外动脉分出**甲状腺上动脉**，行向前下；在舌骨大角上方，向前依次分出**舌动脉**和**面动脉**，向后分出**枕动脉**。临床上结扎颈外动脉时，除根据其位置关系外，还必须根据有无分支与颈内动脉相鉴别：颈外动脉在颈部有一系列分支，而颈内动脉在颈部无一分支。

在舌骨大角的上方，**舌下神经**由后向前弓形越过颈内、外动脉的浅面，发出降支——**颈袢上根**后穿二腹肌后腹深面进入下颌下三角。

在舌骨大角的下方，迷走神经的**喉上神经内支**和**外支**经颈内、外动脉深面，较粗大的内支穿甲状舌骨膜入喉，较细小的外支下行至环甲肌。甲状腺上动脉分出的**喉上动脉**则与喉上神经内支伴行。

4. **肌三角**(muscular triangle) 又称肩胛舌骨肌气管三角，由颈前正中线、胸锁乳突肌前缘和肩胛舌骨肌上腹围成。其浅面为皮肤、浅筋膜、深筋膜浅层、舌骨下肌群及气管前筋膜，深面为椎前筋膜。三角内有甲状腺、甲状旁腺、喉、气管、食管等脏器，以及分布于这些脏器的血管、神经(图 4－8)。

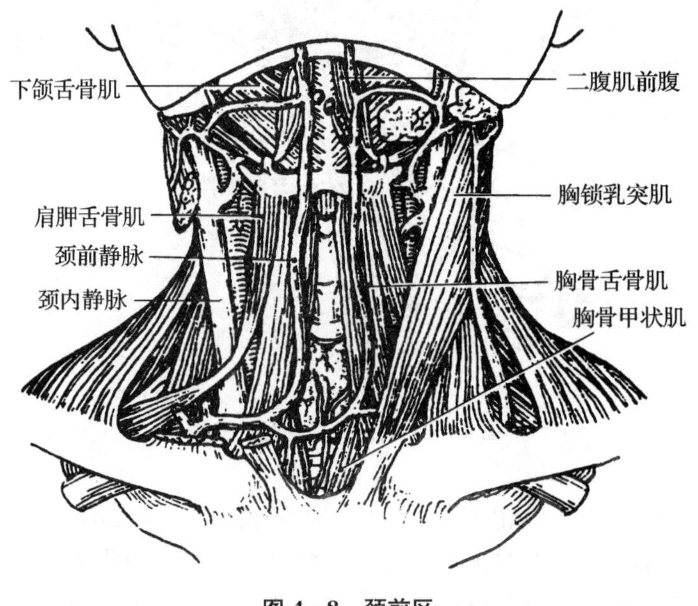

图 4－8　颈前区

(二) 胸锁乳突肌区

胸锁乳突肌区为胸锁乳突肌前、后缘之间的区域。位于胸锁乳突肌深面的结构有颈动脉鞘、颈袢、颈外侧深淋巴结、颈交感干、颈丛及其分支等。

1. **颈动脉鞘**　由颈深筋膜形成，在鞘内，颈内静脉居外侧，颈总动脉和颈内动脉居内侧，静脉和动脉之间的后方为迷走神经。鞘与颈内静脉管壁附着紧密，因而颈内静脉损伤后管壁不易塌陷，可导致空气栓塞。

2. **颈袢**(ansa cervicalis)　颈袢由上根和下根在环状软骨平面合成(图 4－9)。第 1 颈神经(C_1)前支先与舌下神经联合，再于二腹肌后腹下方离开舌下神经下行，即为**颈袢上根**(舌下神经降支)。颈袢下根源自第 2、3 颈神经前支(C_2、C_3)，它们离开颈丛后于颈内静脉浅面联合下行，在颈动脉鞘的前外侧面与上根汇合成颈袢。颈袢发出分支支配舌骨下肌群的大部分。甲状腺手术时，在环状软骨平面以下切断舌骨下肌群，可避免伤及神经。临床上还取舌骨下肌群肌皮瓣再造舌，取瓣时亦应注意保护颈袢至肌的分支。

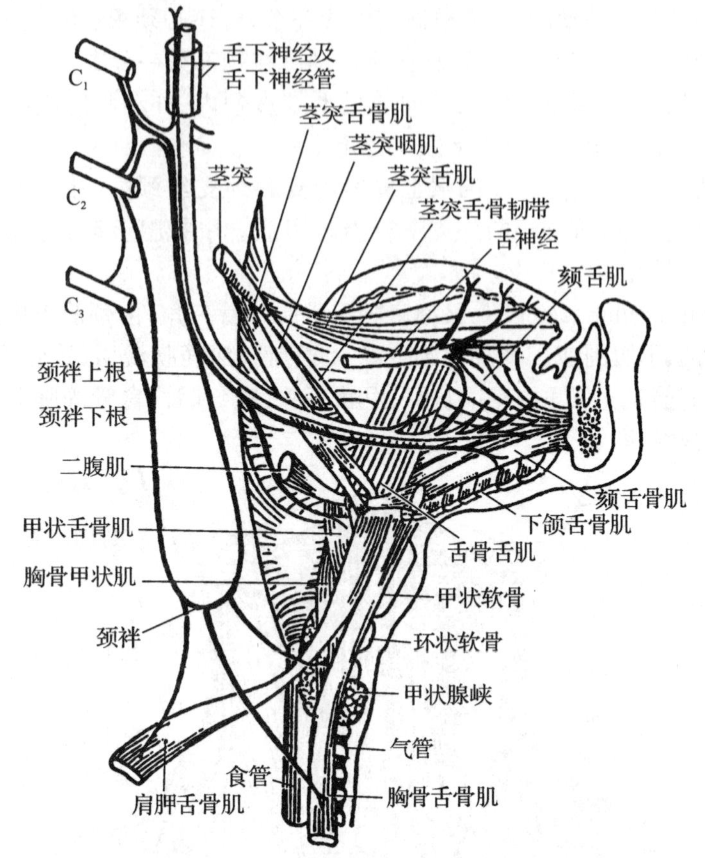

图 4-9　颈袢及其支配的肌肉

3. **颈外侧深淋巴结**　沿颈内静脉排列，上起颅底，下达颈根部，其最下端输出管组成颈干。其中位于二腹肌后腹与颈内静脉之间的称**颈内静脉二腹肌淋巴结**(角淋巴结)。位于肩胛舌骨肌上腹与颈内静脉之间的称**颈内静脉肩胛舌骨肌淋巴结**。口腔颌面部的肿瘤常累及这些淋巴结。少数淋巴结可向后沿副神经排列。

4. **颈丛**(cervical plexus)　位于胸锁乳突肌深面和中斜角肌、肩胛提肌浅面之间。由颈丛发出浅支和深支。浅支为皮支，在胸锁乳突肌后缘中点处穿深筋膜浅出。深支至颈深肌，并发出膈神经。

5. **颈交感干**(cervical sympathetic：trunk)　位于椎前筋膜深面，脊柱两侧。有颈上、中、下三个神经节。**颈上神经节**最大，梭形，位第 2～3 颈椎横突前方。**颈中神经节**不明显，位颈动脉结节平面。**颈下神经节**常与第 1 胸神经节融合为**颈胸神经节**。三节发出颈心神经，参与组成心丛。

(三) 颈外侧区

颈外侧区前界为胸锁乳突肌后缘，下界为锁骨上缘，后界为斜方肌前缘。该区又被肩胛舌骨肌下腹分为枕三角和锁骨上大窝。

1. **枕三角**(occipital triangle)　又称肩胛舌骨肌斜方肌三角，由肩胛舌骨肌下腹、斜方肌前缘和胸锁乳突肌后缘围成。三角的深面为椎前筋膜及其覆盖的颈部深层肌，浅面为封套筋膜。三角内有疏松结缔组织和副神经通过。副神经自胸锁乳突肌前缘上 1/4 与下 3/4 交点进入该肌深面，发出分支支配该肌，再由该肌后缘上、中 1/3 交点穿出，进入枕三角，向下在斜方肌前缘中、下 1/3 交点进入肌的深面（图 4－10）。副神经周围有淋巴结排列，下方有颈丛至斜方肌的肌支。在枕三角内行淋巴结清扫术时，要注意保护副神经。

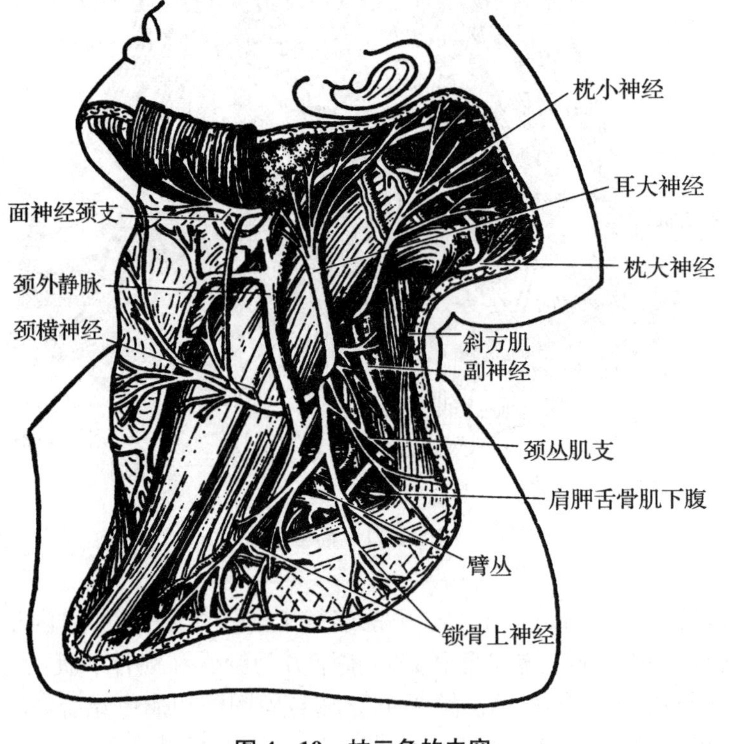

图 4－10　枕三角的内容

2. 锁骨上大窝和颈根部

（1）境界：**锁骨上大窝**（greater supraclavicular fossa）又称肩胛舌骨肌锁骨三角，由胸锁乳突肌后缘、肩胛舌骨肌下腹和锁骨围成。颈根部在锁骨上方二横指宽的范围内，是颈、胸和腋的过渡区。

（2）内容：颈根部和锁骨上大窝内以**前斜角肌**为中心，在前斜角肌内侧，是颈与胸之间的纵行结构和胸膜顶。纵行结构包括颈内静脉和头臂静脉、颈总动脉和头臂干、迷走神经、交感干和膈神经等。在前斜角肌前、后及外侧，是胸、颈与上肢之间的横行结构，包括锁骨下静脉及其属支、锁骨下动脉及其分支、臂丛等（图 4－11）。重要内容有：

①**胸膜顶与肺尖**：位于颈根深部，在锁骨内 1/3 上方约 2～3 cm 处。胸膜顶前方为锁骨下动脉，前外侧为前斜角肌、膈神经、锁骨下静脉和迷走神经，左侧还有胸导管，后方为颈交感干、颈胸神经节等，外侧为中斜角肌。颈根部手术时应注意避免损伤胸膜顶，否则会导致气胸。

②**胸导管**（thoracic duct）：在食管左缘上行，于第 7 颈椎高度折向外侧，形成胸导管弓，跨过左胸膜顶上方，向外下方注入左静脉角。胸导管颈部前方有颈动脉鞘，后方有胸

膜顶、锁骨下动脉及其分支等。颈部损伤胸导管会引起乳糜瘘。

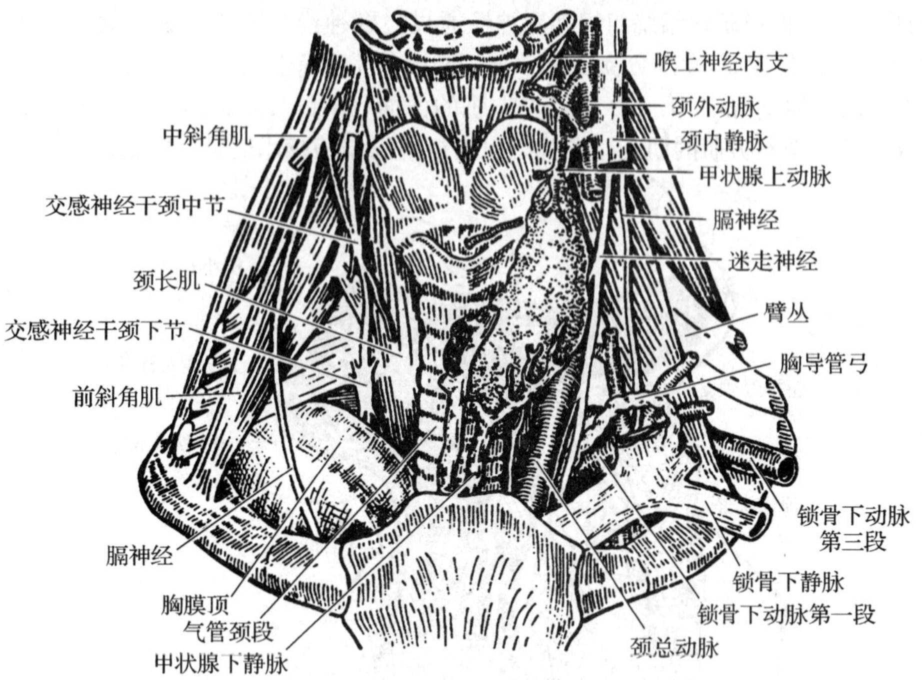

图 4-11　颈根部

③**锁骨下静脉**(subclavian vein):在颈根部行于前斜角肌浅面,向内于胸膜顶的前方与颈内静脉汇合成头臂静脉。锁骨下静脉的前下方为锁骨和锁骨下肌,后方为前斜角肌、锁骨下动脉和胸膜顶,下为第一肋。锁骨下静脉与周围组织紧密结合,位置较固定,管壁不易塌陷,故常进行静脉穿刺插管,进行长期输液,或行心导管检查和中心静脉压测定等。

④**锁骨下动脉**(subclavian artery)和**臂丛**(brachial plexus):经前、中斜角肌和第 1 肋之间的**斜角肌间隙**(interscalene space),向外入腋窝。在斜角肌间隙内,臂丛居上 3/4,锁骨下动脉居下 1/4。在锁骨中点上方,臂丛的上、中、下干较为集中,为锁骨上臂丛阻滞麻醉的部位。

⑤**膈神经**(phrenic nerve):位于椎前筋膜深面,沿前斜角肌表面从外上行向内下,经锁骨下动、静脉之间进入胸腔。

⑥**锁骨上淋巴结**(supraclavicular lymph nodes):为颈外侧深淋巴结最下组,亦称颈深下淋巴结,位于胸锁乳突肌下端深面,颈内静脉的后外侧。其输出管构成颈干。胸、腹腔的癌肿,肿瘤细胞可经胸导管逆行至左锁骨上淋巴结,引起其肿大。左锁骨上淋巴结临床上称为 Virchow 淋巴结。

⑦**椎动脉三角**(vertebral artery triangle):位于外侧的前斜角肌、内侧的颈长肌和下方的锁骨下动脉之间。三角浅层有甲状颈干、迷走神经和交感干、颈胸神经节等,深层有椎动、静脉,椎静脉多在椎动脉的前外侧。

五、颈部脏器

(一) 甲状腺和甲状旁腺

1. 甲状腺(thyroid gland)

(1) 位置和形态:甲状腺呈"H"形,由左、右叶及峡部组成(图 4-12)。两叶位于喉和气管的前外侧,上极平甲状软骨中点,下极达第 6 气管环。峡部在第 2~4 气管环前方。约 50%者有甲状腺锥状叶的存在,其多与峡部上缘、或峡与侧叶连接处相连。

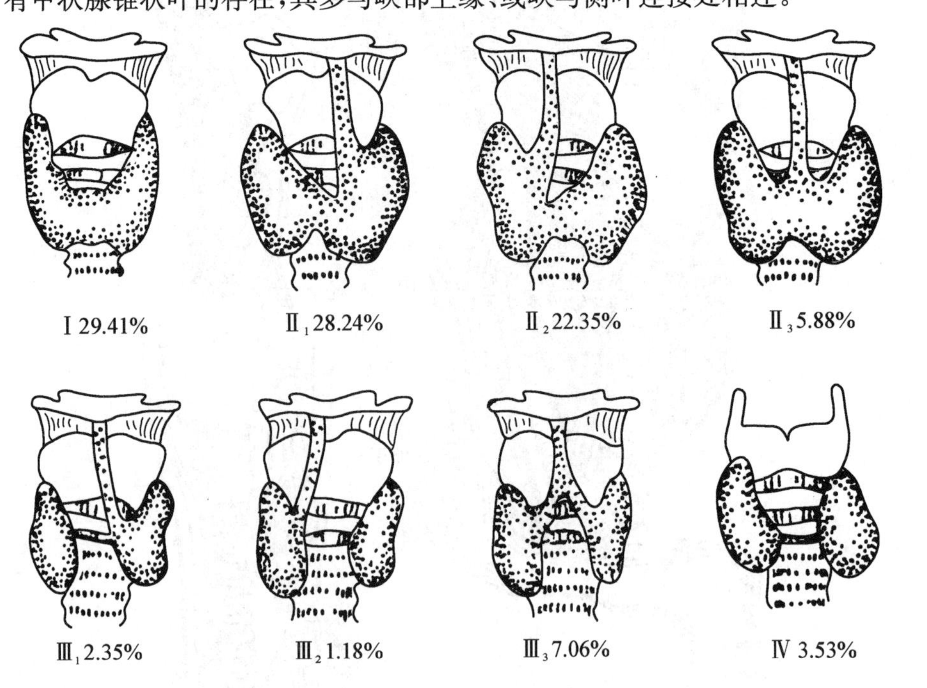

图 4-12 甲状腺的形态类型

(2) 被膜:甲状腺的被囊有内、外两层。内层紧贴甲状腮并伸入腺叶之间,称**真被囊**或**纤维囊**。外层由气管前筋膜形成,叫**假被囊**或**甲状腺鞘**。假被囊与环状软骨和气管软骨环膜相连,形成**甲状腺悬韧带**。因此,在吞咽时甲状腺可随喉上下移动。真假被囊之间,有血管、神经和甲状旁腺。

(3) 甲状腺的血管与喉的神经(图 4-13):营养甲状腺的动脉为甲状腺上、下动脉。**甲状腺上动脉**发自颈外动脉,先伴**喉上神经外支**下行,约在甲状腺上极上方 1 cm 处,动脉单独从甲状腺侧叶上极进入甲状腺,而喉上神经则与甲状腺上动脉分开,行向前内至环甲肌。行甲状腺手术结扎甲状腺上动脉时,如在靠近上极处进行,就可避免误伤喉上神经外支。甲状腺下动脉由锁骨下动脉的甲状颈干发出,向内下经颈动脉鞘后方,至甲状腺侧叶下极后面,在此与喉返神经交叉后进入腺体。左喉返神经发自左迷走神经胸段,勾绕主动脉弓,在气管与食管间沟内垂直上升,神经多位于甲状腺下动脉后方与之交叉;右喉返神经由右迷走神经发出后,勾绕右锁骨下动脉,在气管与食管间沟内斜向上内方,于甲状腺下动脉后方与之交叉。根据国内有关两侧喉返神经与甲状腺下动脉关系调查资料发现,神经在动脉后方通过者占 38.2%,神经在动脉前面通过为 13.7%,神经在动脉分支间通过为 45.2%，但有 2.9%神经与动脉无直接关系。在手术中应注意血管与神经的复杂关系，一般远离甲状腺下极结扎甲状腺下动脉，可避免损伤喉返神经而导致声音嘶哑等严重后果。此外，约 10%的人可出现**甲状腺最下动脉**。它发自头臂干或主动脉弓，沿气管前面上行到甲状腺峡，低位气管切开术时应注意。

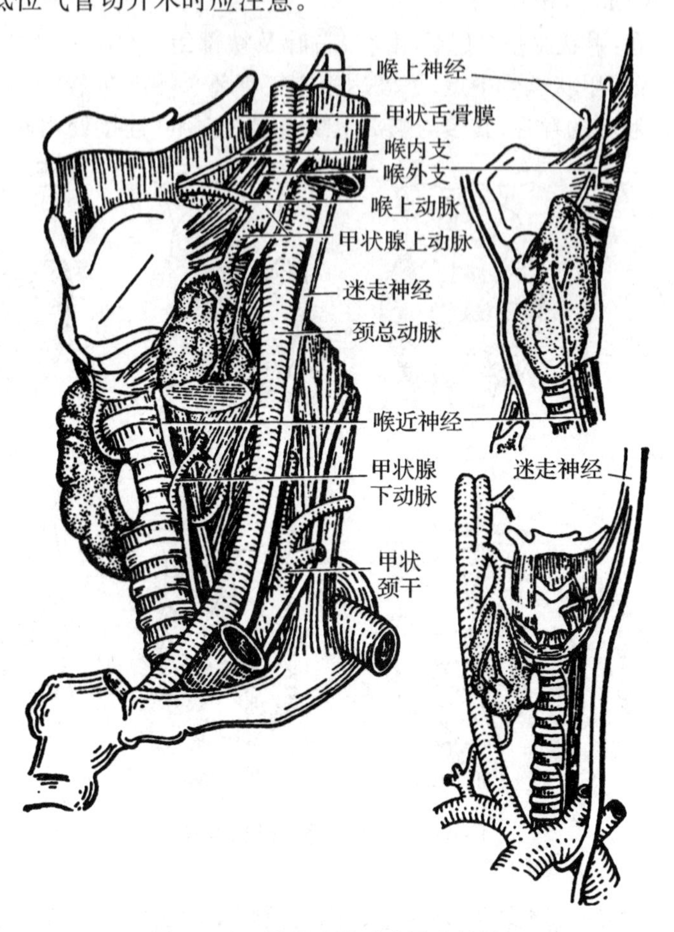

图 4-13 甲状腺的动脉及喉的神经

甲状腺的静脉有上、中、下 3 对(图 4-14)。**甲状腺上静脉**与同名动脉伴行，注入颈内静脉；**甲状腺中静脉**起自侧叶外侧中部，短而粗，注入颈内静脉；**甲状腺下静脉**起自侧叶下极，向下汇入头臂静脉。左右甲状腺下静脉在气管前吻合成**甲状腺奇(静脉)丛**，作气管切开时应注意止血。

(4) 邻接：甲状腺的前面，由浅入深有皮肤、浅筋膜、封套筋膜、舌骨下肌群和气管前筋膜覆盖。左、右叶后内侧邻喉与气管、咽与食管、喉返神经，后外侧与颈动脉鞘、颈交感干相邻。肿大的甲状腺向后方压迫，可引起呼吸困难、吞咽困难和声音嘶哑等症状；向后外方压迫交感干，可出现 Horner 综合征，即同侧瞳孔缩小、上睑下垂、眼球内陷等体征。

2. **甲状旁腺**(parathyroid glands)　一般为上、下各一对，位于甲状腺后面真、假被囊之间。其个数及位置变异较大，据统计，约 44%为 4 个，54%为少于 4 个，2%有 5 个甲状旁腺。上甲状旁腺的数量和位置较恒定，位甲状腺侧叶后缘中点以上，环状软骨高度附近。下甲状旁腺数目和位置变异较大,多数(约 60%)在侧叶后缘下 1/3 附近(图 4-15)。

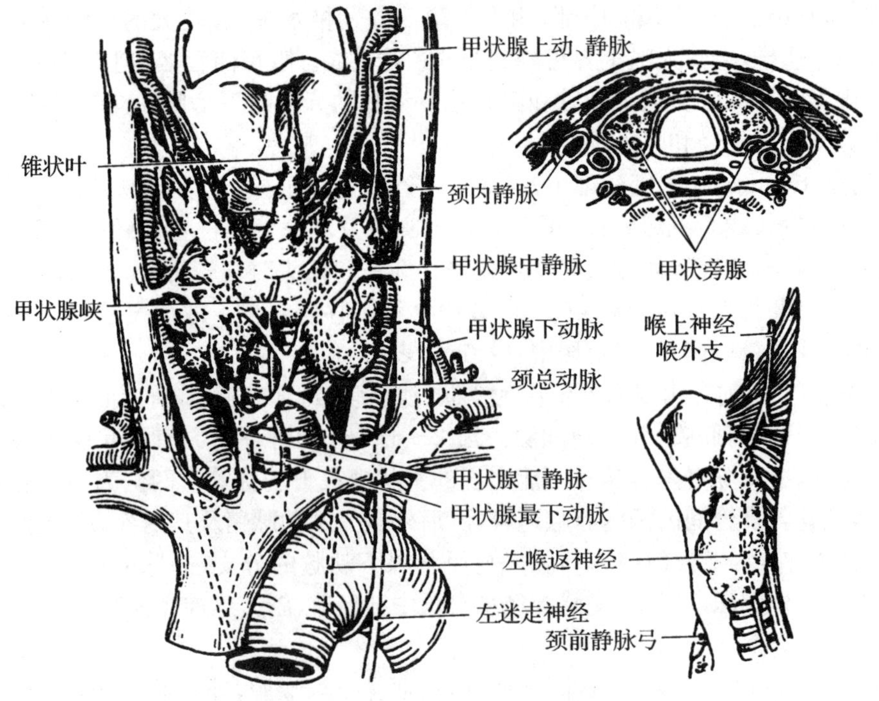

图 4-14　甲状腺的静脉

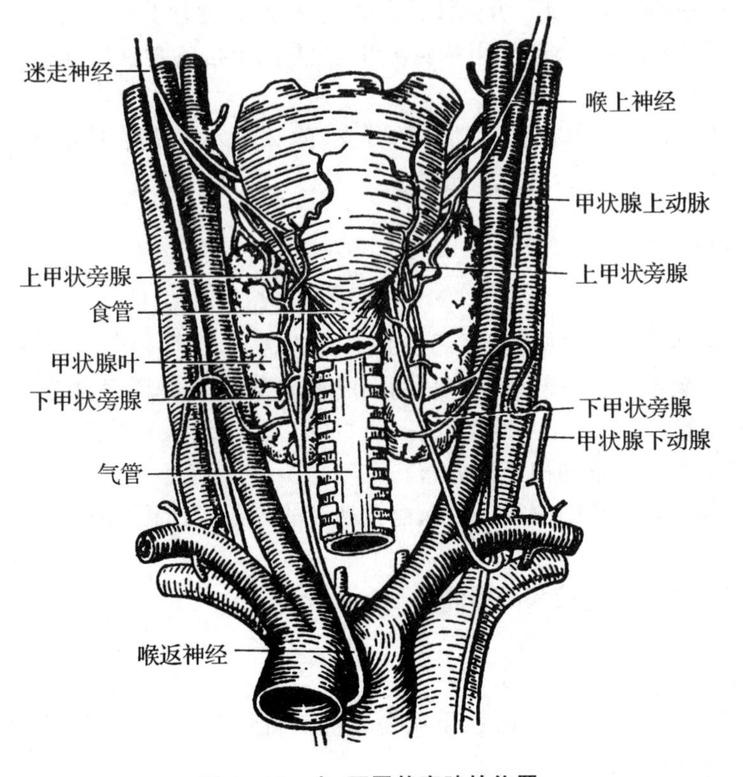

图 4-15　上、下甲状旁腺的位置

（二）喉和气管

1. **喉**(larynx)　位于颈前中部，相当于第 5、6 颈椎水平，有较大的年龄变化：小儿喉上界可达第 3 颈椎，老年人喉上界可降到第 6 颈椎上缘。喉可随吞咽而上下移动。喉的动脉为甲状腺上动脉的分支喉上动脉和甲状腺下动脉的分支喉下动脉。支配喉的神经为迷走神经的分支喉上神经和喉返神经。

2. **气管**(trachea)　气管颈部由 6～8 个气管软骨环组成，位颈前中部，续于喉。气管颈部的上部位置较浅而下部较深，可在胸骨上窝触及。气管的位置可随头颈部活动而改变，当头后仰时变长变浅，而低头时变短变深。仰头和低头时气管可上、下移动 1.5 cm 左右。头转向一侧时，气管转向同侧，其后方的食管则移向对侧。故而气管切开术时，头应保持正中位，并尽量后仰，使气管居中且接近体表。

(1) 邻接：气管前方由浅入深依次为皮肤、浅筋膜、封套筋膜、胸骨上间隙及颈静脉弓、舌骨下肌群及气管前筋膜、气管前间隙。第 2～4 气管软骨环前方有甲状腺峡，峡下方有甲状腺下静脉、甲状腺奇静脉丛和可能出现的甲状腺最下动脉等。两侧为甲状腺侧叶，后方为食管，气管与食管间的沟内有喉返神经，后外侧为颈动脉鞘及其内容、颈交感干等。

(2) 血管、神经：气管颈部的动脉来自甲状腺下动脉的分支，静脉回流到甲状腺下静脉，淋巴汇入颈外侧深淋巴结，交感神经来自颈中神经节，副交感神经为喉返神经的分支。

（三）咽和食管

1. **咽**(pharynx)　上为盲端，附于颅底，前通鼻、口、喉腔，外侧通中耳鼓室，下界在第 6 颈椎水平与食管相续，周围为疏松间隙，即咽旁间隙和咽后间隙。

2. **食管**(esophagus)　颈部居气管后方偏左，故颈部食管手术多选左侧入路。食管后外侧邻交感干，外侧邻颈动脉鞘和甲状腺侧叶，后方隔疏松的食管后间隙邻椎前筋膜及其深侧的颈长肌和脊柱。

食管颈部的动脉来自甲状腺下动脉的分支，静脉注入甲状腺下静脉。神经支配为迷走神经和交感神经的小分支，形成食管丛。

六、颈部的解剖

（一）目的

1. 掌握颈部体表标志，熟悉重要器官的体表定位。

2. 通过逐层解剖掌握颈部肌间三角的围成和重要内容，熟悉颈部筋膜的分布特点，熟悉筋膜间隙的分布。

3. 掌握颈部主要血管和神经的分布。

4. 掌握颈部重要器官的位置、形态、血管神经的分布、与周围结构的邻接关系。

（二）尸位

仰卧位。肩部垫木枕，使头部后仰。

（三）操作和观察步骤

1. 检查体表标志

(1) 检查下列骨性标志：下颌底、下颌角、乳突、舌骨及其大角、甲状软骨及喉结、环状软骨、颈静脉切迹、锁骨、肩峰。

(2) 活体摸测及观察：胸骨上窝、锁骨上大窝、颈总动脉、颈外静脉、胸锁乳突肌。

2. 切口与翻皮片　沿前正中线、下颌底和锁骨上缘切开皮肤。颈部皮肤薄，与颈阔肌联结紧密，所以切口不宜过深。将皮肤从正中线切口向两侧剥翻至斜方肌前缘，注意保护其深面的颈阔肌，切勿将之与皮肤一起翻去。

3. 解剖颈部浅层

第一步：上翻颈阔肌。将颈阔肌下缘切断并向上翻起到下颌底，注意边翻边分离位于肌深面的血管、神经，尤其是颈丛皮支。

第二步：观察颈部浅层结构。

(1) 胸锁乳突肌表面纵行的颈外静脉，其向下穿过深筋膜，注入锁骨下静脉。在颈外静脉附近有颈外侧浅淋巴结。

(2) 在胸锁乳突肌后缘中点附近找出颈丛皮支：

①耳大神经：较粗大，垂直上行于该肌表面到耳郭下部。

②枕小神经：循肌后缘行向后上至耳后。

③颈横神经：1～2 支在肌表面横行向前到颈中部。

④锁骨上神经：分前、中、后 3 支下行到锁骨附近，分布于肩部及第 1 肋间。

(3) 颈中线两侧有颈前静脉纵行向下，其下端常向内分支合成颈静脉弓。该弓位于胸骨上间隙内，向外一般经胸锁乳突肌深面注入颈外静脉的下端。颈前静脉附近可有颈前浅淋巴结。

4. 剥翻封套筋膜　先清理浅筋膜内少量脂肪结缔组织，观察深筋膜浅层即封套筋膜的性状，为一层完整的致密结缔组织，再在前正中线纵行切开封套筋膜，将之向后剥翻至胸锁乳突肌前缘；在斜方肌前缘切断该筋膜，向前剥翻至胸锁乳突肌后缘。注意封套筋膜在舌骨部和颈白线的愈着特点，及形成的下颌下腺囊和胸锁乳突肌鞘。

5. 解剖颈前区的三角

第一步：观察颏下三角。清理两侧二腹肌前腹，它们与舌骨间即为颏下三角，注意三角内的颏下淋巴结。

第二步：观察下颌下三角的围成和内容。清理二腹肌后腹，现出下颌下三角的境界，再观察其内容。

(1) 下颌下腺位于三角内，其前后端可超出三角的边界。腺的被囊由封套筋膜形成，可将之剥离。

(2) 下颌下腺周缘与下颌底之间有下颌下淋巴结分布。

(3) 将腺后端向前翻，其深面有面动脉穿过，并在咬肌止点前缘越过下颌缘到面部。面动脉后方有面静脉下行。腺前端深面发出腺管，注意其行向。

(4) 在下颌下腺深面、舌骨舌肌表面找出居下方的舌下神经和居上方的舌神经。

第三步：观察颈动脉三角的围成和内容。理出肩胛舌骨肌上腹，观察颈动脉三角的境界，找出舌骨大角，以它为标志，再观察：

(1) 舌骨大角与二腹肌后腹之间有舌下神经和舌动脉弓形向前。

(2) 舌骨大角下方找出甲状腺上动脉及伴行的喉上神经。动脉下行至甲状腺上极，神经的内支伴喉上动脉穿甲状舌骨膜入喉，外支继续向前下至环甲肌。

(3) 三角后部为颈动脉鞘上 1/3 部，在鞘周围有颈外侧深淋巴结，鞘表面可找出颈袢上根。

第四步:解剖和观察肌三角。在胸骨柄上缘切断舌骨下肌群及其后方的气管前筋膜,向上翻起,暴露和观察气管前间隙及肌三角的内容。

(1) 气管及食管周围均为疏松间隙。气管前方为气管前间隙,内有甲状腺下静脉、甲状腺奇静脉丛,注意观察有无甲状腺最下动脉、胸腺上端(小儿)等其他结构。气管与食管间沟内有喉返神经。

(2) 观察甲状腺的被囊、侧叶的位置、峡与气管软骨环的关系、有无锥状叶。在侧叶上方找出甲状腺上动脉,侧叶下 1/3 外缘找出甲状腺下动脉,并观察它在侧叶后方与喉返神经的关系。侧叶中部及峡有与环状软骨和气管相连的纤维束,为甲状腺悬韧带。将侧叶稍翻向前内,在其后方、真假被囊之间辨认甲状旁腺,注意其位置和数目。一般上甲状旁腺在侧叶后方上中 1/3 交界处,下甲状旁腺在甲状腺下动脉附近。

(3) 观察甲状腺的邻接。侧叶后方为喉及气管,外侧前部为颈动脉鞘,后部有交感干通过。

6. 解剖枕三角　清理出斜方肌前缘和肩胛舌骨肌下腹,观察枕三角的境界和通过三角的副神经。该神经从胸锁乳突肌后缘上中 1/3 交界处穿出,斜向后下,进入斜方肌前缘下中 1/3 交界点。神经周围有颈外侧深淋巴结的组群分布。

7. 解剖胸锁乳突肌区

第一步:切翻胸锁乳突肌。修清胸锁乳突肌前后缘,在下端切断其胸骨头及锁骨头,向上翻起,保留肌表面和后缘的颈丛皮支。肌深面的肩胛舌骨肌(有中间腱附于胸锁乳突肌)和副神经亦应分离和保留。

第二步:观察胸锁乳突肌深面的结构。

(1) 找出颈动脉鞘表面的颈袢及其上、下根,观察颈袢的位置及其分支支配的肌。在鞘的周围找出颈外侧深淋巴结,观察其数目和大小。

(2) 切开颈动脉鞘,分离出颈总动脉、颈内动脉,注意颈内、外动脉的位置关系,颈总动脉外侧为颈内静脉,有面静脉和甲状腺上、中静脉注入。介于颈总动脉、颈内静脉之间的后方有迷走神经及其心支。在颈内动脉起始部观察颈动脉窦,在颈总动脉分叉部后侧找出与颈动脉小球相连的舌咽神经颈动脉窦支。

(3) 在颈动脉鞘后方分开椎前筋膜,在颈长肌表面找出颈交感干及颈交感神经节,观察颈交感神经节的位置、数目和分支。

8. 解剖颈根部

第一步:在颈根部修清前斜角肌周缘及其表面的椎前筋膜。

第二步:观察颈根部结构

(1) 在前斜角肌前面,有纵行向下的膈神经和横行向内的锁骨下静脉。锁骨下静脉与颈内静脉汇合处形成静脉角。左侧有胸导管从颈内静脉后方穿出,弓形向前内注入静脉角。与胸导管相连的为左颈干、左锁骨下干、左支气管纵隔干等淋巴干。但淋巴干也可直接注入静脉角或其邻近的颈内静脉或锁骨下静脉。右侧静脉角有右淋巴导管注入,但寻找困难。

(2) 前、中斜角肌之间为斜角肌间隙,有锁骨下动脉(偏前下方)、臂丛(偏后上方)穿过走向腋窝。

(3) 前斜角肌内侧与颈长肌之间为椎动脉三角,在其深部找出椎动脉和椎静脉。它们向上穿第6颈椎横突孔。

(4) 注意观察位于前斜角肌内侧的胸膜顶的定位和邻接关系。

七、提要

1. 颈部重要的标志较多，掌握它们的位置并正确触摸，有明显的实用意义。如舌骨是定位和寻找血管神经的标志。环状软骨相当第6颈椎水平，在此平面上，喉与气管、咽与食管交界连接，且有颈中神经节、颈动脉结节。

胸锁乳突肌既有重要功能，损伤后会致斜颈，又是颈部重要的分界标志，它与肩胛舌骨肌和二腹肌等共同围成肌间三角。前斜角肌是颈部另一重要的肌性标志，其周围有许多重要血管、神经通过。

2. 颈部皮肤薄，皮下浅筋膜中有颈阔肌，是颈部与其他体壁部分的不同点。颈部肌分层排列，并围成肌间三角，容纳腺体、脏器和血管神经等，因而可利用肌间三角寻找相应的血管、神经。

颈部筋膜由浅而深可归纳为：颈浅筋膜，颈深筋膜的浅层(封套层)、中层(气管前层)、深层(椎前层)。由深筋膜形成颈动脉鞘、甲状腺囊、下颌下腺囊、胸锁乳突肌鞘、斜方肌鞘等结构。各层筋膜分布范围不同，被覆的结构不同，筋膜间形成筋膜间隙，如胸骨上间隙、气管前间隙、咽旁间隙、咽后间隙和椎前间隙等。这些间隙多为疏松组织填充，为炎症或空气的流通途径。

3. 颈部的脏器主要为呼吸道、消化道的上部和内分泌腺。甲状腺机能重要，邻接复杂，血供丰富，其动脉与喉的神经伴行或交叉，手术时结扎动脉应避免损伤神经；且由于它与气管、食管、颈动脉鞘和交感干相邻，肿大时可压迫相邻器官，引起相应症状。

气管位置上部浅而下部深，甲状腺峡位于第2～4气管软骨环前面，其下方有位于气管前间隙的诸结构。气管切开时，应仰头使气管更接近浅表，并注意经过的层次，且应尽量避免损伤颈静脉弓、甲状腺峡、甲状腺下静脉、甲状腺奇静脉丛等。

4. 颈部动脉供应来自颈外动脉和锁骨下动脉的分支。颈部静脉回流入颈内静脉、锁骨下静脉和头臂静脉。颈内静脉与颈动脉鞘相连，管腔常处于开放状态，有利于血液回流，但损伤后不易闭合，可导致空气栓塞。锁骨下静脉临床上常用于插管治疗和检查，但也因它与周围组织愈着较紧，也应防止损伤而引起空气栓塞。

头颈部淋巴汇集于颈外侧深淋巴结，在颈根部经颈干左侧注入胸导管、右侧注入右淋巴导管。这是癌肿转移的重要途径，如鼻咽癌常有角淋巴结肿大，舌癌常致颈内静脉肩胛舌骨肌淋巴结肿大，腹腔肿瘤尤其是胃癌，可引起左锁骨上淋巴结肿大。

颈部神经支配来源于第Ⅸ、Ⅹ、Ⅺ、Ⅻ对脑神经和颈丛的分支。臂丛的干在锁骨中点上方较集中，是臂丛阻滞麻醉入路之一。

颈部复习思考题

一、名词解释

1. 胸骨上间隙 2. 斜角肌间隙 3. 颈动脉鞘 4. 气管前间隙 5. 椎前间隙 6. 椎动脉三角 7. 颈袢

二、问答题

1. 颈部深筋膜分几层？各有何特点？

2. 颈部有哪些肌间结构？试述这些肌间结构的位置、围成和内容。

3. 试述甲状腺的位置、形态、被膜、动脉及其来源、静脉及其回流、主要邻接和层次。

4. 试述气管切开的层次。术中可能损伤哪些结构？

三、寻找辨认下列结构

1. 舌下神经　2. 喉上神经内支　3. 迷走神经　4. 颈交感干　5. 甲状腺上动脉
6. 喉返神经　7. 副神经　8. 膈神经　9. 胸导管　10. 前斜角肌
11. 颈外静脉　12. 甲状腺下动脉　13. 颈总动脉　14. 颈内动脉　15. 颈外动脉
16. 舌动脉　17. 面动脉　18. 颈内静脉　19. 锁骨下动脉　20. 椎动脉
21. 臂丛

（周建平）

第五章 四 肢

四肢连于躯干，分上肢和下肢。人类由于直立和劳动，上肢从支持功能中解放出来，成为掌握工具的劳动器官，下肢则仍为支持体重和运动的器官。

第一节 上 肢

一、境界

上肢(upper limb)连于躯干的两侧，上以锁骨、肩峰至第7颈椎棘突的连线与颈部为界，前面以三角肌前缘的上端与腋前襞的连线与胸部为界，后面以三角肌的后缘与腋后襞的连线与背部为界。上肢可分为肩部、腋窝、臂部、肘部、前臂和手部。手又分为手掌、手背和手指三部分。为了解剖方便，肩部与腋窝分别在背部、胸壁进行叙述。

二、体表标志和主要血管神经的体表投影

(一) 骨性标志

主要骨性标志有锁骨、肩峰、肩胛冈、肱骨内上髁、肱骨外上髁、尺骨鹰嘴、桡骨茎突、尺骨茎突、豌豆骨等。

骨性标志是测定上肢的长度及主要血管、神经的位置及判断某些病变的依据。在正常情况下，上述骨性体表标志均有一定的位置，有些标志之间，还存在一定的位置关系。如上肢的全长由肩峰至中指尖。臂长由肩峰至肱骨外上髁。前臂长由肱骨外上髁至桡骨茎突。又如，在肩部，上为肩峰，其下外侧为肱骨大结节，下内为喙突，三者间呈一等腰三角形。当肩关节脱位时，可以改变这种关系。再如，肘关节在伸肘时，鹰嘴与内、外上髁三者连成一线，在屈肘时，则形成一等腰三角形。当肘关节脱位时，亦可改变这种正常关系。当上肢骨受损伤进行体检时，应与健侧进行比较(图5-1)。

(二) 常用的肌性标志

主要肌性标志有三角肌、肱二头肌、肱二头肌肌腱、肱三头肌、肱桡肌、桡侧腕屈肌腱、掌长肌腱、尺侧腕屈肌腱、拇长展肌腱、拇短伸肌腱、拇长伸肌腱、大鱼际(肌)、小鱼际(肌)等。这些肌肉的形态、位置、大小、紧张度等对诊断、检查神经系统的疾病和深部血管、神经的定位有重要意义。

(三) 动脉的体表投影(图5-2)

1. 腋动脉与肱动脉　当上肢外展与躯干成直角、掌心向上时，由锁骨中点至肘窝中点引一直线，此线上1/3的深侧即**腋动脉**(axillary artery)，下2/3即**肱动脉**(brachial artery)。

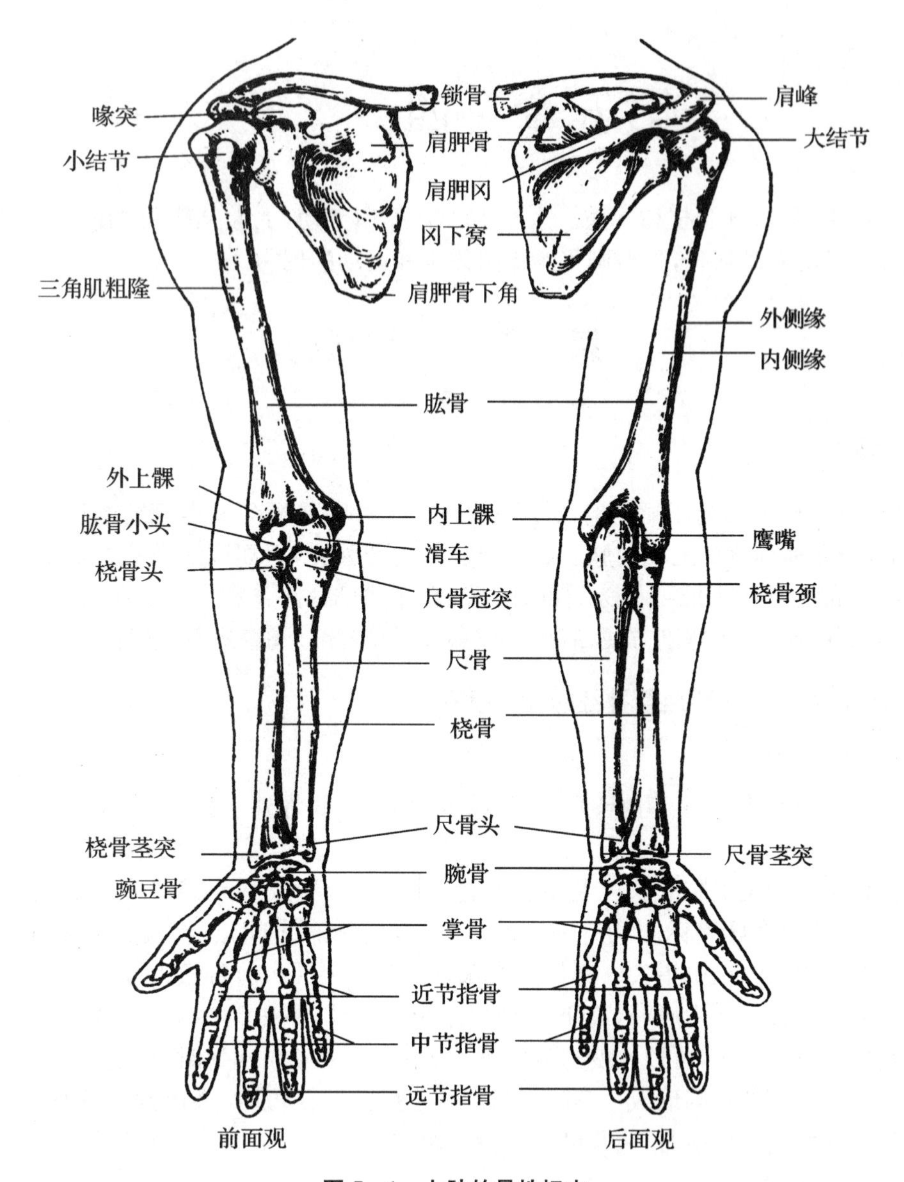

图 5-1 上肢的骨性标志

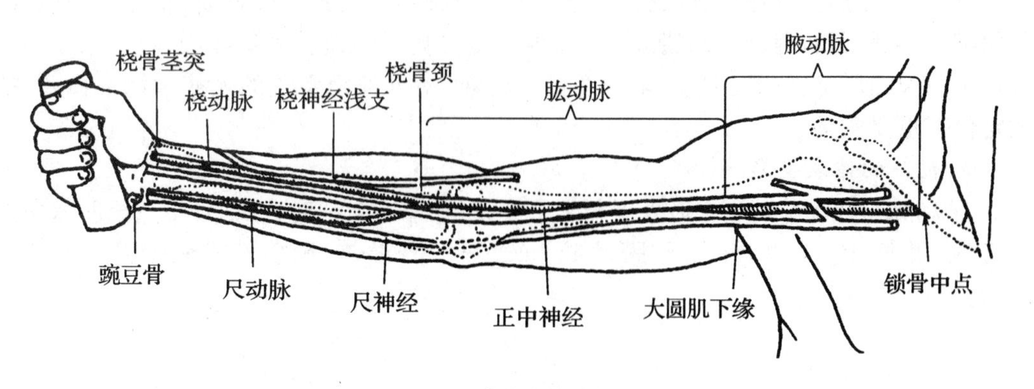

图 5-2 上肢动脉与神经干的投影

2. 桡动脉　由肘窝中央下方一横指处至桡骨茎突内侧半横指处引一连线，**桡动脉**(radial artery)正位于此连线的深侧。

3. 尺动脉　由肱骨内上髁至豌豆骨作一连线，该线的下 2/3 段为**尺动脉**(ulnar artery)下 2/3 段的投影。上述 2/3 段的上端再与肘窝中央下一横指处作一连线，即尺动脉上 1/3 段投影线。

(四) 神经的体表投影(图 5 - 2)

1. **桡神经**(radial nerve)　由三角肌后缘中、下 1/3 交点处起，经三角肌止点后缘，然后沿肱桡肌与肱肌之间直下至外上髁的前侧。

2. **正中神经**(median nerve)　在臂部的定位与肱动脉相同；在前臂则位于肱骨内上髁与肱二头肌腱连线中点至腕前远纹中点稍外侧的连线。

3. **尺神经**(ulnar nerve)　在臂部的定位，上半段基本上与肱动脉一致，下半段偏内侧至内上髁的后方；在前臂则从肱骨内上髁至豌豆骨外侧缘的连线。

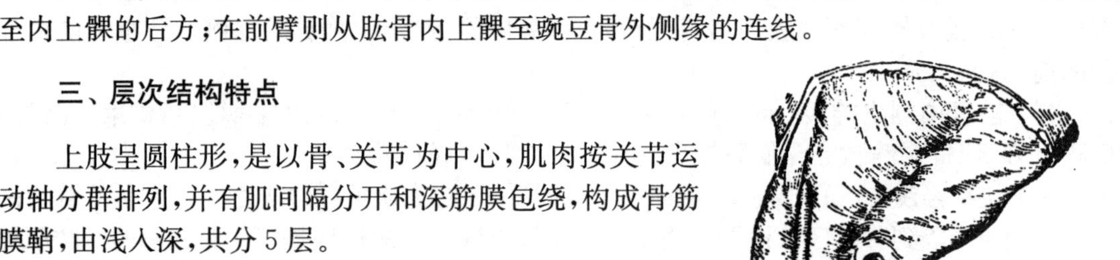

三、层次结构特点

上肢呈圆柱形，是以骨、关节为中心，肌肉按关节运动轴分群排列，并有肌间隔分开和深筋膜包绕，构成骨筋膜鞘，由浅入深，共分 5 层。

(一) 皮肤

上肢皮肤的厚度和移动性各部有明显差异。屈侧(除手掌外)比伸侧薄，移动性较大，关节的屈侧更为明显；手掌和手指掌面的皮肤厚而坚韧，角化层较厚，无毛无皮脂腺，但汗腺丰富；在掌纹和指纹处皮肤与深筋膜直接相连，不易滑动；在指腹处，神经末梢特别丰富；手背和手指背面的皮肤薄而松弛，移动性亦较大。

指甲位于末节指的背面，是指背皮肤的衍生物，由真皮增厚而生成。甲下的真皮为甲床。甲根部的表皮生发层是指甲的生长点。围绕甲根及其侧缘的皮肤皱襞，称甲郭。

(二) 浅筋膜

浅筋膜(superficial fascia)又称皮下筋膜，上肢的浅筋膜除手掌部中央和手指掌面外，均较薄而松弛，而手掌部中央和指掌面的浅筋膜较致密，内有许多纤维隔连接皮肤和深筋膜，使皮肤不易滑动，有助于握持物体。由于纤维隔的存在，当手掌感染时，脓液不易扩散，以致引起局部肿胀，压迫神经引起剧痛。

上肢的浅筋膜内除有相当量的脂肪外，还有浅静脉、浅淋巴管、淋巴结和皮神经。

1. 浅静脉　多位于浅筋膜的掌侧面，重要的浅静脉有：

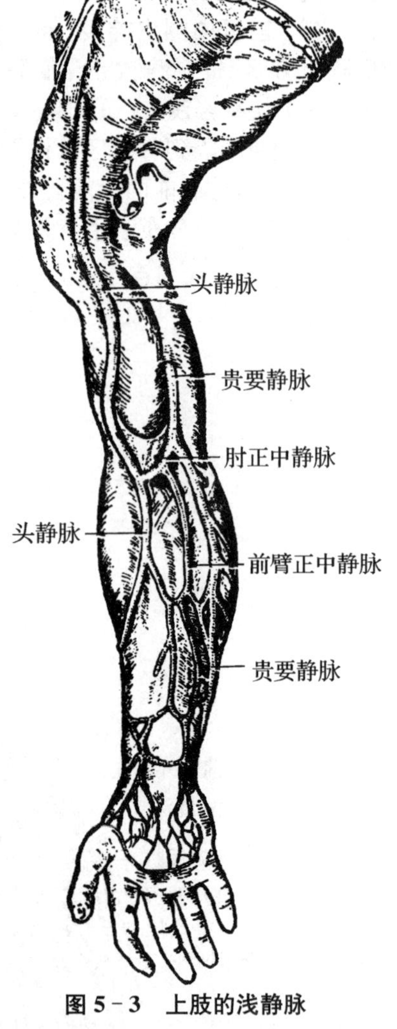

图 5 - 3　上肢的浅静脉

(1) **头静脉**(cephalic vein)：起于手背静脉网的桡侧，沿前臂桡侧，经肘窝前面，再沿肱二头肌外侧向上，经三角肌胸大肌间沟，穿锁胸筋膜，注入腋静脉或锁骨下静脉。

(2) **贵要静脉**(basilic vein):起于手背静脉网的尺侧,逐渐转至前臂屈侧,经肘窝处接受肘正中静脉,沿肱二头肌内侧继续上行,至臂中点稍下方穿深筋膜,延续为肱静脉或伴随肱静脉向上注入腋静脉。

(3) **肘正中静脉**(median cubital vein):粗而短,变异较多,斜位于肘窝,连接贵要静脉和头静脉。常接受前臂正中静脉。后者有时呈分叉状,分别注入贵要静脉和头静脉,分别称贵要正中静脉和头正中静脉(图 5－3)。

2. 皮神经　位于浅筋膜的深部,贴近深筋膜处。它们大多为臂丛分支。重要皮神经有:

(1) **臂内侧皮神经**(medial brachial cutaneous nerve):发自臂丛内侧束,在臂内侧中点穿深筋膜浅出。分布于臂内侧下部的皮肤。

(2) **前臂外侧皮神经**(lateral antebrachial cutaneous nerve):是肌皮神经的终支,在肘部肱二头肌腱外侧穿深筋膜浅出,在前臂与头静脉伴行,位于静脉的深侧。分布于前臂外侧的前、后面。

(3) **前臂内侧皮神经**(medial antebrachial cutaneous nerve):发自臂丛内侧束,在臂内侧稍下方,伴贵要静脉穿深筋膜浅出,分布于前臂内侧前、后面。

(4) **桡神经浅支**(superficial branch of radial nerve):为桡神经终支之一。它是从臂后区穿过外侧肌间隔到臂前区。桡神经浅支在肘部与前臂外侧皮神经是以肱肌相隔的。肱肌外侧为桡神经,肱肌前面为前臂外侧皮神经。桡神经浅支在桡骨茎突上方约 5 cm 处穿深筋膜浅出,转至手背,分布于手背桡侧半和桡侧两个半手指近节指背面的皮肤(图 5－4,5－5)。

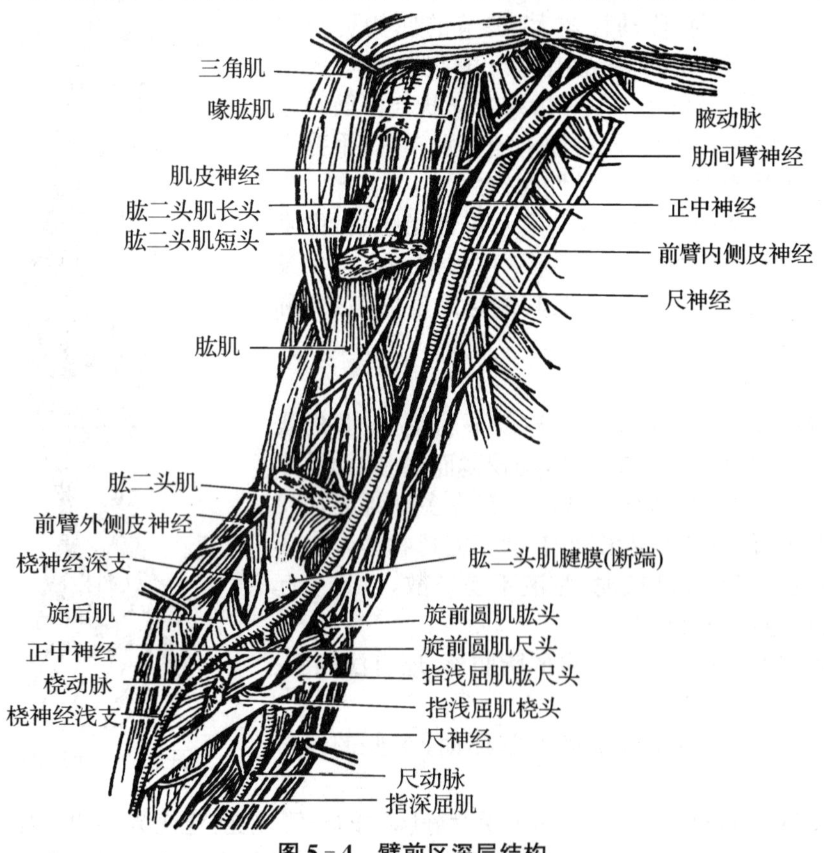

图 5－4　臂前区深层结构

(5) **尺神经手背支**(dorsal branch of ulnar nerve):在腕上方约 5 cm 处发自尺神经,至腕的尺侧稍上方穿深筋膜浅出,转向手背与贵要静脉起始部伴行,分布于手背尺侧半、小指和无名指尺侧半背面的皮肤以及无名指桡侧半和中指尺侧半近节指背面的皮肤(图 5-5、5-6)。

(6) 手掌的神经:来源于正中神经和尺神经浅支。它们在手掌部先发出数支**指掌侧总神经**(common palmar digital nerves),其行至指蹼附近,各分为两支**指掌侧固有神经**。正中神经分布于桡侧三个半指掌侧及其中、远节背侧的皮肤。尺神经分布于手掌尺侧及尺侧一个半指掌侧的皮肤。

此外,还有臂外侧上、下皮神经、臂后皮神经、肋间臂神经、前臂后皮神经等。

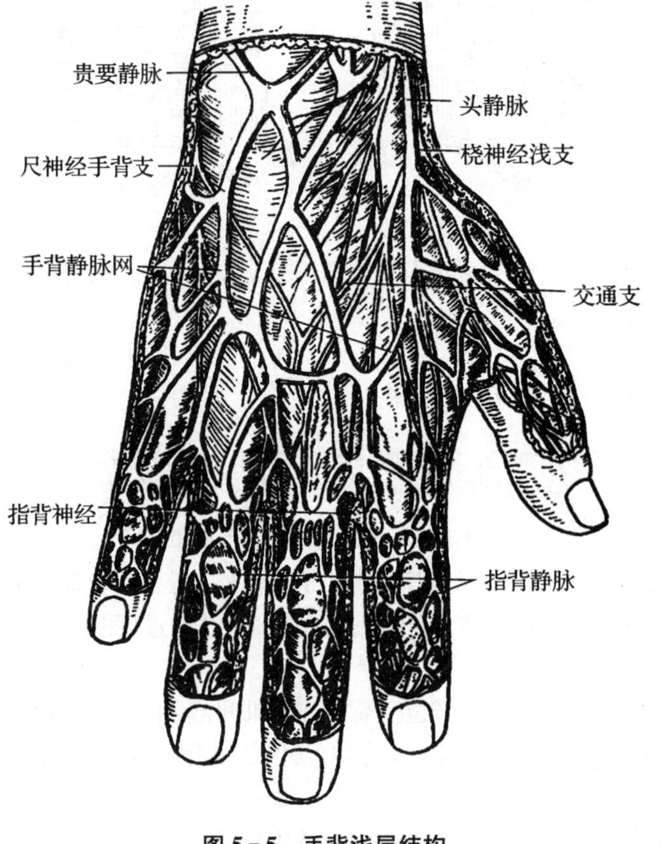

图 5-5　手背浅层结构

(三) 深筋膜

深筋膜(deep fascia)又称固有筋膜,上肢深筋膜根据其所在部位可分肩胛筋膜、三角肌筋膜、臂筋膜、前臂筋膜和手筋膜等。臂筋膜包裹臂肌,并发出臂内侧和外侧肌间隔,附着于肱骨,以分隔屈、伸肌群。内、外侧肌间隔与肱骨共同围成臂前区和臂后区骨筋膜鞘。前臂筋膜同样向深部发出肌间隔至屈、伸肌群之间,分别连于桡、尺骨,它与两骨和前臂骨间膜共同围成前臂前、后骨筋膜鞘。前臂筋膜在腕部附近显著增厚,形成**腕掌侧韧带**(palmar carpal ligament)、**屈肌支持带**(flexor retinaculum)又称**腕横韧带**(transverse carpal ligament)和**伸肌支持带**(extensor retinaculum)。手掌侧筋膜中部为三角形的**掌腱**

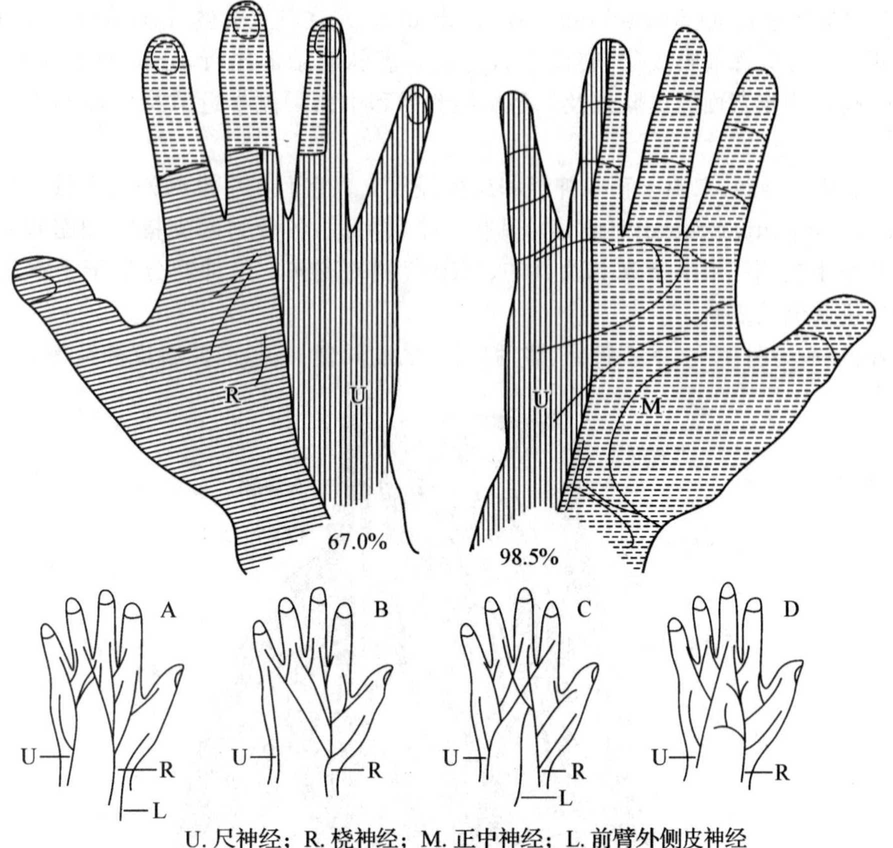

U. 尺神经；R. 桡神经；M. 正中神经；L. 前臂外侧皮神经
A占2%；B占4.5%；C占12.5%；D占67.0%

图 5-6　手皮肤神经分布及变异

膜(palmar aponeurosis)，向上除与屈肌支持带愈着外，还与掌长肌腱相续；下端分出 4 个尖，附着于指腱鞘，四尖之间有到手指两侧的血管、神经通过(图 5-7)。

(四) 肌肉、血管神经干层

各部肌肉按肌群配布。各肌群位于深筋膜、肌间隔和骨所围成的骨筋膜鞘中。鞘内肌与肌之间形成肌间结构或肌间隙，血管神经干均行走于这些间隙中。上肢的重要肌间结构及筋膜间隙有：

1. **三角肌胸大肌间沟**　位于三角肌前缘与胸大肌外上缘之间，沟内有头静脉通过。

2. **肱二头肌内侧沟**　位于肱二头肌肌腹的内侧，向上通腋窝，沟内有肱动、静脉、正中神经、尺神经等通过。近沟的下端有时可见肘淋巴结。

3. **肱骨肌管**(或称桡神经管)　位于肱三头肌内、外侧头和肱骨的桡神经沟之间。管内有桡神经、肱深动、静脉经过。桡神经在上臂后外侧绕至掌侧，走行于肱肌与肱桡肌之间，继续向下入肘窝的外侧部。

4. **肘窝**(cubital fossa)　位于肘关节前面，呈三角形。其上界为肱骨内、外上髁的连线，外侧界为肱桡肌内侧缘，内侧界为旋前圆肌的外上缘。肘窝向上内方与肱二头肌内侧沟相通，上外方与桡神经管的延续部相通，向下与前臂的肌间隙相通。肘窝的内容自内侧向外侧为正中神经、肱动脉及其两分支——桡、尺动脉以及与其伴行的静脉、肱二头肌腱、桡神经浅支与深支。肱动脉在肘窝内的位置表浅，是测量动脉血压时听诊的部位。

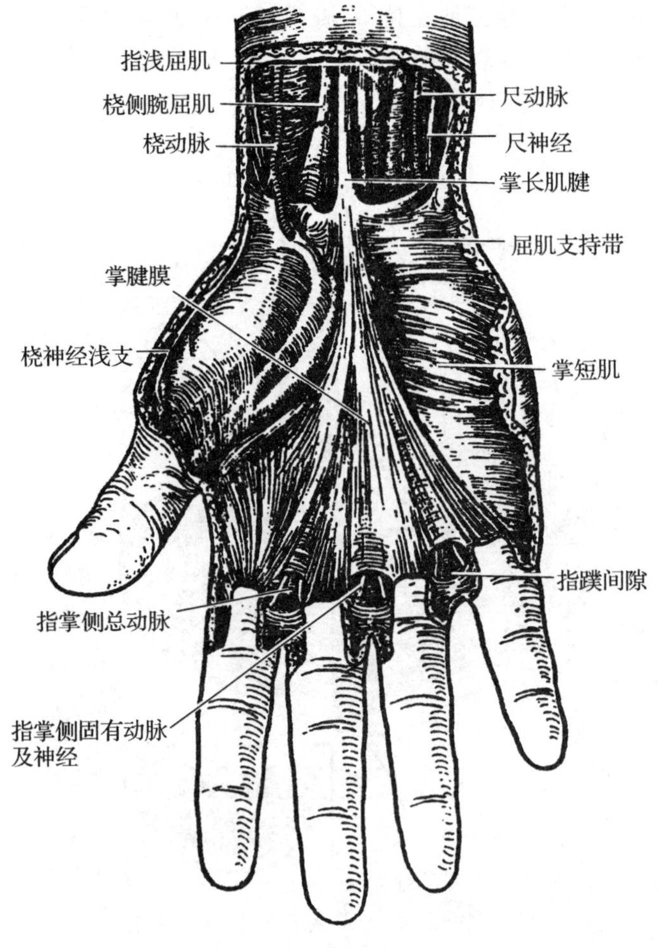

图 5－7　掌腱膜

5. **前臂桡侧沟**　位于前臂外侧中下部，介于肱桡肌（外侧）、桡侧腕屈肌（内侧）之间。沟内有桡神经浅支与桡动脉、桡静脉组成的血管神经束通过。桡神经浅支是桡神经干的直接延续，下行于桡动脉的外侧，在前臂近 1/3 处，两者相距较远，中 1/3 处两者伴行，远 1/3 处又分开。桡神经浅支最后经肱桡肌腱深面，转至前臂后区。桡动脉有两条静脉伴行，其远侧 1/3 位置表浅，为触摸脉搏处（图 5－12，5－13）。

6. **前臂正中沟**　位于前臂正中，上半位于指浅屈肌和指深屈肌之间，下半介于桡侧腕屈肌、掌长肌和指浅屈肌之间。该沟下端通入腕管，沟内有正中神经通过。正中神经自肘窝向下穿旋前圆肌后即进入前臂正中沟。在沟的下端，其表面仅覆掌长肌腱，易受外伤（图 5－13）。

7. **前臂尺侧沟**　位于前臂尺侧中下部，介于尺侧腕屈肌与指浅屈肌之间，沟内有尺动、静脉和尺神经组成的血管神经束通过。尺神经自肘后尺神经沟下行，穿尺侧腕屈肌起点后转至前臂前面，先在指深屈肌和尺侧腕屈肌之间行走，再于前臂尺侧沟内继续下行，位尺血管的内侧。尺动脉自肱动脉分出后，经旋前圆肌深面至臂前区，再经指深屈肌深面入前臂尺侧沟，尺动脉的伴行静脉有两条。

8. **腕管**(carpal canal)　由屈肌支持带(腕横韧带)和腕骨沟围成。腕管内有 9 条屈肌腱(1 条拇长屈肌腱及包绕在其表面的桡侧囊，4 条指浅屈肌腱、4 条指深屈肌腱及包绕在它们表面的尺侧囊)和 1 条正中神经通过(图 5－8)。

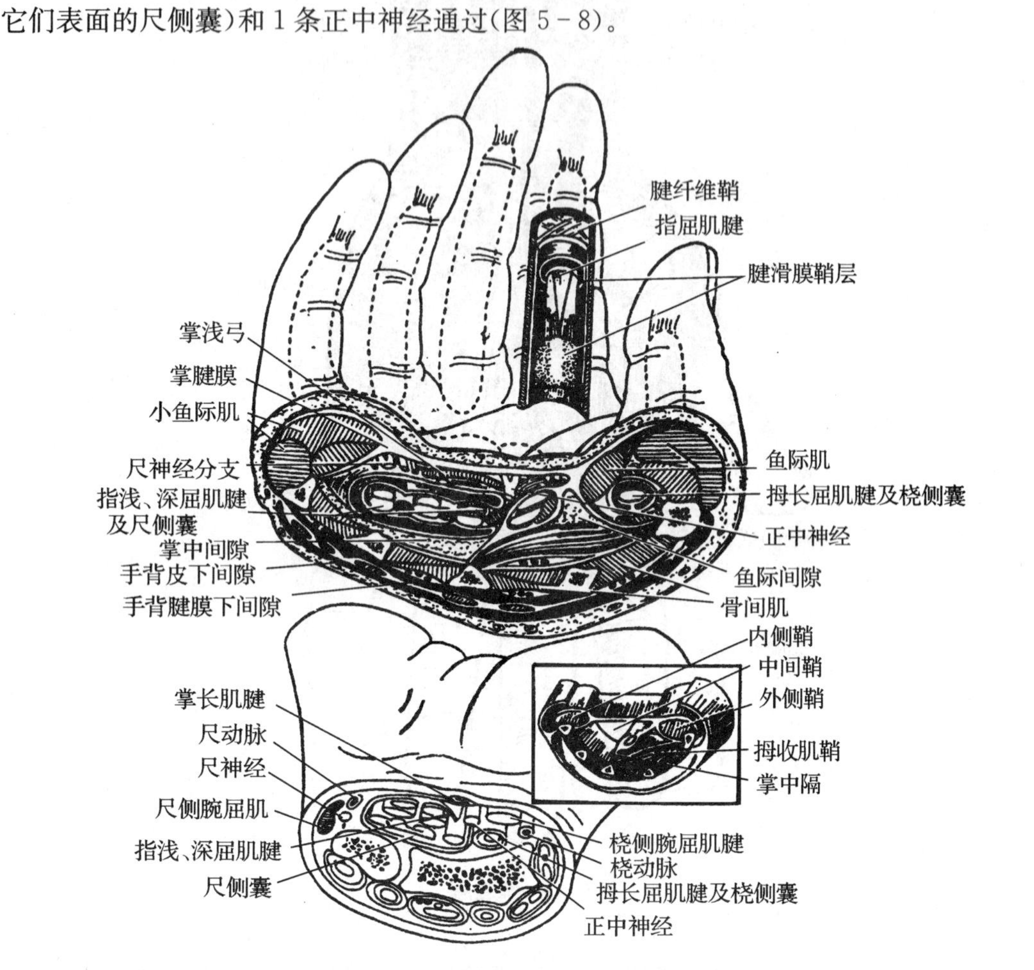

图 5－8　手部骨筋膜鞘及其内容

9. 手掌的筋膜间隙　主要有鱼际间隙和掌中间隙。两者间有连接掌腱膜与第三掌骨的筋膜(掌中隔)分开。

(1) **鱼际间隙**(thenar space)：位于手掌的外侧半，前界为示指肌腱、第一蚓状肌，后界为拇收肌及其表面的筋膜，尺侧界为掌中隔，外侧界为鱼际肌和拇长屈肌腱及桡侧囊(拇长屈肌腱鞘)。此间隙的近侧是盲端，远侧端经第 1 蚓状肌管与示指背侧相交通，如果直接刺伤间隙或示指的指腱鞘炎的脓液穿破后向上溢流，或掌骨骨髓炎等，均可引起此间隙的感染。

(2) **掌中间隙**(midpalmar space)：位于掌心部的尺侧半，前界为第 3～5 指的屈肌腱和第 2～4 蚓状肌；后界为骨间掌侧肌及其筋膜；外侧界即鱼际间隙的内侧界；内侧界为小鱼际肌群。间隙的近端变窄，居屈肌总腱鞘深面，经腕管与前臂屈肌后间隙相通；远侧经第 2、3、4 蚓状肌管，达第 2～4 指蹼间隙，并与第 3、第 4、第 5 指背相通。如同鱼际间隙，由于受伤感染以后，腔内的脓液可向所通连的间隙蔓延(图 5－8)。

10. 手掌的血管弓

(1) **掌浅弓**(superficial palmar arch):在掌腱膜的深面,由尺动脉的末端和桡动脉的掌浅支吻合,在掌腱膜的深面还有掌浅弓的分支(指掌侧总动脉)、尺神经的浅支和正中神经的分支(指掌侧总神经)。

(2) **掌深弓**(deep palmar arch):位于屈指肌腱的深面,由桡动脉的末端和尺动脉的掌深支组成。由弓发出3条掌心动脉,位于屈指肌腱深面的除掌深弓及其分支——掌心动脉外,还有尺神经的深支。

(五) 骨和骨联结

从略。

【附】手　指

手指借掌指关节与手掌相连,运动十分灵活。拇指粗短,仅有两节指骨,由于拇指腕掌关节为鞍状关节,运动范围增大,它与示、中、环、小指处于对立位置,完成手的各种功能。

1. 浅层结构

(1) 皮肤:手指掌侧皮肤较厚,富有汗腺和指纹,但无毛和皮脂腺。指掌侧皮纹有3条,近侧适对近节指骨的中部;中、远侧纹与指关节相当。它们的两端,是指掌侧与背侧的分界标志。

(2) 浅筋膜:指掌侧皮下脂肪积聚成球,有纤维隔将皮肤连于屈肌腱鞘。在指横纹处,无皮下组织,皮肤直接与腱鞘相连,刺伤感染时,常导致腱鞘炎。在远节指骨远侧4/5的皮肤和骨膜之间有纤维隔连于指远侧纹的皮下和指深屈肌腱末端,形成指端的封闭间隙,称指髓间隙。纤维隔将指腹的脂肪分成小叶,当指端感染肿胀时,压迫指的血管和神经末梢,引起剧烈的疼痛,应及时进行指端侧方切开减压。此时,必须切断纤维隔,引流才能通畅(图5-9)。

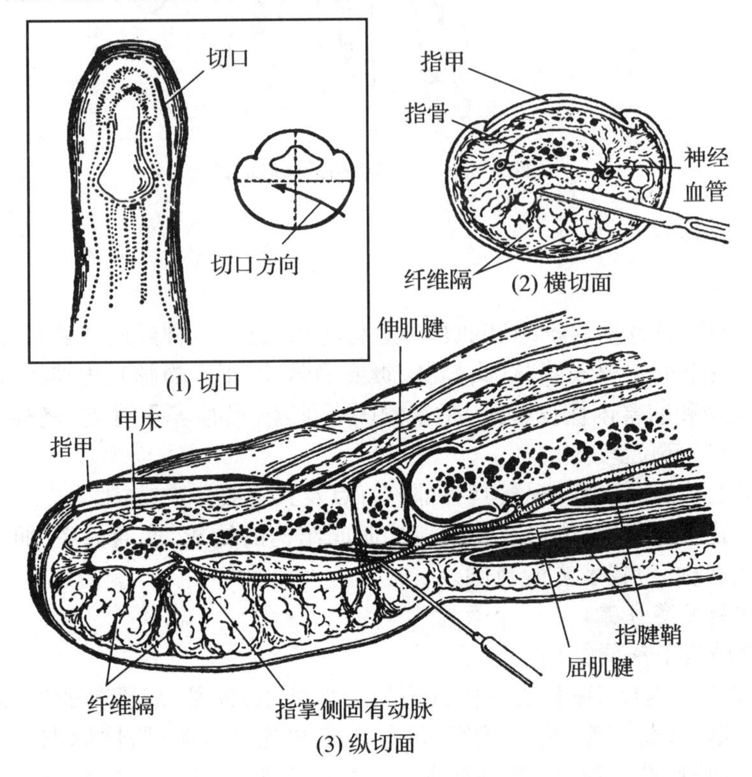

图5-9　指端的解剖

2. 深层结构

(1) 指浅、深屈肌腱的附着：指浅屈肌腱在近节指骨处覆盖并包绕指深屈肌腱；向远侧分为两股，附于中节指骨的侧缘，形成腱裂孔，容指深屈肌腱穿过。指深屈肌腱上于远节指骨底。指深屈肌腱屈远侧指关节；指浅屈肌腱屈近侧指关节。

(2) 手指腱鞘(tendinous sheaths of fingers)：包绕浅、深屈指肌腱，由腱纤维鞘和腱滑膜鞘组成。第2～4指的腱滑膜鞘从远节指骨底向近侧延伸，均越过3个关节，达掌指关节的近侧，拇指及小指有的腱滑膜鞘分别与桡侧囊、尺侧囊相连(图5-10)。

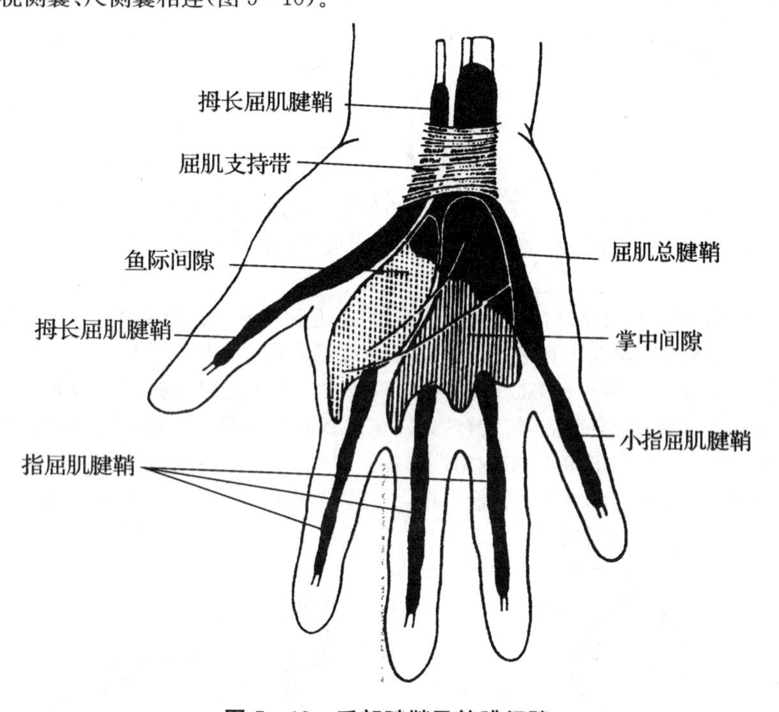

图5-10 手部腱鞘及筋膜间隙

四、上肢的解剖

(一) 目的要求

1. 掌握上肢的骨性体表标志和肌性体表标志以及血管、神经的体表投影。

2. 解剖出皮下的主要浅静脉(头静脉、贵要静脉、肘正中静脉)、皮神经(前臂外侧皮神经、臂内侧皮神经和前臂内侧皮神经、指掌侧固有神经、尺神经手背支、桡神经浅支及指背神经)，了解其分布部位。

3. 解剖出上肢的深筋膜，观察其各部的特点及其主要形成结构。

4. 掌握上肢肌的名称、位置及其前述的肌间结构的构成、连通关系、肌间结构内的主要神经、血管的名称、位置及支配范围。

(二) 操作和观察步骤

1. 解剖上肢皮下浅层结构

第一步：按前述内容，联系活体检查下列骨性标志：锁骨、肩胛骨的肩峰与肩胛冈、肱骨内上髁、外上髁、尺骨鹰嘴、桡骨茎突、尺骨茎突和豌豆骨等；肌性标志：三角肌、肱二头肌肌腱、肱三头肌腱、肱桡肌、桡侧腕屈肌腱、掌长肌腱、尺侧腕屈肌腱、拇长展肌腱、拇短伸肌腱、拇长伸肌腱和大、小鱼际等。

第二步：切皮：按图 5－11 所示的虚线行上肢的解剖切口。

第三步：剥皮：先剥上肢掌侧皮肤，从切口处拉起皮肤，向外侧剥去，直到上肢外侧缘，皮瓣深面尽量不留脂肪，但不能过深，以免切坏皮下静脉和皮神经，不要损伤在肘部的肱二头肌腱与掌部的掌腱膜。如剥手指的皮肤时间不足时，可只剥中指的皮肤。

第四步：清理和观察掌侧浅筋膜内的结构。

（1）在上臂前外侧半浅筋膜内清理出头静脉，并观察其位置、来源、走向和注入部位。

（2）在上臂前内侧半清理出臂内侧皮神经与贵要静脉。观察其位置、走向、神经的分布、静脉的注入部位。

（3）在肘窝皮下清理出肘正中静脉和前臂正中静脉，观察它们的位置和连接形式。

（4）在肘窝部肱二头肌腱两侧及前臂内、外侧，清理出前臂内侧和外侧皮神经，观察其位置、来源、走向和分布范围，并观察其与头静脉、贵要静脉的关系。

（5）在手掌清理出掌腱膜，分清其边缘，再在中指两侧找出指掌侧固有动脉与神经，观察其位置、来源与分布范围。

（6）仔细解剖中指的皮下组织，观察末节指掌侧面的皮下脂肪之间的纤维隔是否垂直地附于末节指骨的骨膜上。纤维隔之间形成紧密而缺少伸缩性的密闭小腔。

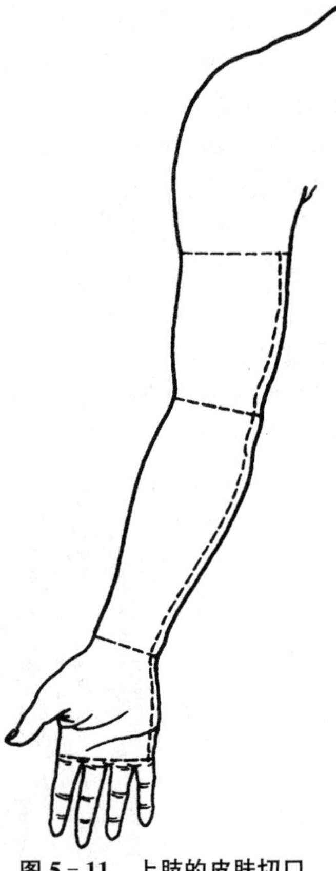

图 5－11　上肢的皮肤切口

第五步：剥去上肢背侧的皮肤。

第六步：清理并观察背侧浅筋膜的内容。

（1）在上臂背侧清理出臂后皮神经与前臂后皮神经，并观察其位置、来源和分布。

（2）在手背部清理并观察手背静脉网，然后清理出桡神经浅支、尺神经手背支及指背神经。

以上解剖要求根据时间而定，但桡神经浅支和尺神经手背支尽量找出。

第七步：检查、观察上肢各部深筋膜的性状（厚薄、紧张程度、形成的特殊结构、皮神经与浅静脉穿过的部位等）。

2. 解剖上肢掌侧肌肉、血管、神经

第一步：保留并游离浅静脉、皮神经。

第二步：除保留浅静脉、皮神经外，可切除各处的深筋膜，但要注意在前臂的上端，浅层肌与深筋膜紧密相连，不能剥除的不能强行去除，以免损伤肌肉。此外，在肘部注意保留肱二头肌腱膜，腕部保留屈肌和伸肌支持带，在掌部保留掌腱膜。

第三步：清理各部肌肉的边缘（以钝性分离为主）和肌间结构，并初步辨认部分肌肉（图 5－12）。

第四步：翻开已切断起点的胸大肌，在肱二头肌内侧沟内，分离出肱动脉、肱静脉、正中神经、尺神经和前臂内侧皮神经。仔细观察其经过、走向、相互关系、分支和分布范围。在肱肌与肱三头肌之间，观察臂内侧和臂外侧肌间隔。在内侧肌间隔的下部前方，寻找肘淋巴结(有无;数目)。在内侧肌间隔的后方,可见尺神经绕到肱骨内上髁的后方。

第五步:将肱二头肌内侧缘向外侧拉开,观察其深面的肌皮神经(注意其来源、经过及分布。在肘窝稍上方处穿出深筋膜,分布于前臂外侧皮肤,此部称何神经)。

第六步:在肘窝先观察肱二头肌腱膜与肱二头肌腱,再剔除肘窝内的脂肪组织,检查肘窝的组成。清理位于肘窝外侧半的桡神经主干下端及其分支(浅支与深支)、桡动脉及其分支(桡侧返动脉);清理内侧半的正中神经、肱动脉下端和尺动脉及其分支(尺侧返动脉与骨间总动脉),检查肘窝的交通、各动脉伴行的同名静脉。

第七步:清理观察前臂浅层肌:肱桡肌、旋前圆肌、桡侧腕屈肌、掌长肌和尺侧腕屈肌(注意肌的位置、排列次序、走向和起点)。

第八步:在肱桡肌、桡侧腕屈肌围成的桡侧沟内,找出并观察桡动脉、桡静脉、桡神经浅支(注意其分支和分布)(图 5-13)。

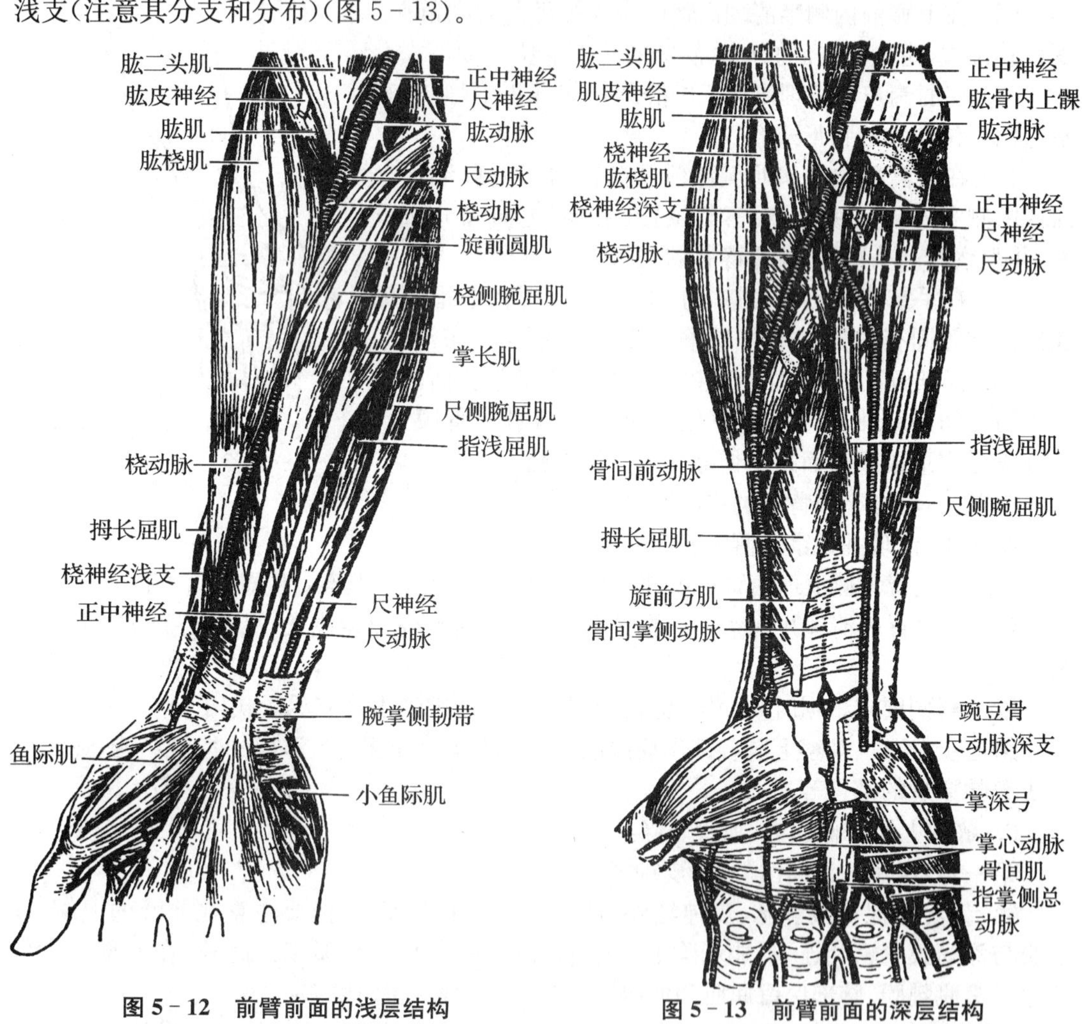

图 5-12　前臂前面的浅层结构　　图 5-13　前臂前面的深层结构

第九步:将旋前圆肌、桡侧腕屈肌和掌长肌拉向桡侧,以检查它们深侧的指浅屈肌(注意其位置、毗邻和起点)。

第十步:先后将指浅屈肌拉向桡侧和尺侧,观察其深面的指深屈肌和拇长屈肌,并观察位于指浅、深屈肌之间的正中神经,注意它发出哪些肌支;进入哪些肌肉;下端进入手掌部的部位。

第十一步：在指浅屈肌与尺侧腕屈肌之间（尺侧沟），找出尺动、静脉和尺神经主干，观察其来源、位置、走向、分支和供应区。

第十二步：在腕掌部处自内向外剥下掌腱膜，剥离时尽可能地紧靠着掌腱膜的深侧面，切勿损伤其深面的掌浅弓。翻开掌腱膜（切断掌腱膜远端附于指腱鞘的四束纤维后），向腕部翻起，观察位于其深面的掌浅弓形态及其分支、正中神经返支、尺神经与正中神经分出的指掌侧总神经（位置及分支）和蚓状肌（位置、神经支配等）。

第十三步：手掌有两个重要的腱鞘：包被拇长屈肌腱，称拇长屈肌腱鞘，又叫桡侧囊；包被指浅屈肌腱和指深屈肌腱的掌部和该二肌第 5 指的肌腱，称屈肌总腱鞘，又称尺侧囊。第 2、3、4 指屈肌腱的手指部分每个肌腱则另有单独的指腱鞘，一般不与尺侧囊相通。为了证实桡侧囊、尺侧囊和 3 个单独的指腱鞘的存在和连通关系，可用注射器将清水或带淡颜色的液体注入上述腱鞘内，可见腱鞘隆起及连通情况（图 5－10）。

3. 解剖上肢背侧肌肉、血管、神经

第一步：将尸体俯卧。

第二步：游离皮神经至穿出处，切除皮下组织及背侧各部的深筋膜，注意上部的深筋膜与肌肉结合较紧，不能强行去除，以免损伤肌肉。切除深筋膜，注意保留背侧的伸肌支持带，检查其与伸肌腱以及有关腱鞘的关系。

第三步：分离并检查浅层各部肌肉（三角肌，肱三头肌、桡侧腕长、腕短伸肌、指伸肌、小指伸肌、尺侧腕伸肌）的位置及排列（图 5－14）。

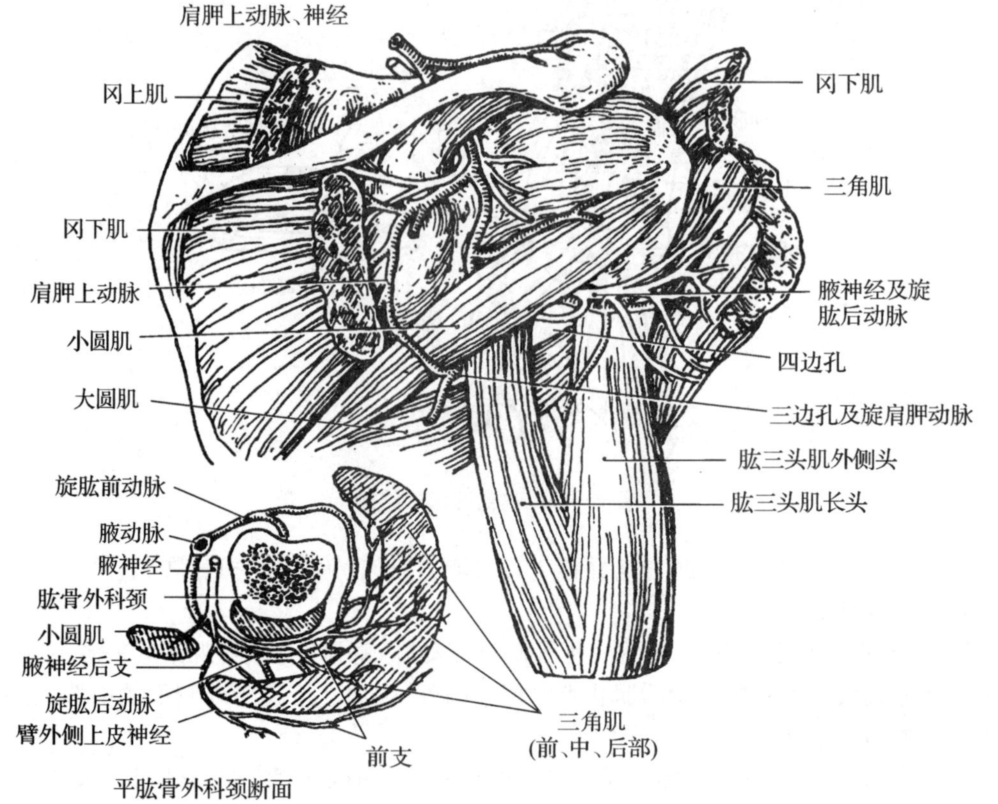

图 5－14　三角肌区与肩胛区的结构

第四步：切断三角肌在肩胛冈的起点，翻开三角肌后半，找出其深侧的肱三头肌长头，检视其内、外侧的裂隙：三边孔、四边孔及其穿过孔内的结构（旋肩胛血管、旋肱后血管、腋神经）。在肱三头肌长头和外侧头之间作钝性分离，寻找进入肱骨肌管的肱深血管和桡神经。分开肱肌与肱肌外侧缘之间的肱二头肌外侧沟，可见沟内桡动脉的上端发出的桡侧返动脉和桡神经的下段（图 5－15）。

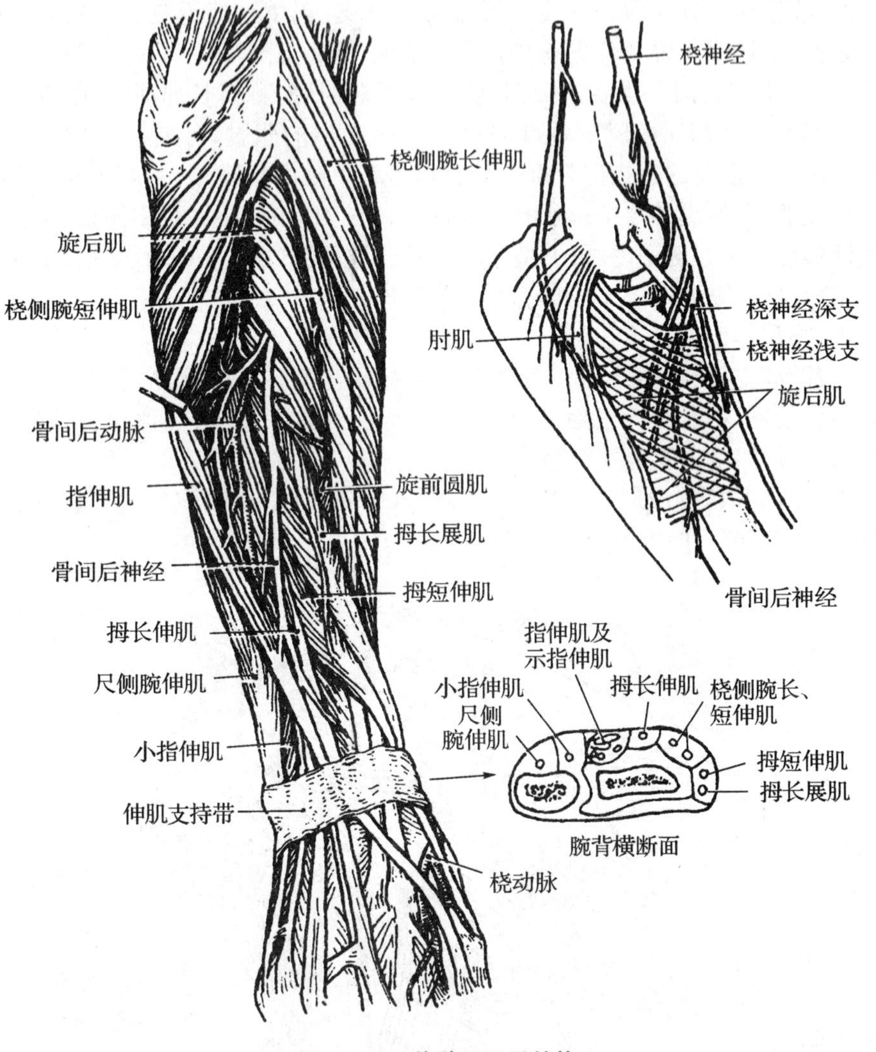

图 5－15　前臂区深层结构

第五步：向内翻开指伸肌，分离并检查其深侧的肌肉（旋后肌、拇长展肌、拇短伸肌、拇长伸肌、示指伸肌）。

第六步：在旋后肌的下缘找出前臂骨间背侧动脉、静脉与神经，观察其来源、走向、供给区。注意观察旋前圆肌与旋后肌止点的位置（旋前圆肌止于桡骨外侧面的中部，旋后肌止于桡骨前面的上部）。

第七步：观察手背侧的伸肌支持带、肌腱及腱鞘（如拇长展肌、拇短伸肌、拇长伸肌、指伸肌的腱鞘等）。同样可注入清水，观察各腱鞘的范围。腕背的腱鞘如果增厚增大，可形成腱鞘囊肿。手背的肌腱易受切割伤，在外伤后，必须缝接好，故其排列位置要仔细观察(从桡侧向尺侧分别是：拇长展肌腱、拇短伸肌腱、拇长伸肌腱、四条指伸肌腱和小指伸肌腱)(图 5－16)。

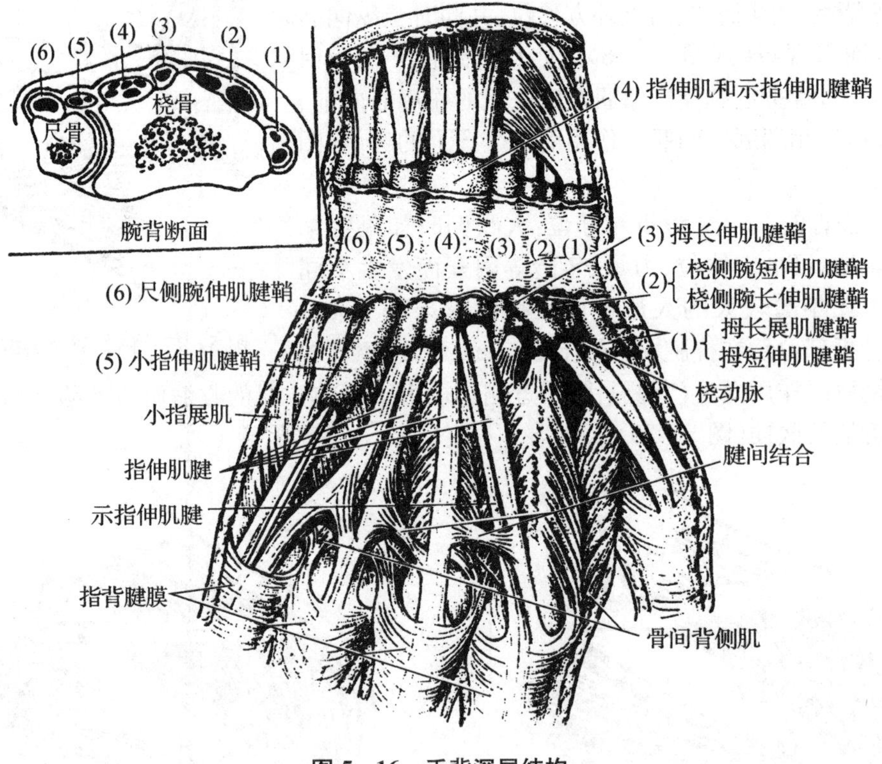

图 5－16　手背深层结构

五、提要

1. 上肢浅静脉的位置、名称应予注意，因其在临床上常用来采血、输液、输血等。

2. 上肢的皮神经从分布角度看，并无节段性，但从神经根的组成上看，仍有明显的节段性，即由第 4 颈神经到第 2 胸神经，具体分布如下：

(1) 第 4 颈神经(颈 4)分布于肩部。

(2) 第 5 颈神经(颈 5)分布于臂桡侧的皮肤。

(3) 第 6 颈神经(颈 6)分布于前臂桡侧和拇指的皮肤。

(4) 第 7 颈神经(颈 7)分布于手的皮肤(第 2、3、4 指与手掌)。

(5) 第 8 颈神经(颈 8)分布于前臂尺侧和小指的皮肤。

(6) 第 1 胸神经(胸 1)分布于臂尺侧皮肤。

(7) 第 2 胸神经(胸 2)分布于腋窝的皮肤。

神经根部受压或含有这些节段的神经纤维的具体神经受伤害时，相应的皮区可出现麻木、刺痛或感觉缺失。

3. 记住肌肉的附着点对理解骨折断端的移位和力的作用方向十分重要，例如：

(1) 锁骨的骨折与移位：锁骨的位置表浅，有胸锁乳突肌和胸大肌等附着，骨折一般多见于骨干的内中 1/3 交界处。骨折后，内半骨折端受胸锁乳突肌牵引而往往向上向后移位，外半骨折端由锁骨下肌、胸大肌的牵引和上肢的重力作用向前下移位(图 5－17)。

(2) 肱骨干骨折与移位：如骨折线位于三角肌附着点以上，近侧端受胸大肌、背阔肌、大圆肌的作用向内移位，远侧端受三角肌收缩向上外方移位，并同时受纵向肌群作用，而出现短缩(图 5－18)。如骨折线位于三角肌附着点以下，骨折近端受三角肌及喙肱肌的作用而向前、向外移位，远侧端因纵向肌群作用而产生向上的移位(图 5－19)。

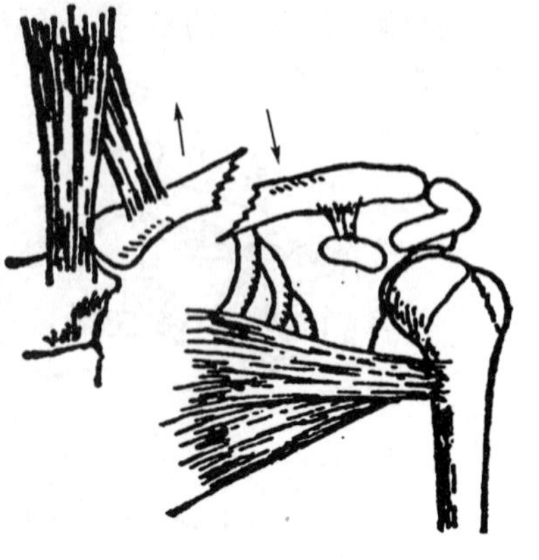

图 5－17　锁骨骨折典型移位

(3) 桡骨的 Colles 骨折与移位：人跌倒时如果手掌外侧半着地，可由于体位、力量、年龄等因素而发生不同的后果。在年龄较大的人最可能发生的后果是 Colles 骨折。骨折部位约在桡腕关节以上 2.5 cm 处，远侧骨端由于肱桡肌的作用向后(背侧)移位，近侧骨端由于旋前方肌的收缩而向前移位，而且通常发生骨折端的嵌插(图 5－20)。

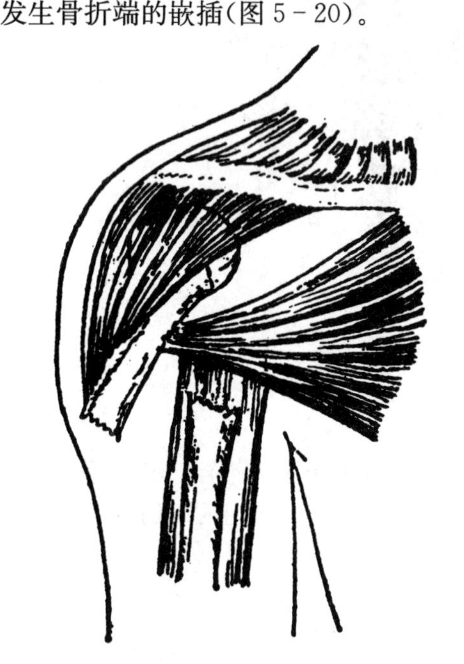

图 5－18　骨折位于三角肌附着点以上肱骨骨折端移位示意图

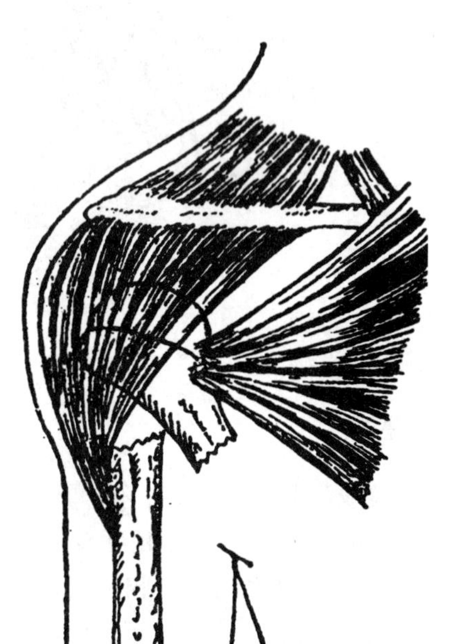

图 5－19　骨折位于三角肌附着点以下之肱骨骨折端移位示意图

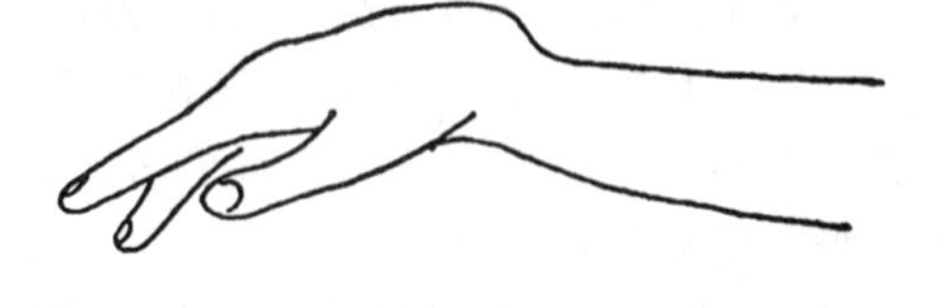

图 5－20　典型科利斯(Colles)骨折之餐叉状畸形

4. 上肢骨折与神经损伤

(1) 肱骨外科颈骨折或肩关节脱位可能使腋神经受损，表现为三角肌萎缩而导致肩外展无力和三角肌表面一小块皮肤丧失感觉。

(2) 在肱骨中 1/3 骨折常致桡神经损伤。

(3) 肱骨内上髁骨折时常发生尺神经的损伤。

5. 手掌的筋膜间隙

手的各种间隙具有重要的临床意义，如间隙感染后化脓，脓液的蓄积部位、相邻间隙的相互交通蔓延、外科治疗时的切开引流部位等，均与间隙的位置、周围毗邻关系等有关。

(1) 指腱鞘、拇长屈肌腱鞘、屈肌总腱鞘部由于刺伤或其他外伤，以及指端发炎，可受到直接的侵犯或间接的感染。由于拇长屈肌腱鞘和屈肌总腱鞘都可向近侧到达腕部以上，故其感染也可蔓延至前臂。

(2) 手掌中部的掌中间隙与桡侧的鱼际间隙，可因穿透伤而感染，也可因腱鞘的感染而引起继发性感染。

6. 对于手背的各种肌腱，必须熟悉其名称、位置，以便当被锐器切断时，进行必要的缝接，有利于伤后手功能的恢复。

7. 初步了解上肢各部的断面解剖。

有条件的情况下，概略了解每个断面上有什么肌腱、神经、血管以及彼此间的位置关系，以便日后为断肢再植术打下初步基础。

上肢复习思考题

一、名词解释

1. 掌腱膜　2. 腕管　3. 肘窝　4. 掌中间隙　5. 掌浅(深)弓

二、问答题

1. 上肢有哪些浅静脉？它们的起始、经过和注入部位如何？有何临床意义？
2. 上肢有哪些重要的肌间结构和筋膜间隙？其位置、围成、内容及交通怎样？
3. 上肢有哪些体表标志？

三、寻找辨认下列结构

1. 掌浅弓　2. 胸肌淋巴结　3. 旋前圆肌　4. 旋肱后动脉　5. 腋神经
6. 正中神经返支　7. 桡神经浅支　8. 胸长神经　9. 尺神经　10. 头静脉
11. 胸背神经　12. 桡动脉　13. 尺神经手背支

（徐　金）

第二节　下　　肢

一、境界和分区

下肢(lower limb)的上端连于躯干，其前方以腹股沟韧带与腹部分界，外侧和后方以髂嵴与骶尾部分界，内侧与会阴相连。下肢可分为臀、股、膝、小腿、踝和足等部。除臀部外，其余各部又可分为若干区：股部分为股前内侧区和股后区；膝部后面为腘窝；小腿分为小腿后区和小腿前外侧区；足分为足背区和足底区。

二、体表标志、定位线和体表投影

（一）体表标志

主要骨性标志有：髂前上棘、髂嵴、髂结节、髂后上棘、耻骨结节、坐骨结节、大转子、髌骨、髌韧带、股骨内、外侧髁、股骨内上髁和外上髁、收肌结节、胫骨内侧髁和外侧髁、胫骨粗隆、胫骨前缘、腓骨头、外踝、内踝、跟腱、跟结节、舟骨粗隆、第5跖骨粗隆等（图5-21）。

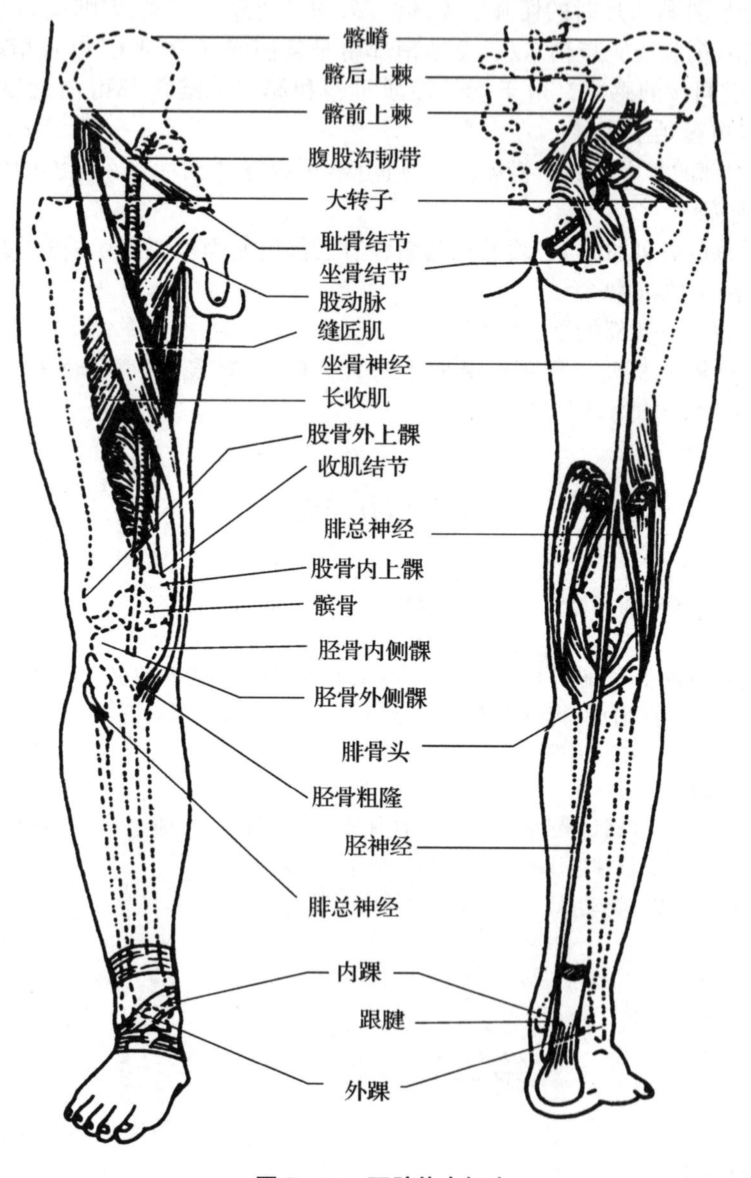

图5-21　下肢体表标志

（二）定位线

1. Nelaton线　身体侧卧、髋关节半屈时，髂前上棘、大转子尖端和坐骨结节在一条直线上。当髋关节脱位或股骨骨折时，大转子尖端在此线以上（图 5－22）。

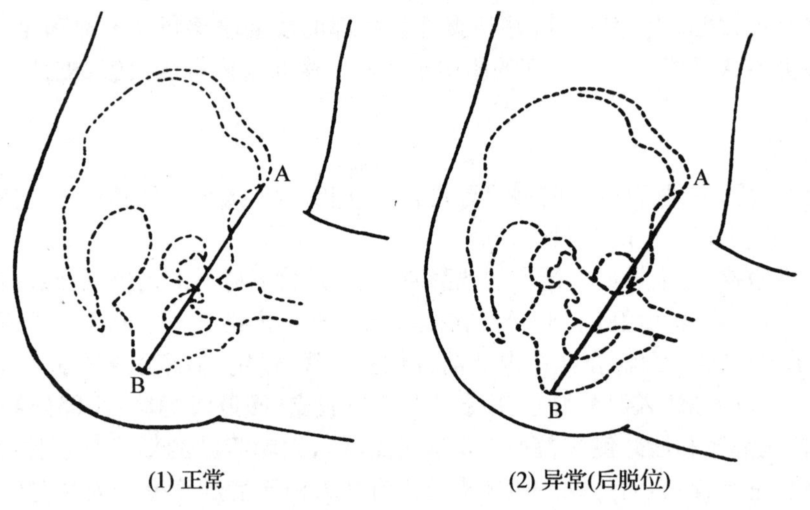

(1) 正常　　(2) 异常(后脱位)

图 5－22　Nelaton 线

2. Shoemaker 线　髋关节伸直时，在大转子尖端和髂前上棘之间画一连线，该线再向腹壁延伸，必至脐或脐以上。如果大转子向上移位，则此线至脐以下。

3. Bryant 三角　身体侧卧，由股骨大转子引一线至髂前上棘，再由髂前上棘向地面画一垂线，然后由大转子引一线与此线垂直。正常时此线约为 5 cm 长。当大转子向上移位时（股骨颈骨折），则此线比健侧缩短。

（三）体表投影

1. 股动脉（femoral artery）　在髋关节外展外旋时，由髂前上棘与耻骨结节的连线中点，向股骨内上髁（或收肌结节）引一直线，此线的上 2/3 即为股动脉的体表投影。

2. 坐骨神经（sciatic nerve）　经髂后上棘至坐骨结节连线的上 1/3 与中 1/3 的交点，大转子与坐骨结节连线的中点（或内 1/3 与中 1/3 的交点）以及股骨内、外侧髁之间的中点连成一线，此线即为坐骨神经的体表投影。

3. 胫神经（tibia nerve）　自腘窝中点至内踝后侧一横指处引一直线，即为胫神经的体表投影。

4. 腓总神经（common peroneal nerve）　沿腘窝外上缘向外下方至腓骨头下方 1 cm 处为腓总神经的体表投影。

三、层次结构特点

下肢结构与上肢类似，也是以骨和关节为中心的分层鞘状结构，分为 5 层。由于下肢的功能是支持体重和移位，所以下肢的骨骼和肌肉都较上肢粗大，深筋膜较厚，而关节运动的灵活性则较上肢为小。

（一）皮肤

下肢皮肤的厚薄和移动性各部不一，臀部的皮肤较厚，大腿外侧部和后部的皮肤较内侧部厚而移动性小；小腿后部的皮肤较前部薄而移动性大；足背皮肤较足底薄而移动性大；关节屈侧面的皮肤移动性最大。

（二）浅筋膜

下肢各部的浅筋膜互相移行，并与腹部和背部的浅筋膜移行。臀部和足底部的浅筋膜中脂肪厚并富含纤维。大腿前部的脂肪也较厚。浅筋膜内有浅血管、皮神经、浅淋巴结和淋巴管。

1. 浅静脉

（1）**足背静脉弓**：趾背静脉向后行至足背，互相吻合形成足背静脉弓，其内侧端移行为大隐静脉，外侧端移行为小隐静脉。

（2）**大隐静脉**：是全身最粗最长的浅静脉，起自足背静脉弓的内侧端，经内髁前面沿小腿内侧、膝关节后内侧、大腿内侧上行，在耻骨结节外下方约 3～4 cm 处穿隐静脉裂孔注入**股静脉**（图 5－23）。大隐静脉在内踝前方位置表浅、恒定，临床上多在此作静脉穿刺或切开插管。大隐静脉注入股静脉前接受以下 5 条属支：**腹壁浅静脉**、**阴部外静脉**、**旋髂浅静脉**、**股内侧浅静脉**和**股外侧浅静脉**。5 条属支注入大隐静脉的形式有多种（图 5－24）。大隐静脉在皮下行程长，而且缺乏肌肉支持。有些人由于静脉管壁先天性薄弱，加上长期从事站立劳动或其他使下肢静脉回流受阻等因素（如怀孕、盆腔内肿瘤等），可使大隐静脉内血液回流困难，压力增高，管腔扩大，瓣膜关闭不全，引起下肢静脉曲张。因下肢静脉曲张而作大隐静脉高位结扎术时，应将全部属支在其根部逐个结扎切断，以防复发。

（3）**小隐静脉**（small saphenous vein）：起自足背静脉弓的外侧端，经外踝后方沿小腿后面中线上行，在腓肠肌内、外侧头之间穿腘筋膜注入腘静脉（图 5－23）。

2. 浅动脉

（1）**腹壁浅动脉**：在腹股沟韧带下方约 1 cm 处发自股动脉，穿筛筋膜与腹壁浅静脉伴行。上行达腹前壁，分布于浅筋膜和皮肤。

（2）**旋髂浅动脉**：于腹壁浅动脉起点处的附近，发自股动脉，穿阔筋膜，沿腹股沟韧带下方向外上斜行，分布于附近皮肤、浅筋膜和淋巴结。

（3）**阴部外动脉**：于上述两条浅动脉起点处的附近发自股动脉，穿筛筋膜与同名静脉伴行，分布于外阴部皮肤。

3. 浅淋巴结

（1）**腹股沟浅淋巴结**（superficial inguinal lymph nodes）：可分上下两群。腹股沟上浅淋巴结约有 5～6 个，位于腹股沟韧带下方与其平行排列。腹股沟下浅淋巴结约有 4～5 个，沿大隐静脉根部的两侧纵行排列。腹股沟浅淋巴结的输出管部分入腹股沟深淋巴结，部分经股血管周围和股管上行注入髂外淋巴结（图 5－23）。

（2）**腘浅淋巴结**（superficial popliteal lymph nodes）：位于腘窝，小隐静脉注入腘静脉处（图 5－23）。

4. 皮神经　在臀部的内上方有臀上皮神经穿出，分布于臀上部的皮肤。在大腿外侧、前部、内侧和后区分别有股外侧皮神经、股中间皮神经、股内侧皮神经和股后皮神经。在小腿内侧有隐神经与大隐静脉伴行；小腿后区有腓肠内侧皮神经和腓肠外侧皮神经。两者在小腿中、下 1/3 交界下合成**腓肠神经**，伴小隐静脉行走。腓浅神经在小腿前外侧中、下 1/3 交界处穿出深筋膜下行，分出足背内侧皮神经和足背中间皮神经。腓深神经于足部浅出，分布于足的第 1、2 趾相对缘的皮肤。

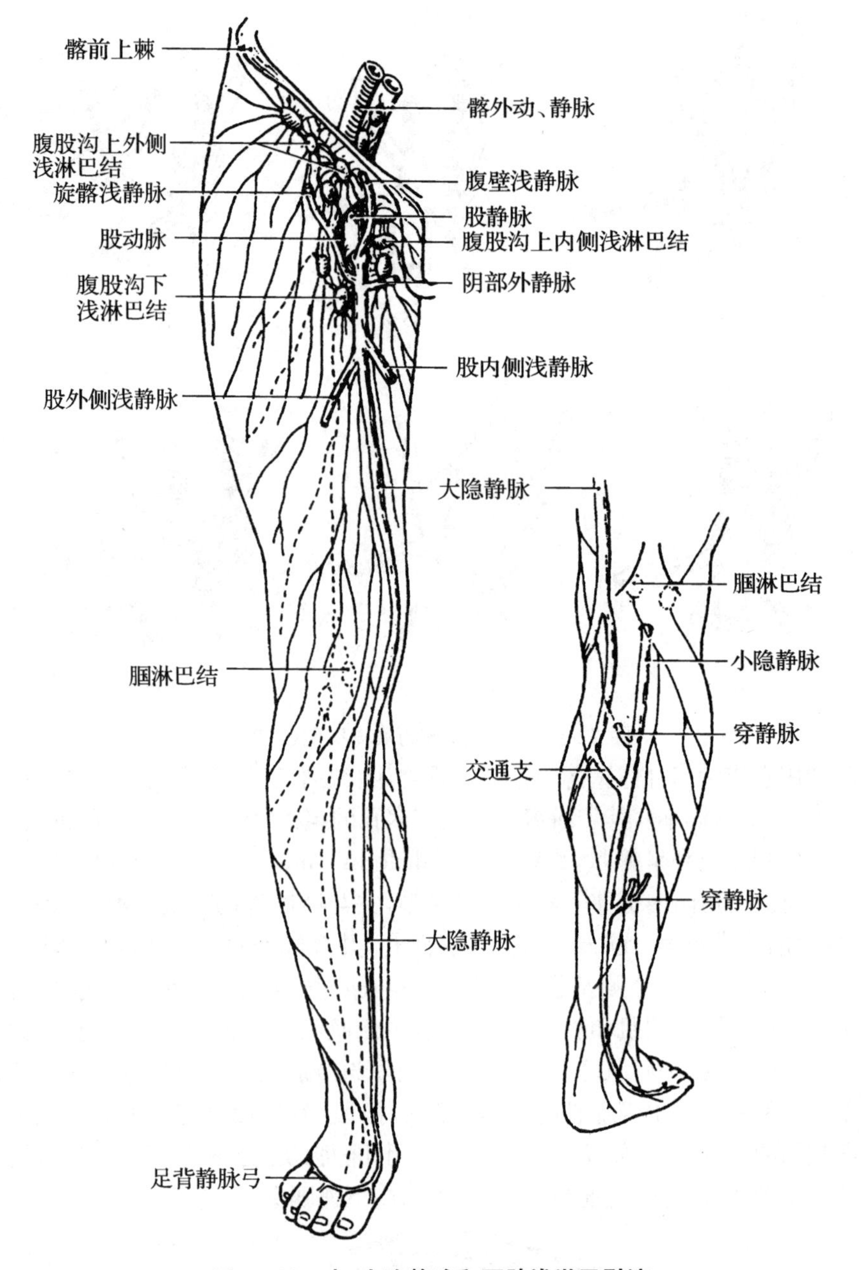

图 5-23　大、小隐静脉和下肢浅淋巴引流

（三）深筋膜

下肢深筋膜发达而包被下肢肌表面，并形成一些韧带。深筋膜还向深部发出肌间隔，附于骨，分隔肌群。在某些部位还有分隔深、浅肌的深筋膜深层。

1. 臀部深筋膜（臀筋膜）　臀部的深筋膜向上附着于髂嵴，向下续阔筋膜，外侧部分连于髂胫束。臀筋膜较薄而致密，经纤维隔深入肌肉，故不易与肌肉剥离。在臀部外上方覆盖臀中肌的部分为坚强的腱膜层。

2. 大腿深筋膜　大腿深筋膜又称**阔筋膜**（fascia lata），为一层坚韧的纤维膜包绕大腿全部肌。其外侧部特别坚厚，形成腱膜样结构，称**髂胫束**。其上 1/3 部分两层包绕**阔筋膜张肌**，

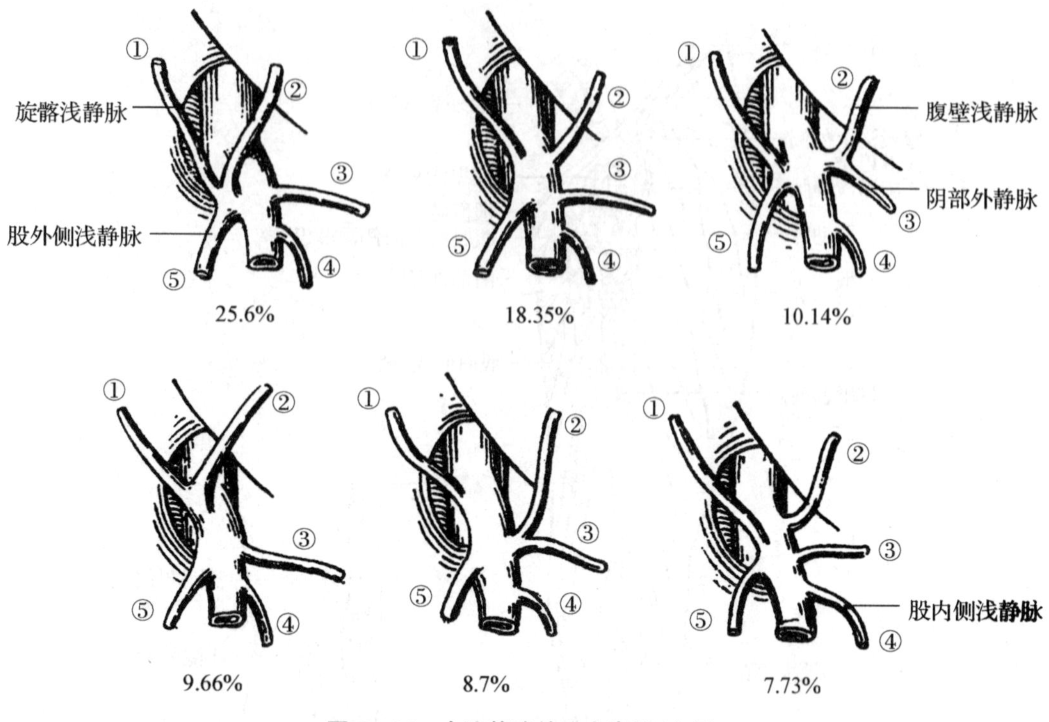

图 5－24　大隐静脉的属支类型(右侧)

临床上有时利用它作为修补体壁薄弱处或缺损之用。在股三角部,阔筋膜形成一卵圆窝称**隐静脉裂孔**(saphenous hiatus),其表面覆盖一层有多孔的疏松结缔组织膜,称筛筋膜或外筛板。隐静脉裂孔的外侧缘锐利呈镰状,称**镰状缘**(falciform margin)。其上、下两端呈弓状弯向内侧,形成上、下角。上角向内延伸附着于耻骨结节,并与腹股沟韧带及腔隙韧带相接;下角向内延伸,与耻骨肌筋膜相续。前方有大隐静脉跨过,并穿筛筋膜汇入股静脉(图 5－23)。大腿阔筋膜向深部发出股内、外侧及股后肌间隔,伸入肌群间并附于股骨粗线,分隔三群大腿肌。外侧肌间隔位于股外侧肌和股二头肌之间,内侧肌间隔在股内侧肌和内收肌群之间,后肌间隔较薄,在内收肌群和后肌群之间,三个肌间隔与阔筋膜、骨一起形成三个骨筋膜鞘(图 5－25)。①前骨筋膜鞘的内容:股前肌群、股动脉、股静脉、股神经及腹股沟深淋巴结等。②内侧骨筋膜鞘的内容:股内侧肌群、闭孔动脉、闭孔静脉及闭孔神经等。③后骨筋膜鞘容纳股后肌群及坐骨神经等,此鞘上通臀大肌下间隙,向下连腘窝。

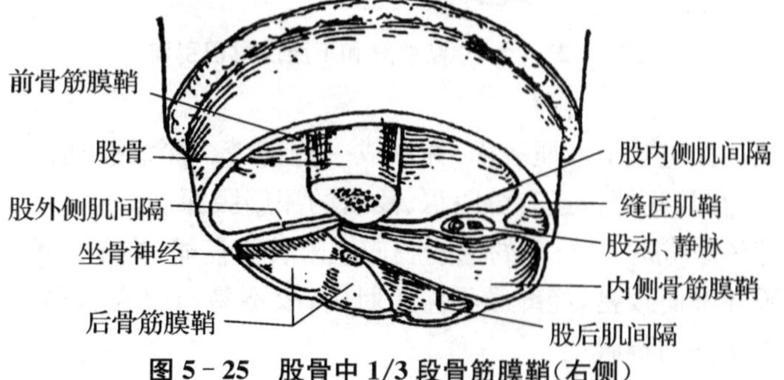

图 5－25　股骨中 1/3 段骨筋膜鞘(右侧)

3. 小腿深筋膜　由浅层、深层、肌间隔三部组成。浅层包被小腿肌表面，其下端在踝关节附近增厚，形成若干固定肌腱的支持带，例如踝关节内侧的**屈肌支持带**，前侧稍上方的**伸肌上支持带**（小腿横韧带），外侧的腓骨肌上、下支持带和足背的**伸肌下支持带**（小腿十字韧带）（图 5－26）。小腿深筋膜深层分隔小腿后侧深浅两层肌。

小腿深筋膜浅层向深部发出前后两个肌间隔，分别附于腓骨前后缘，前肌间隔分隔前肌群和外侧肌群，后肌间隔分隔外侧肌群和后肌群。小腿深筋膜的浅层、肌间隔和胫腓骨一起形成 3 个骨筋膜鞘，分别为外侧骨筋膜鞘、前骨筋膜鞘和后骨筋膜鞘（图 5－27）。

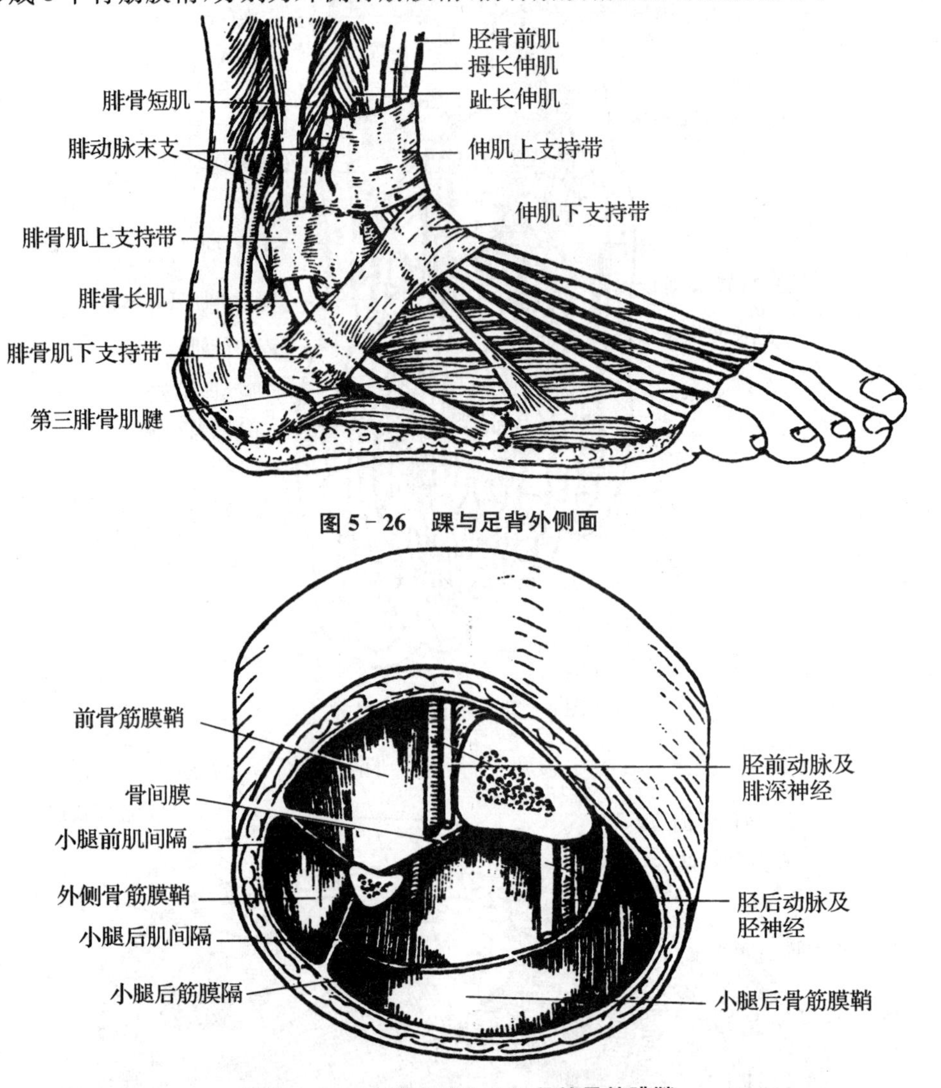

图 5－26　踝与足背外侧面

图 5－27　右侧小腿中 1/3 段的骨筋膜鞘

4. 足部深筋膜　足背深筋膜分为浅、深两层。浅层为伸肌下支持带的延续，附于足两侧缘的肌膜上。深层又名骨间背侧筋膜，覆盖于骨间背侧肌的背面，并与跖骨骨膜相愈着。浅:深两层间围成足背筋膜间隙，内有趾长伸肌腱、趾短伸肌及其腱、腓深神经的分支及足背动、静脉等通过（图 5－28、5－29）。足底深筋膜可分两层，浅层覆盖在足底肌表面，其中间部增厚，称**足底腱膜**（plantar aponeurosis），具有加强足弓的作用。足底腱膜两侧缘向深部发出两个肌间隔，将足底分为 3 个骨筋膜鞘，分别为外侧骨筋膜鞘、中间骨筋膜鞘和内侧骨筋膜鞘(图 5－29)。足底深筋膜深层即骨间跖侧筋膜。

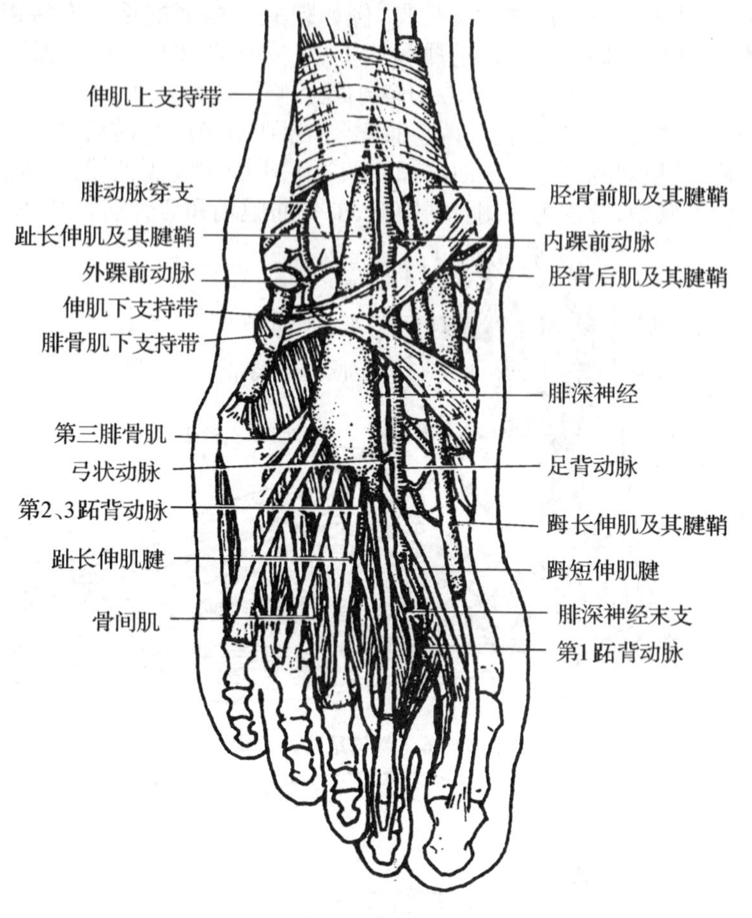

图 5－28　踝前区与足背

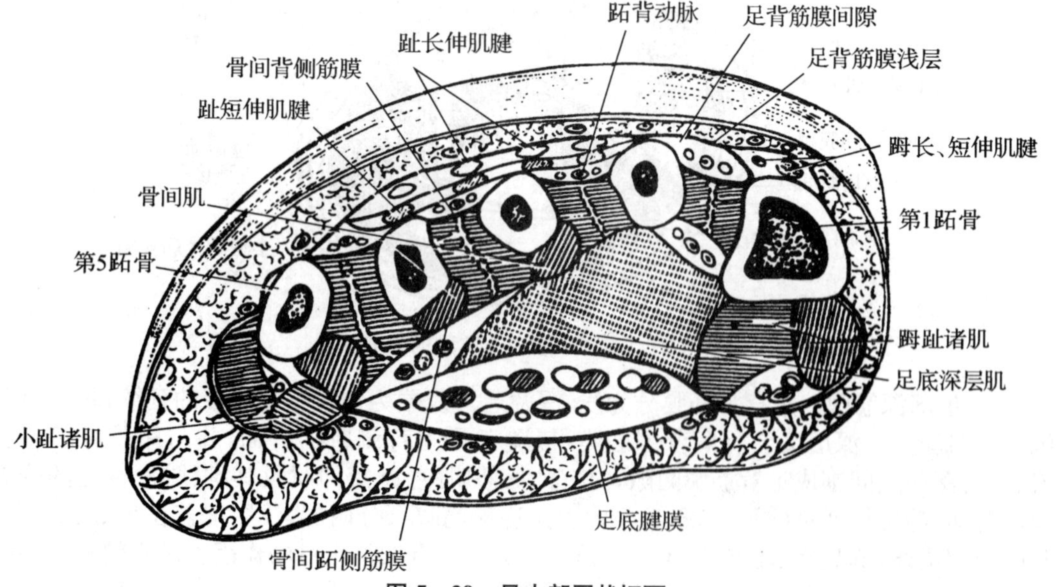

图 5－29　足中部冠状切面

（四）肌肉、血管神经干层

与上肢一样，下肢肌之间也形成一些肌间结构和肌间隙，其内有血管神经干通过并充填疏松结缔组织，这种肌间结构和肌间隙依次互相连通，常为炎症蔓延的途径。下肢的肌间结构和肌间隙有：

1. 肌腔隙和血管腔隙　腹股沟韧带附于髂前上棘和耻骨结节之间，它和髋骨之间有一个大的腔隙，这个腔隙被附于腹股沟韧带和髂耻隆起之间的髂耻弓分隔成外侧的肌腔隙与内侧的血管腔隙。**血管腔隙**(lacuna vasorum)前界为腹股沟韧带；后界为耻骨梳韧带；内侧界为腔隙韧带（陷窝韧带）；外侧界为髂耻弓。腔隙内有股鞘、股动脉、股静脉、股管等通过，其与腹膜后间隙连通。**肌腔隙**(lacuna musculorum)前界为腹股沟韧带，后外界为髂骨，内侧界为髂耻弓。内有髂腰肌和股神经通过，其与腹腔的筋膜下腔连通（图5－30）。

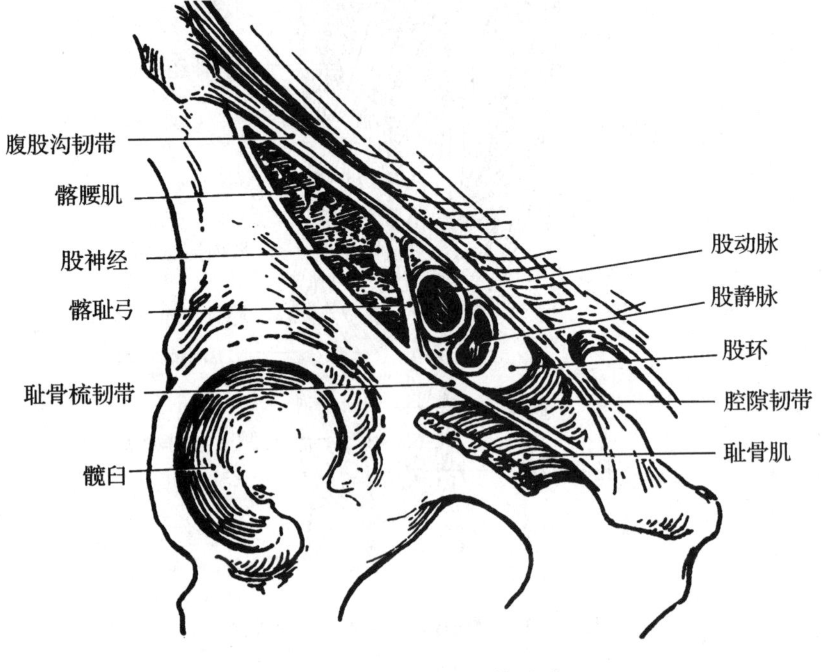

图 5－30　肌腔隙与血管腔隙

2. **股三角**(femoral triangle) 位于股前区上 1/3 段，呈一底边向上尖朝下的三角形，下续收肌管。境界：上界为腹股沟韧带；外侧界为缝匠肌的内侧缘；内侧界为长收肌的内侧缘；前壁为阔筋膜；后壁凹陷，由外侧向内侧有髂腰肌、耻骨肌和长收肌及其筋膜。股三角内由外向内有股神经、股动脉、股静脉、股管等结构。借此关系临床上可进行股动脉压迫止血、插管造影、股神经阻滞麻醉或股静脉穿刺等（图 5－31）。股三角向上经肌腔隙通腹腔的筋膜下腔，经血管腔隙通腹腔的腹膜后间隙，向下通收肌管。腰椎结核时，脓液可沿腰大肌下行，经肌腔隙通过股三角直达小转子。

3. 股鞘、股管和股环　**股鞘**(femoral sheath)为腹横筋膜和髂筋膜向下包裹股动脉和股静脉上段的筋膜鞘，呈漏斗形，长约 3～4 cm，向下与股血管的外膜融合为血管鞘。股鞘有两条纵行的纤维隔（图 5－32），将鞘腔分为 3 部分：外侧部容纳股动脉，中间部容纳股静脉，内侧部称股管。

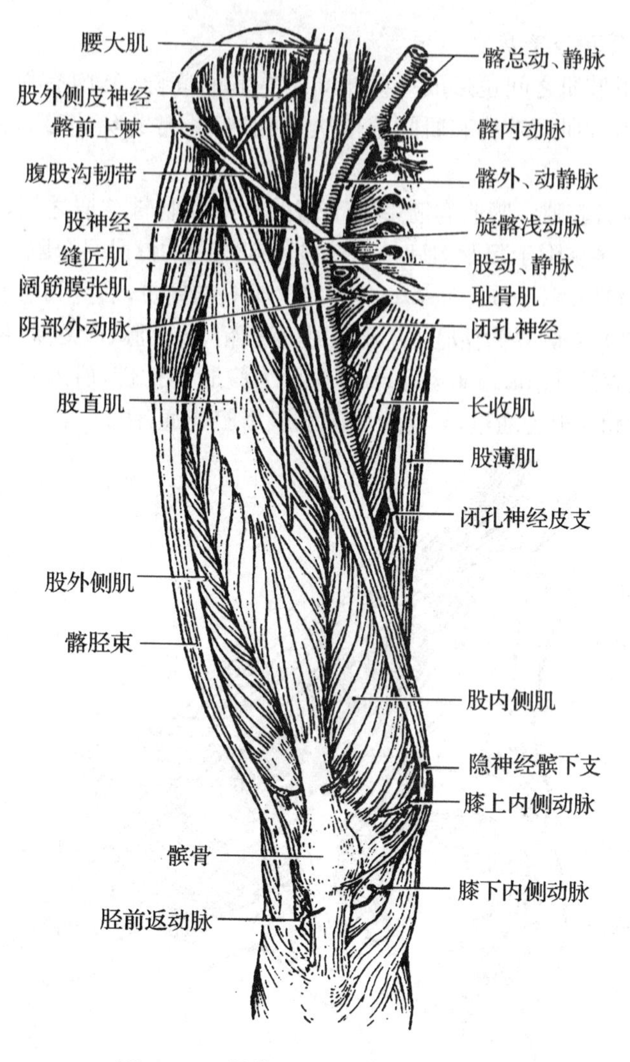

图 5-31 股前区浅层肌与血管神经

股管(femoral canal)是一个漏斗状间隙，长 1～1.5 cm。其前壁为腹股沟韧带和筛筋膜；后壁为耻骨梳韧带、耻骨肌及其筋膜；内侧壁为腔隙韧带及股鞘内侧壁；外侧壁为股静脉内侧的纤维隔。股管的上口称**股环**(femoral ring)，呈卵圆形，由腹股沟韧带、腔隙韧带、耻骨梳韧带和股静脉内侧的纤维隔所围成。股环上面覆盖有薄层疏松结缔组织膜，称为**股环隔**。股环隔的上面衬有腹膜，呈一小凹，称股凹，距股环约 1 cm。当腹压增高，腹内脏器可被推向股凹，经股环至股管，于隐静脉裂孔处

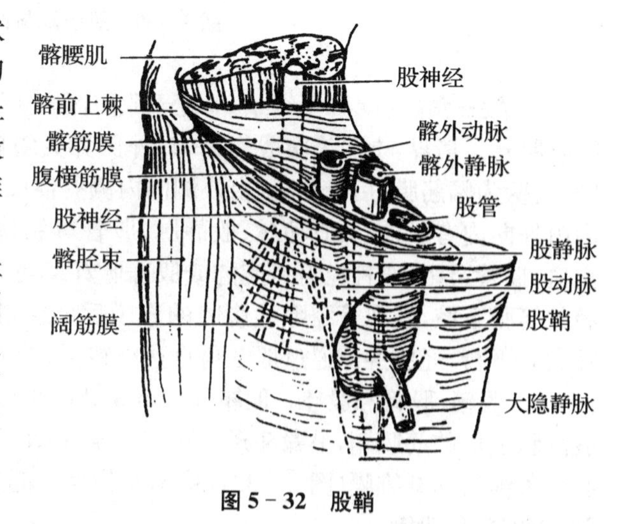

图 5-32 股鞘

突出，形成股疝（图 5－33）。由于股环的前、内、后三面均为韧带，延展性差，因此股疝易发生绞窄。来自腹壁下动脉的闭孔支或异常的闭孔动脉行经腔隙韧带附近，故行股疝修补手术时，应注意避免损伤此动脉。

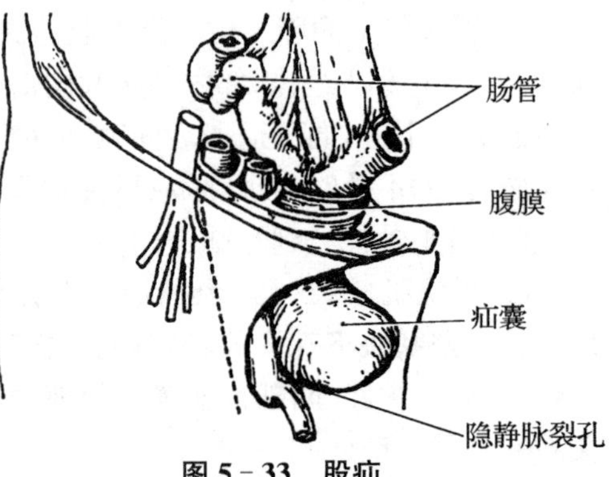

图 5－33　股疝

4. **收肌管**（adductor canal）位于大腿中部的前内侧，是股前部肌肉之间的间隙。管的前壁是张于股内侧肌与长收肌、大收肌间的收肌腱板（图 5－34）。腱板的前方为缝匠肌所覆盖；管的外侧壁为股内侧肌；后壁为长收肌及大收肌。收肌管的上口接股三角尖，下口为**收肌腱裂孔**（adductor tendinous opening），通腘窝上角。管内通过的结构，由前向后有隐神经、股动脉和股静脉以及周围的淋巴结等。在收肌管的下段隐神经与股动脉的分支膝降动脉一起穿过管的前壁而至膝关节的内侧。

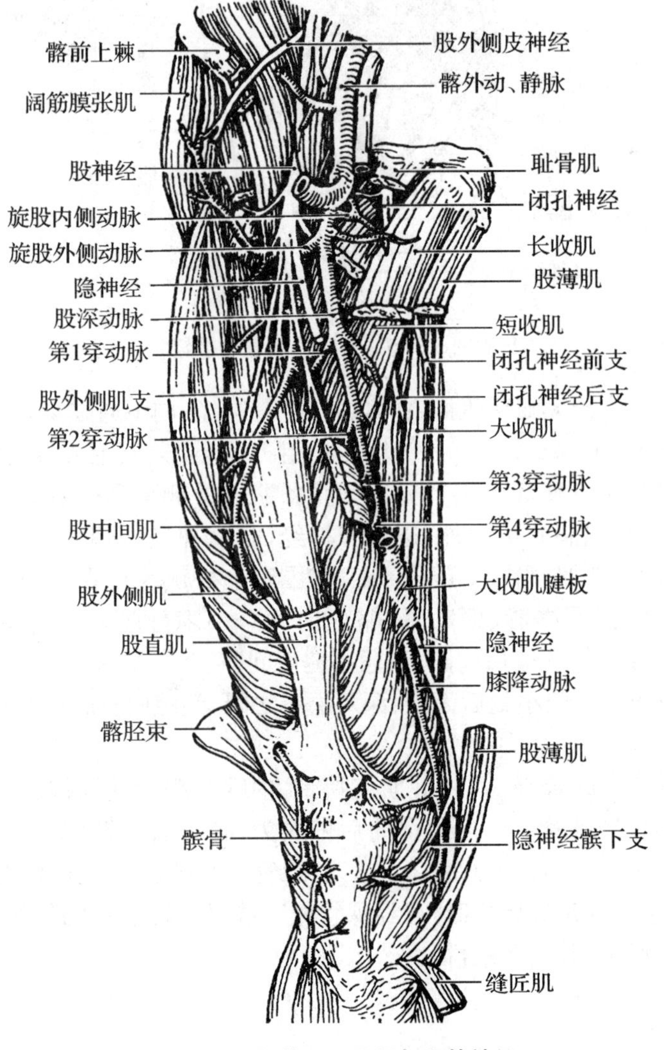

图 5－34　股前区深层肌与血管神经

5. **臀大肌下间隙**　位于臀大肌的深面。该间隙在坐骨大孔处最为疏松，内有臀上、下血管神经、坐骨神经、阴部内动脉和阴部神经。它向深部经梨状肌上、下孔通盆腔，向前下方通髋关节下方，向下通股后间隙，向内下方经坐骨小孔通坐骨肛门窝。臀大肌下间隙感染化脓时，如不及时处理，脓液可沿血管神经束向周围扩散到盆腔、坐骨肛门窝和股后间隙，甚至沿坐骨神经到达腘窝。

6. 梨状肌上、下孔　梨状肌经坐骨大孔时，将坐骨大孔分为上、下两部，分别称为**梨状肌上孔**和**梨状肌下孔**。前者有**臀上血管**、**臀上神经**穿过，后者有**坐骨神经**、**臀下血管**、**臀下神经**、股后皮神经、**阴部内血管**和**阴部神经**穿过（图 5－35）。据统计，坐骨神经与梨状肌的关系有各种类型（图 5－36）。

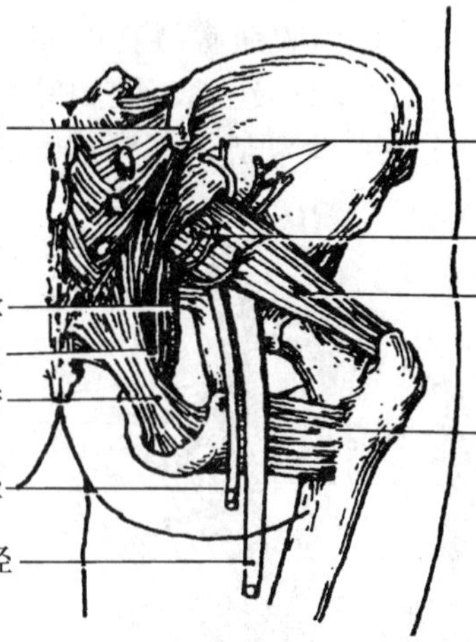

图 5－35　臀区的血管与神经

7. **股后间隙**　位于大腿后肌群之间，内有坐骨神经，向下通腘窝。

8. **腘窝**（popliteal fossa）　是一个大的肌间隙，呈菱形，其上外壁为股二头肌，上内壁为半腱肌及半膜肌，下外壁和下内壁分别为腓肠肌的外侧头和内侧头。腘窝的表面为腘筋膜覆盖。窝内除大量脂肪组织外，还有胫神经，腓总神经，腘动、静脉及其分支，腘淋巴结。**腓总神经**沿股二头肌腱向外下方行走，在腘窝上外侧缘可在体表摸到。腘窝中线内容由浅入深为**胫神经**、**腘静脉**、**腘动脉**（略偏内侧），小隐静脉入腘窝注入**腘静脉**（图 5－37）。腘窝向上通收肌管和股后间隙，下通小腿后间隙。

9. **小腿后间隙**　位于小腿后面浅、深两层肌之间，间隙内有胫后血管、胫神经和腓动、静脉通过（图 5－38）。

10. **踝管**（malleolar canal）　由屈肌支持带、内踝与跟骨共同构成。韧带向深部发出纤维隔，构成 4 个骨纤维管。管内由前向后依次为：胫骨后肌腱、趾长屈肌腱、胫后动脉、胫后静脉、胫神经和踇*长屈肌腱（图 5－39）。踝管内有疏松结缔组织，是小腿后区通向足底的重要路径。小腿或足底感染时，可经踝管相互蔓延。踝后区的外伤、出血或肿胀均会压迫踝管的内容物，引起踝管综合征。

* 字典中为拇，依 1991 年人体解剖学名词为踇。

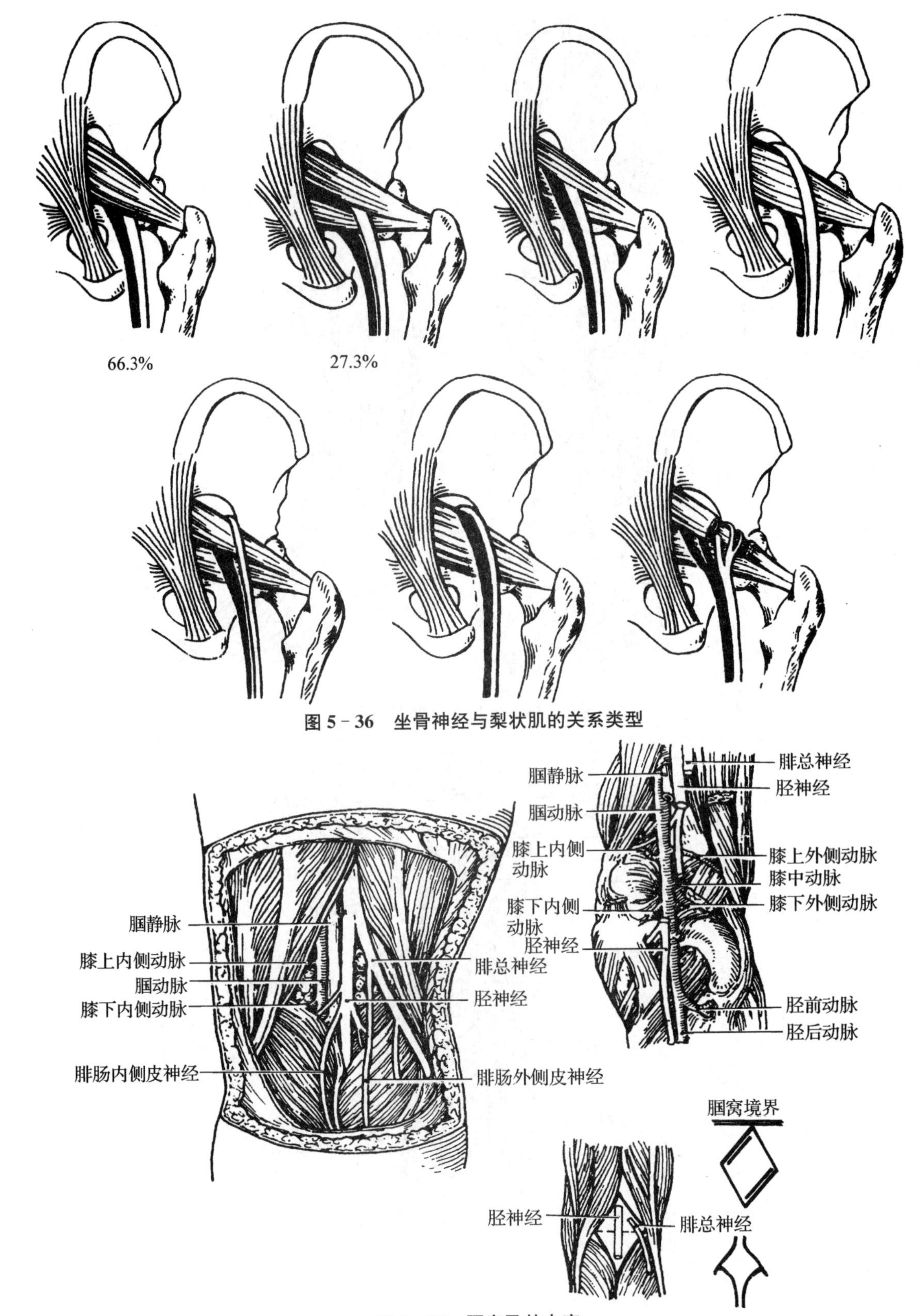

图 5-36　坐骨神经与梨状肌的关系类型

图 5-37　腘窝及其内容

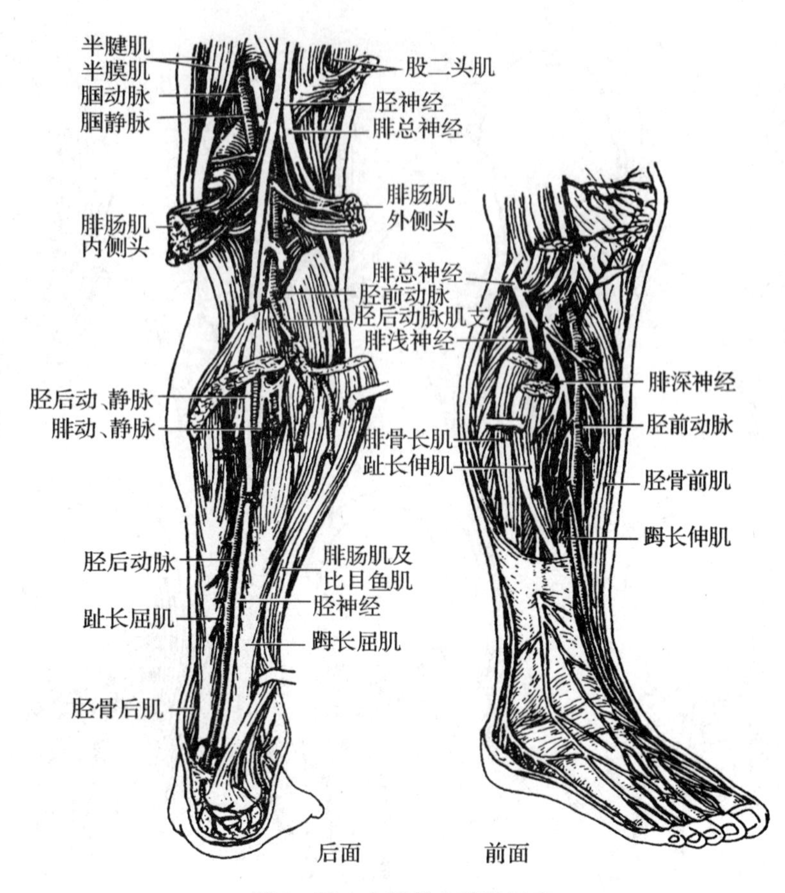

图 5－38　小腿的血管神经束

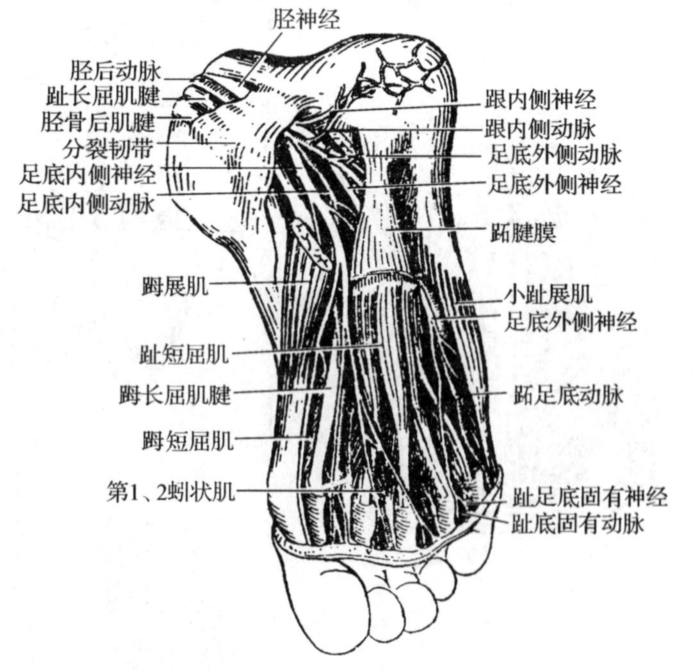

图 5－39　踝后区内侧面与足底

(五) 骨和骨联结

从略。

四、下肢的解剖

(一) 目的要求

1. 解剖并观察下肢的浅静脉、皮神经和浅淋巴结的形态、位置及分布，解剖出下肢的深筋膜并观察其性状和形成物。

2. 掌握下肢肌肉、血管、神经干层中的肌间结构(组成、位置、内容和交通)，肌肉(名称、位置)和血管、神经(经过、重要分支及分布)。

(二) 操作与观察步骤

1. 下肢的浅层结构

第一步：按本节要求联系活体检查重要的体表标志。

第二步：切皮。沿下肢内侧作一纵向切口，即从大腿上方内侧开始，沿大腿内侧向下经膝部内侧、小腿内侧、内踝后方至足跟。然后沿足的内侧缘向前至䠂趾的内侧缘，再沿每个趾的两侧作切口，然后由髂前上棘至耻骨结节作一斜行切口，最后在膝部和踝部各作一条环行切口(图 5－40)。上述切口均宜浅切。

第三步：从纵横切口相交处开始剥去下肢前内侧的皮肤，由内侧向外侧翻开，注意不要损坏皮静脉、皮神经和深筋膜。

第四步：清理和观察股前侧的皮下组织层内容。

(1) 在腹股沟韧带下方，观察腹股沟浅淋巴结，它沿腹股沟韧带下方和大隐静脉上段的两侧排列，为 8～10 个，以隐股点为中心，可分上内、外侧及下内、外侧 4 组。细心观察后，再寻找腹壁浅静脉(由腹壁的脐部走向隐静脉裂孔)、阴部外静脉(由外阴部向外走向隐静脉裂孔)和旋髂浅静脉(沿腹股沟韧带外侧半部向内下方行走)(图 5－23)。

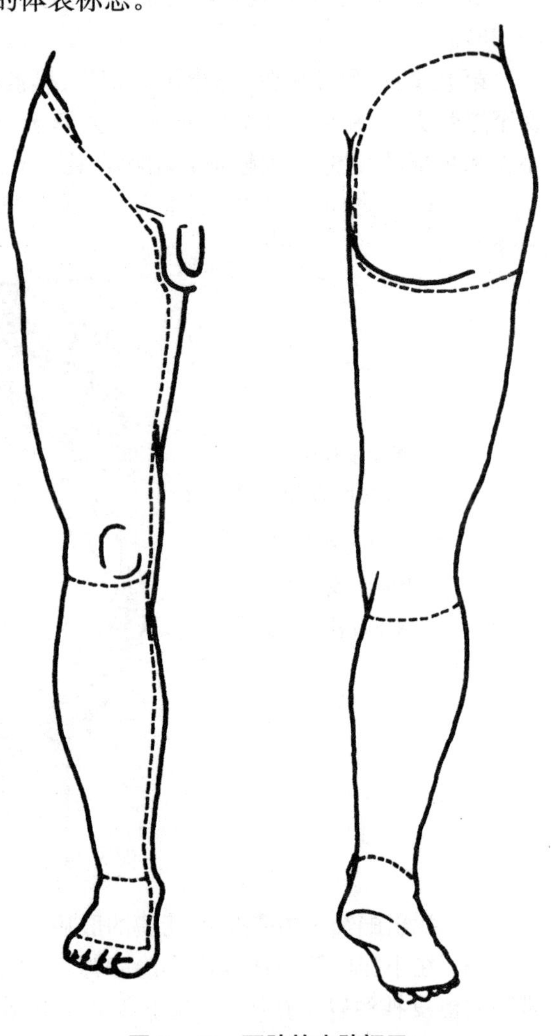

图 5－40　下肢的皮肤切口

在股前部的脂肪组织内解剖出大隐静脉以及在其内外侧的股内侧浅静脉和股外侧浅静脉，分离这些静脉至股三角部(解剖大隐静脉时，可以先在股骨内侧髁后方找到它，然后向上追踪)。再将腹股沟浅淋巴结整块地从外侧翻起(或摘去一部分)，在其深侧腹股沟韧带内、中 1/3 交界处外下方约 2 cm 处找出隐静脉裂孔。观察隐静脉裂孔镰状缘和筛筋膜的形态、性状以及穿过筛筋膜的大隐静脉根部，注意大隐静脉的 5 个属支注入大隐静脉的位置(图 5 - 23)。

(2) 在大腿前面脂肪组织中解剖出皮神经：①股外侧皮神经：它在髂前下棘下方 8～10 cm 处穿出阔筋膜下行(来源、支配区)。②股神经前皮支：有 2～3 支，分为股中间皮神经和股内侧皮神经两部分。前者在股前中线上、中 1/3 交界处穿出阔筋膜下行。后者在股内侧中、下 1/3 交界处穿出阔筋膜下行。

(3) 在大腿下部股骨内侧髁的内后方找出大隐静脉及其伴行的隐神经。

(4) 在大腿外侧部，清除脂肪组织，观察髂胫束的位置和性状。

(5) 在小腿内侧部脂肪组织中，解剖出大隐静脉以及和它伴行的隐神经(来源、支配区)。在小腿下 1/3 部偏外侧找出下行至足背的腓浅神经(来源和支配区)。

(6) 在足背解剖出足背静脉弓和足背的皮神经(来源)。

(7) 在小腿下部和足部清理脂肪组织，观察小腿的伸肌上、下支持带的位置和性状(图 5 - 26)。

第五步：将尸体俯卧，作出下列切口：循髂嵴切口向前切至髂前上棘；由骶骨中部向下切至尾骨尖；自尾骨尖沿臀沟向外下方切至股外侧。沿着下肢前部的皮肤切口，将大腿、小腿和足部的皮肤由内侧向外侧翻开(图 5 - 40)。

(1) 在竖脊肌外侧缘与髂结节之间的髂嵴上缘的浅筋膜内找出臀上皮神经(图 5 - 41)。

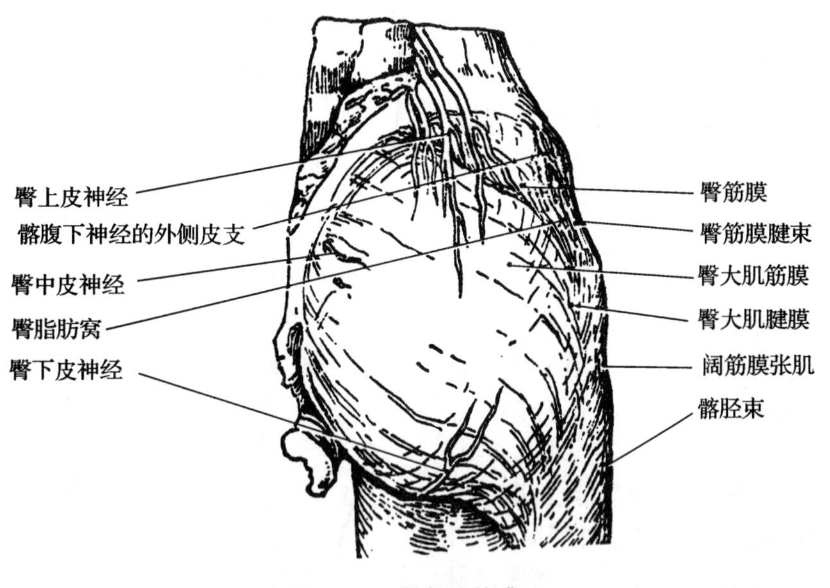

图 5 - 41　臀部线筋膜层

(2) 找出腘窝上方穿出深筋膜的股后皮神经。

(3) 在小腿后侧中线找出小隐静脉，观察其起点和注入点。同时找出小隐静脉伴行的腓肠内侧皮神经以及在小腿中、下 1/3 交界处该皮神经与腓肠外侧皮神经汇合成的腓肠神经(支配区)。

(4) 除去足跖部的脂肪组织，解剖出跖腱膜，并观察其性状和分布。在第二趾的两侧，找出趾底侧的血管神经(来源)。

第六步:检视下肢各部深筋膜的性状(厚薄、紧张度、浅静脉和皮神经穿过筋膜的部位)。

第七步:透过深筋膜观察下肢浅层肌的轮廓。

2. 下肢前侧肌肉、神经、血管层

(1) 股前内侧区

第一步:将大隐静脉与深部组织分离后抬起,将其 5 个属支游离至注入大隐静脉处,将皮神经从末梢游离至其穿过深筋膜处(不得将这些浅静脉、皮神经切断)。然后沿髂胫束前缘切开阔筋膜(注意不要切断髂胫束),再沿腹股沟韧带的下缘 1 cm 处,切开阔筋膜至隐静脉裂孔外侧缘折向下,绕隐静脉裂孔下缘横切至股内侧(保留完整的隐静脉裂孔)。将阔筋膜向内侧翻开(或剥除),遇到浅血管、皮神经穿过阔筋膜时,应将它们逐一游离至筋膜的深层,请勿切断。当剥离阔筋膜至缝匠肌外侧缘时,切开缝匠肌鞘(阔筋膜在缝匠肌处分深、浅两层包绕缝匠肌,形成缝匠肌鞘),剥去鞘的浅层而保留深层。在股三角处,仔细将阔筋膜与深层的组织分离,并注意保留穿过隐静脉裂孔的血管、神经。腹股沟浅淋巴结尽量保留。在剥离阔筋膜时,应注意观察阔筋膜各处的厚薄以及与深层组织的关系。

第二步:观察大腿浅层肌(名称、位置)以及股三角的境界。

第三步:清理出股三角,先分离出股鞘(暂时不要切开)并观察其形态、位置。然后沿股鞘中线作一纵的切口,观察鞘内自外侧向内侧排列的股动脉、股静脉、股管以及分离三者的纤维隔。再仔细观察股管和股环的位置、形态构造、大小和内容,可以用镊子轻轻地向管内探测一下(不要插入太深,以免破坏股环处的结构)。

然后将股鞘与其深侧组织分离,观察股三角底面的髂腰肌筋膜与耻骨肌筋膜。将髂腰肌筋膜作一纵的切口,在其深侧找出并观察股神经(来源、经过)和髂腰肌。了解血管腔隙和肌腔隙的位置、内容和交通。

第四步:在股三角内找出并观察股深动脉及其分支——旋股内、外侧动脉和穿动脉。

第五步:在大腿中部抬起缝匠肌(勿切断),找出并观察收肌管的位置、构造、内容和交通。

第六步:在大腿内侧分离和修清股薄肌,再将位于股三角底部的长收肌分离并向外牵拉,显露其深面的短收肌。清理短收肌,观察位于其浅面和深面的闭孔神经前、后支及伴行的闭孔血管。

(2) 小腿前外侧和足背

第一步:将小腿前外侧和足背部的浅静脉、皮神经游离(勿切断),然后剥去小腿前外侧和足背的深筋膜,保留伸肌上支持带和伸肌下支持带。不要破坏浅静脉主干和皮神经。剥离筋膜时,应注意观察各处筋膜的厚薄与深层肌的关系以及肌间隔。

第二步:观察小腿前外侧的肌肉以及足背的肌腱(名称、位置)。

第三步:分开胫骨前肌和趾长伸肌之间的肌缝以及胫骨前肌和𧿹长伸肌之间的肌缝,在肌缝的深层找出贴着骨间膜前面向下行走的胫前动、静脉和腓深神经(来源、位置和分布)。

第四步:在小腿中部腓骨肌和趾长伸肌之间的间隙内找出腓浅神经(来源、支配区)。

第五步:在足背后部的𧿹长伸肌腱的外侧,找出并观察足背动、静脉及腓深神经(位置和分布)。

3. 下肢后侧肌、神经、血管层　将尸体俯卧，进行如下操作：

(1) 臀部

第一步：游离臀上皮神经，剥离臀大肌表面的深筋膜，注意筋膜与肌肉的关系(图5-40)。

第二步：修清楚臀大肌的边缘，观察臀大肌以及位于臀大肌外上方的臀中肌一部分。

第三步：先分清楚臀大肌的内下缘，将臀大肌的内下部抬起，并与深层的组织分离，然后慢慢地由下而上切断臀大肌的起点(注意不可损坏骶结节韧带)；将臀大肌翻向外下方，观察臀大肌深层的肌肉(名称、位置和形态)，梨状肌上、下孔(位置、内容和交通)，以及臀上血管、神经，臀下血管、神经，坐骨神经，阴部内血管和阴部神经(来源、位置和分布)。注意坐骨神经和梨状肌的关系以及坐骨神经在臀部的定位。

(2) 股后区和腘窝

第一步：沿髂胫束后缘纵行切开股后区深筋膜，然后剥去该部深筋膜(勿损伤髂胫束)和腘筋膜，注意观察与深层组织的关系和肌间隔。

第二步：观察在股后深筋膜深层沿中线行走的股后皮神经(来源和支配)。观察股后肌群(名称、位置)和腘窝的境界。

第三步：分开股二头肌和半腱肌、半膜肌之间的股后间隙，找出并观察坐骨神经、胫神经和腓总神经(位置和经过)以及穿动脉(来源和供给区)。

第四步：细心摘去腘窝内脂肪组织，在腘窝外上缘股二头肌腱下方，找出并观察腓总神经(位置、经过和支配区)，在中线上找出并观察由浅入深排列的胫神经、腘静脉和腘动脉以及位于邻近的腘淋巴结，再找出并观察由腘动、静脉向两侧和向深部发出的分支(属支)，最后观察并小结腘窝的组成、内容和交通。

(3) 小腿后区

第一步：游离小隐静脉和腓肠神经，细心剥去小腿后侧深筋膜，观察筋膜的厚薄与深部组织的关系以及肌间隔。

第二步：观察浅层肌(名称、位置、形态)。

第三步：切断腓肠肌的内侧头，将腓肠肌向外侧翻开，观察比目鱼肌的位置、形态，切开比目鱼肌的起点一部分，并将它向外翻开，露出小腿后间隙，剥去覆盖在小腿后区深层肌表面的小腿后区深筋膜深层，观察该层肌肉的名称和位置；在中线上找出并观察胫后动、静脉和胫神经(位置、走向和分布)；在腘肌下缘处找出并观察胫前、后动脉和静脉的起始。

第四步：在内踝后侧屈肌支持带的深层找出并观察绕过内踝走向足底的胫骨后肌腱、趾长屈肌腱、胫后动脉及静脉、胫神经和䠀长屈肌腱。

(4) 足底区

第一步：修清楚跖腱膜的境界，将跖腱膜的内、外侧缘的前缘切开，从前向后翻开跖腱膜(让其后端附于跟结节上)。不要损伤深层的结构，特别注意其前端的5条纤维束及间隙和保护通过该间隙的血管、神经。翻开跖腱膜后，观察其深侧的趾短屈肌。

第二步：在趾短屈肌和足底内侧肌群之间找出并观察足底内侧动、静脉和神经。抬起趾短屈肌，找出并观察足底方肌、趾长屈肌腱以及斜过足底方肌浅面的足底外侧动、静脉和神经。

五、提要

下肢的结构与上肢类似，也分 5 层。在浅筋膜层内有浅血管、皮神经、浅淋巴结和浅淋巴管。浅静脉和皮神经的主干往往伴行，重要的浅静脉有大隐静脉、小隐静脉以及大隐静脉根部的 5 个属支。下肢深筋膜发达，在耻骨结节外下方 3～4 cm 处的阔筋膜上有隐静脉裂孔，内有静脉和淋巴管等通过。在大腿外侧有强韧的髂胫束，在踝关节周围有约束肌腱的支持带。血管神经干层内有一些重要的肌间结构和肌间隙，如：肌腔隙，血管腔隙，股鞘，股管，股三角，收肌管，腘窝，臀大肌下间隙，梨状肌上、下孔等。这些间隙内有血管神经干通过，并充填疏松结缔组织，彼此间可以连通，成为炎症蔓延的途径。股管是一个薄弱处，可引起股疝。下肢神经干在经过中有几处靠近骨和关节，在发生关节脱位或骨折时，容易伤及其邻近的神经干。

下肢复习思考题

一、名词解释

1. 髂胫束　2. 隐静脉裂孔　3. 股环　4. 踝管　5. 阔筋膜　6. 血管腔隙　7. 肌腔隙

二、问答题

1. 下肢主要的体表标志有哪些?
2. 简述下肢静脉的起始、注入、主要经过和临床意义。
3. 简述下肢重要肌间结构的围成、内容及交通。
4. 从解剖学上分析下肢静脉曲张的原因以及进行大隐静脉高位结扎治疗时的注意点。
5. 试述臀肌注射的安全部位。
6. 试述臀大肌下间隙与周围的通连情况，此间隙若有感染，可能向哪些部位蔓延?
7. 试分析臀上皮神经损伤综合征及梨状肌损伤综合征的解剖学基础。
8. 试述坐骨神经、胫神经和腓总神的行程，坐骨神经干阻滞的注射部位选取何处最为简便、准确。
9. 股骨下段骨折为何容易导致动脉出血?

三、寻找和辨认下列结构

1. 大隐静脉　2. 腹股沟浅淋巴结　3. 隐神经　4. 耻骨肌　5. 股二头肌
6. 股神经　7. 胫前动脉　8. 腓总神经　9. 胫神经　10. 坐骨神经
11. 股直肌　12. 缝匠肌　13. 小腿三头肌　14. 股薄肌

（薛延军）

第六章　体　　腔

体腔是由体壁围成之腔。体腔可分为胸腔、腹腔和盆腔 3 部分。各部分又可分为浆膜腔和浆膜外腔两区。胸腔与腹腔之间以膈分隔；腹腔与盆腔以小骨盆上口（界线）为界，两者彼此相通。

第一节　胸　　腔

一、境界

胸腔(thoracic cavity)由胸壁和膈围成，内衬以胸内筋膜，上方经胸廓上口与颈部相连，下方借膈与腹腔相隔。胸腔中间有矢状位的纵隔（为浆膜外腔的主要部分），两侧为左、右胸膜腔（即浆膜腔）以及突入腔内的左、右肺。胸腔内主要内容有胸膜，气管和主支气管，左、右肺，食管，心，心包和心包腔，出入心的大血管，淋巴结，胸导管和神经等。

二、胸膜腔和肺

（一）*胸膜与胸膜腔*

1. 胸膜的分部　**胸膜**（pleura）可分为脏胸膜（肺胸膜）和壁胸膜。**脏胸膜**（visceral pleura）覆盖于肺表面。**壁胸膜**（parietal pleura）覆盖于胸壁内面、膈上面和纵隔侧面等处。根据其衬贴部位不同，可分为**肋胸膜**（costal pleura）、**膈胸膜**（diaphragmatic pleura）、**纵隔胸膜**（mediastinal pleura）和**胸膜顶**（cupula of pleura）（颈胸膜）。胸膜顶为肋胸膜与纵隔胸膜经胸廓上口突向颈根部，绕于肺尖周围。纵隔胸膜中部包绕肺根并与脏胸膜相移行，在肺根下方形成一双层浆膜皱襞，连于肺的内侧面与纵隔外侧面之间，称为**肺韧带**（pulmonary ligament），是肺手术的标志性结构。脏胸膜与壁胸膜在肺根处相互延续，围成密闭的潜在性间隙，即**胸膜腔**（pleural cavity），围于左、右肺的周围，内有少量的浆液（约 1～2 ml），以利于肺的呼吸活动。

壁胸膜的厚薄以及各处附着情况有所不同，一般在脊柱的两侧胸膜最厚，附着最松。第 1 至第 3 肋软骨处附着较松，但在心包、膈、第 7 肋以下区域等处附着较紧，胸膜亦较薄，难以剥离。

2. 胸膜返折线的体表投影　是指壁胸膜各部互相返折部位在体表的投影（图 6－1、6－2）。

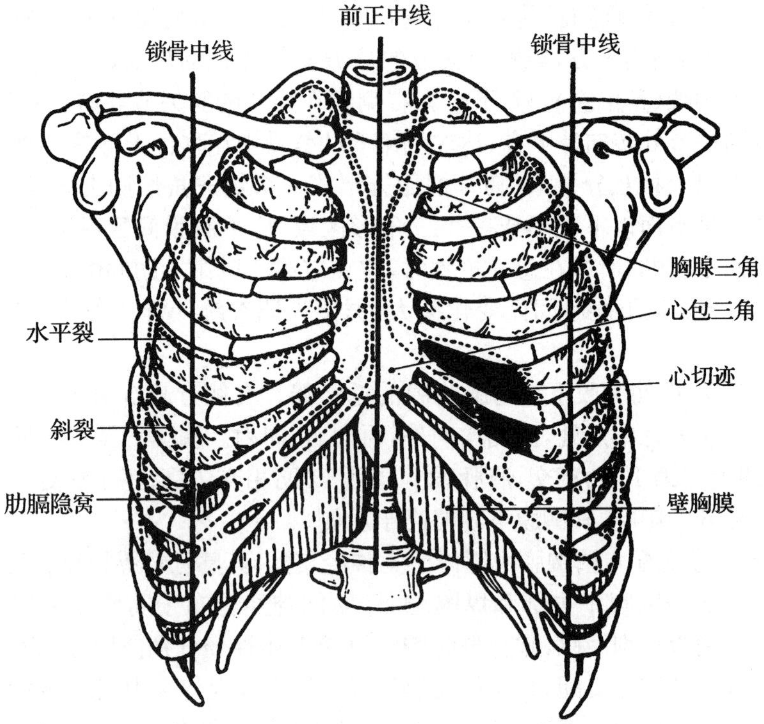

前正中线
锁骨中线
锁骨中线
胸腺三角
心包三角
水平裂
心切迹
斜裂
肋膈隐窝
壁胸膜

图 6-1　肺及胸膜的体表投影(前面)

后正中线
斜裂
斜裂
肩胛线
肩胛线
肺下界
肋膈隐窝
壁胸膜断面
壁胸膜
胸膜下界

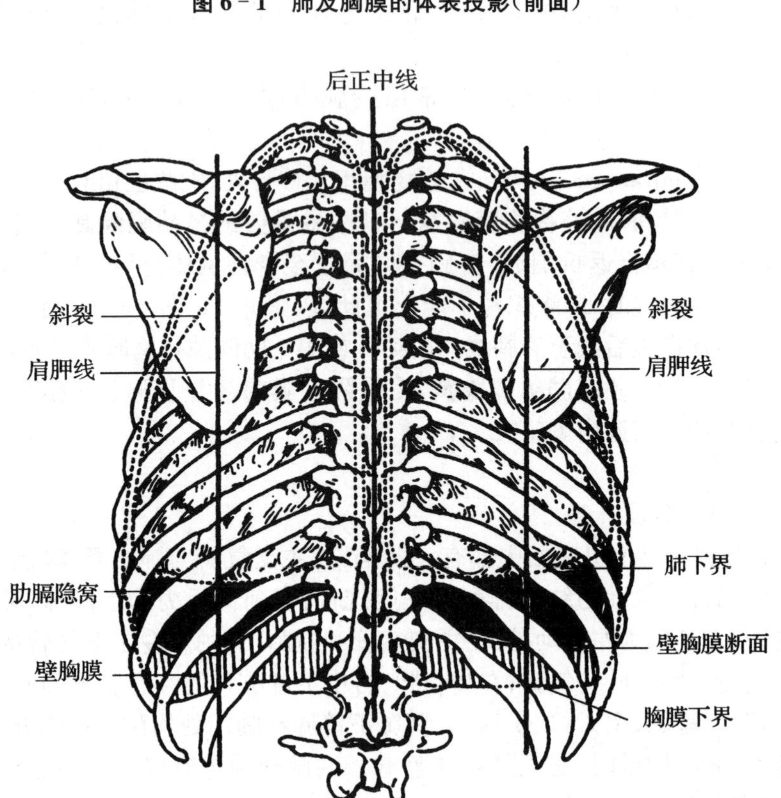

图 6-2　肺及胸膜的体表投影(后面)

（1）胸膜前界：即纵隔胸膜前缘和肋胸膜的返折线，两侧均起自胸膜顶（锁骨内侧1/3上方2.5 cm处），斜向内下方，经胸锁关节的后方至胸骨柄的后面，约在第2胸肋关节水平，左右靠拢，沿中线（稍偏左）垂直下行。右侧者在第6胸肋关节处向右移行于下界。左侧者于第4胸肋关节处转向外下方，达左侧第6肋软骨中点移行于下界。两侧胸膜前界于第2肋软骨平面以上相互分开，在胸骨柄后方形成一个倒三角形的**上胸膜间区**或称**胸腺三角**。第4肋软骨平面以下也形成一个三角形区域，称**下胸膜间区**或称**心包三角**。此处心包直接与胸前壁相贴，所以在急症抢救时，常在左第4或第5肋间隙胸骨旁进行心腔穿刺，以免损伤胸膜。但下胸膜间区变化甚大，据国人调查统计资料表明，有6%的个体该区缺如。

（2）胸膜下界：即肋胸膜下缘与膈胸膜的返折线。右侧者起自第6胸肋关节的后方，左侧者起自第6肋软骨中点处，两侧均向外，再向后、向内。胸膜下界于锁骨中线上与第8肋相交，腋中线上与第10肋相交，肩胛线上与第11肋相交，在后正中线处平第12胸椎棘突。右侧由于受肝的影响，其胸膜下界略高于左侧。

3. 胸膜的神经支配　壁胸膜由躯体感觉神经支配，其感觉经膈神经和肋间神经传入。膈神经分支分布于膈胸膜中央部和纵隔胸膜，肋间神经分布于肋胸膜和膈胸膜周围部。壁胸膜对疼痛的刺激特别敏感，胸膜炎时胸痛可沿上述神经分别向胸腹壁和颈肩部放射。脏胸膜则由内脏感觉神经支配，感觉经交感神经或迷走神经传入中枢，痛阈较高。

4. 胸膜与临床的关系　胸膜腔内为负压，对肺泡扩张具有决定性作用。若胸膜损伤，外界空气进入腔内，负压消失，肺即塌陷，形成气胸，严重者还可导致纵隔摆动，甚至危及病人生命。

胸膜血液供应丰富。在肺切除时，常以胸膜覆被主支气管及其分支的残端，加以保护。

5. 胸膜隐窝（pleural recesses）　在壁胸膜相互移行处，胸膜腔留有一定的间隙，在吸气时，肺也不会深入其间，此处称**胸膜隐窝**。其中最重要的是**肋膈隐窝**（又称肋膈窦），由肋胸膜与膈胸膜互相移行返折围成，自剑突向后下至脊柱两侧，呈半环形。后部较深，为胸膜腔最低处，当深吸气时，肺组织也不能充填此处（图6－1、图6－2）。胸膜炎症的渗出液常积聚于此，通常在腋后线至肩胛线间的第8或第9肋间隙行胸膜腔穿刺，抽取胸水，以减轻对肺的压迫。此外，还有**肋纵隔隐窝**，由纵隔胸膜前缘与肋胸膜互相移行形成，以左侧较为明显，在肺的心切迹内侧。

（二）肺

1. 位置、分叶与分段　略。

2. 肺门和肺根　肺的纵隔面中部有一凹陷，为主支气管与肺血管、淋巴、神经出入之处，称**肺门**。肺门处出入肺的结构排列有一定规律：自前向后为肺上静脉、肺动脉和主支气管；自上向下，左肺门为左肺动脉、左主支气管和左肺下静脉，左主支气管的前方为左肺上静脉；右肺门为右肺上叶支气管、右肺动脉、右中下叶支气管和右肺下静脉，在中下叶支气管前方为右肺上静脉（图6－3、6－4）。两肺下静脉在肺门处均位于最低处，包于肺韧带内。在肺切除切开肺韧带时，必须结扎该静脉。两肺根前方有膈神经和心包膈动、静脉，后方有迷走神经，下方有肺韧带。右肺根的前方尚有上腔静脉和右心房，后上方有奇静脉弓跨越；左肺根的上方尚有主动脉弓跨越，后方有胸主动脉。

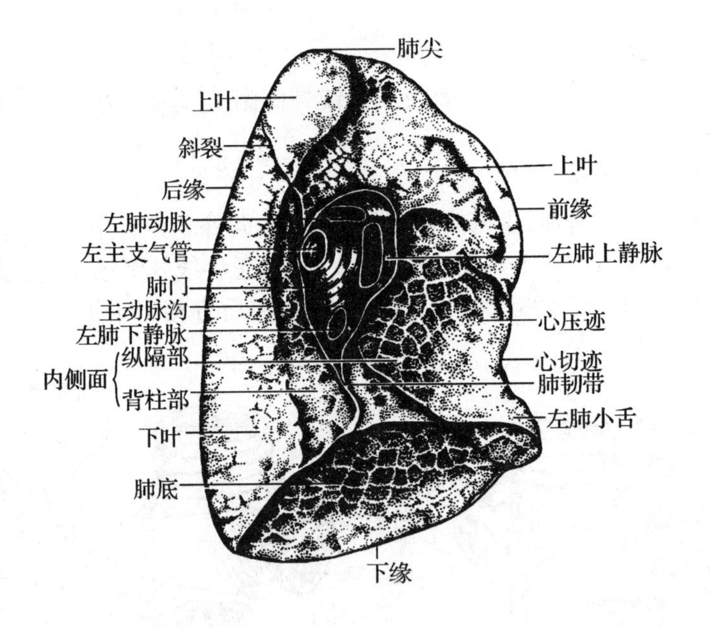

（1）左肺

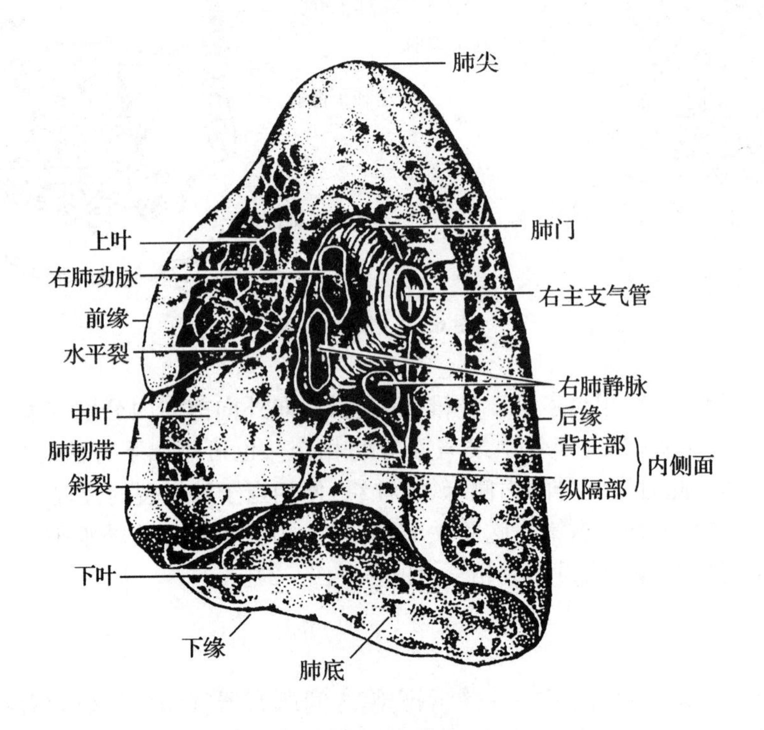

（2） 右肺

图 6-3　肺纵隔面

3. 肺的体表投影

肺尖：与胸膜顶一致，在前方其最高点在锁骨内侧 1/3 的上方约 2.5 cm，在后方相当于第 7 颈椎棘突高度。

前缘：与胸膜前返折线几乎一致。

下缘：高于胸膜下返折线，由两肺前缘末端起始，向外于锁骨中线上与第 6 肋相交，腋中线上越过第 8 肋，在肩胛线上与第 10 肋相交，近后正中线处平第 10 胸椎棘突高度。

肺门和肺根：在前方约对第 2～4 肋间隙前端，在后方相当于第 4～6 胸椎棘突高度。肺根结构见图 6-4。

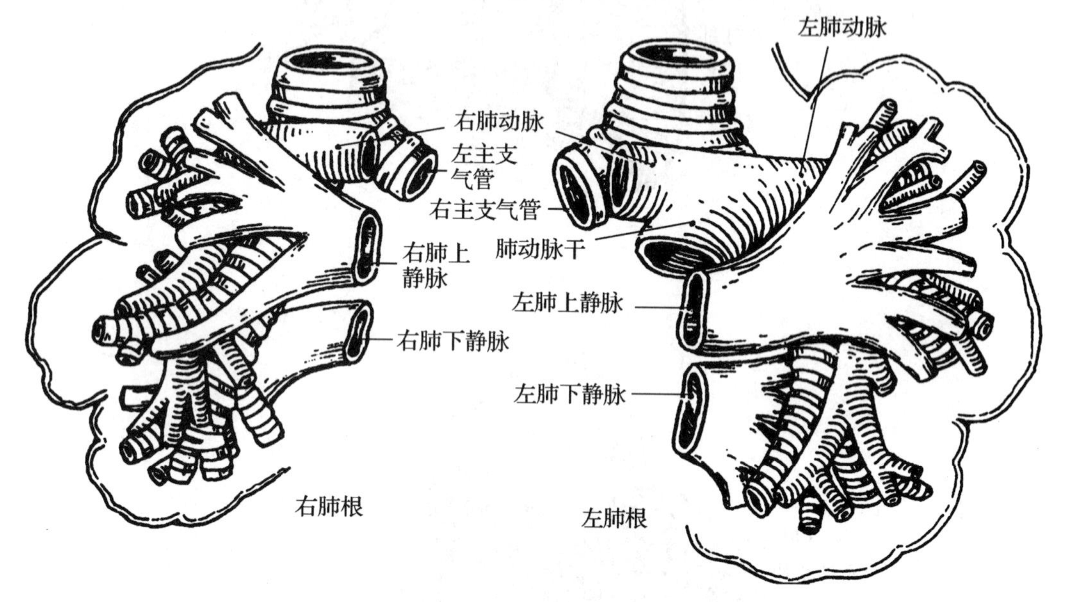

图 6-4　肺根结构

肺斜裂：由后正中线相当于第 3 胸椎棘突起始，向外向前向内分别在肩胛线与第 4 肋相交，腋中线与第 4 肋相交，锁骨中线与第 6 肋相交。也可用以下方法确定：上臂高举过肩，两手置于颈后，此时肩胛骨的内侧缘（脊柱缘）便相当于肺斜裂的位置。

水平裂：右肺水平裂自右第 4 胸肋关节处向外，相当于第 4 肋的水平线。此线向外侧达腋中线处与相当于斜裂的投影线相交（图 6-1、6-2）。

三、纵隔

纵隔（mediastinum）是位于左、右纵隔胸膜之间所有器官和软组织的总称。纵隔的前界为胸骨和肋软骨，后界为脊柱胸段，两侧为左、右纵隔胸膜，上经胸廓上口与颈部相续，下界为膈。纵隔内主要内容有心包、心，出入于心底的大血管、气管、主支气管、食管、胸导管、神经、淋巴管、淋巴结、胸腺以及结缔组织等。纵隔的区分方法甚多，通常以胸骨角至第 4、5 胸椎体间的平面为界，将纵隔分为上纵隔和下纵隔。下纵隔又以心包分为前、中、后三部：前纵隔位于胸骨和心包之间；后纵隔位于心包与脊柱之间；中纵隔为心包所占的部位（图 6-5）。

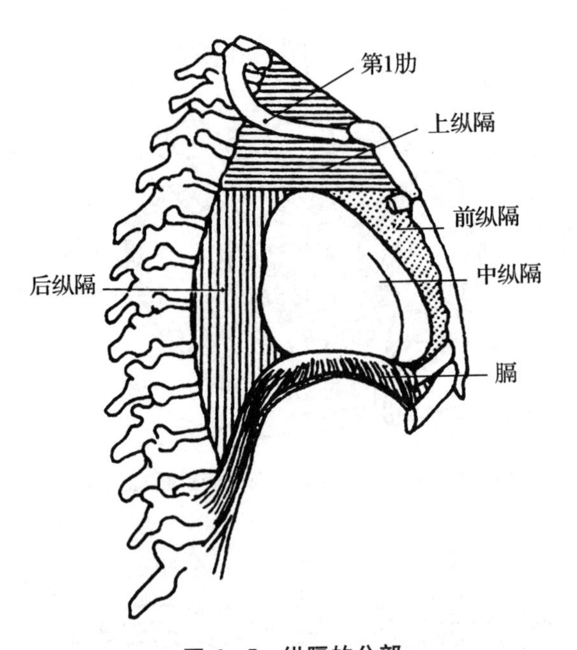

图 6-5　纵隔的分部

（一）上纵隔

上纵隔(superior mediastinum)大致可分为 6 层(图 6-6、6-7、6-8)。

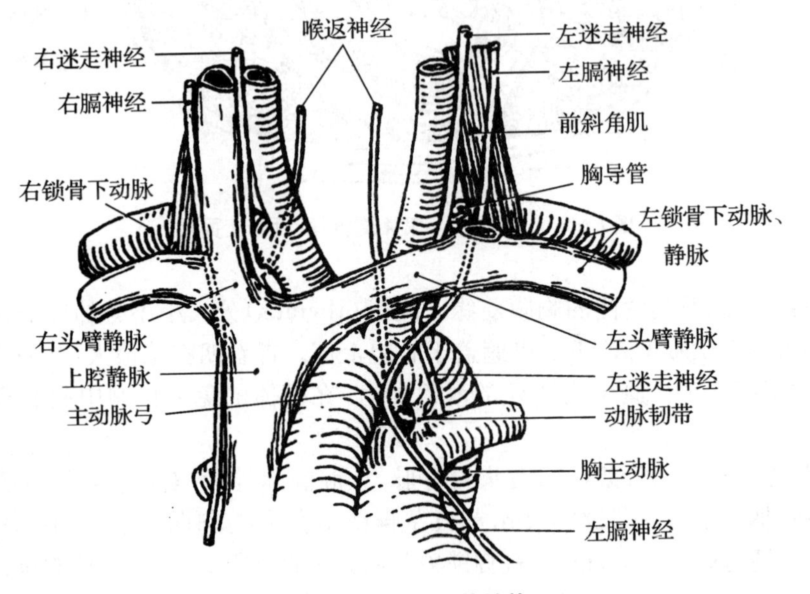

图 6-6　上纵隔的结构

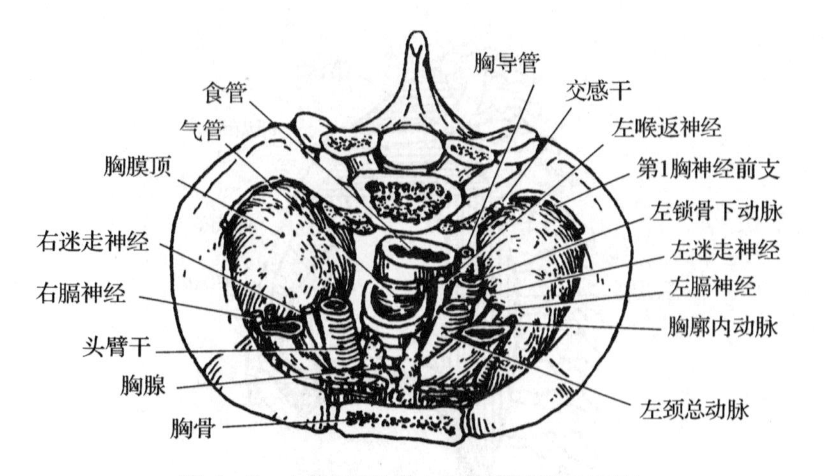

图 6-7　上纵隔(平第 1 胸椎横断面)上面观

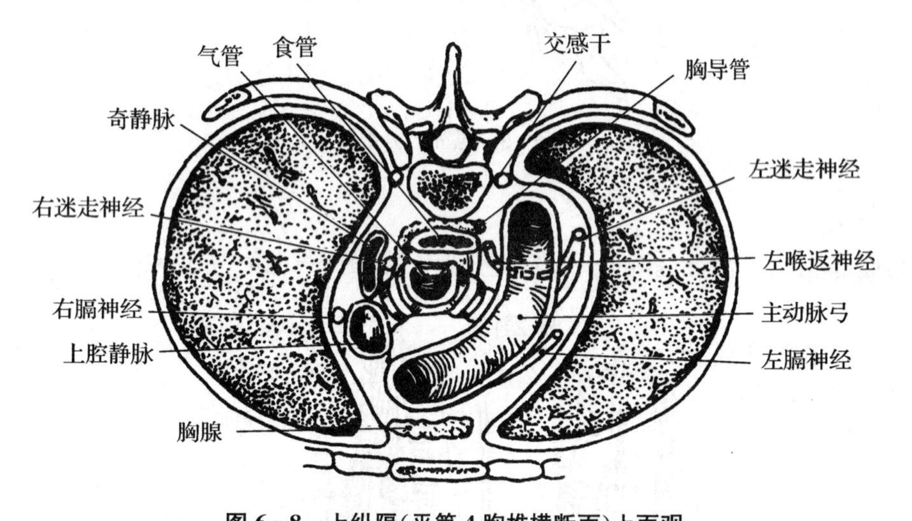

图 6-8　上纵隔(平第 4 胸椎横断面)上面观

第一层:为胸腺及其两侧的胸膜前缘。**胸腺**(thymus)分大小不等的左右两叶。新生儿胸腺上端可达甲状腺下缘,下端可遮盖于心包上部。青春期胸腺最大,其后逐渐退化萎缩,并被脂肪组织代替。胸腺为重要的淋巴器官,在机体的免疫机制中起着极为重要的作用。

第二层:为大静脉血管架(左、右头臂静脉、上腔静脉等)和右膈神经。**左头臂静脉**位于胸腺和胸骨柄上半后方,长约 7 cm,起自左胸锁关节后方,斜向右下,越主动脉弓三大分支前方。**右头臂静脉**长约 3 cm,自右胸锁关节后方垂直下行。左、右头臂静脉在右第 1 胸肋结合处下缘后方合成**上腔静脉**(superior vena cava),后者于第 1、2 肋间隙前端后方,主动脉弓和主动脉升部右侧下降入心包,开口于右心房。在右肺根上方有奇静脉汇入上腔静脉。上腔静脉的右前方有右膈神经下行。

第三层:有大动脉血管架(主动脉弓及其分支)、心包膈血管、左膈神经、左迷走神经。**主动脉弓**(arch of aorta)位于胸骨柄后方,于右侧第 2 胸肋关节处续自升主动脉,于第 4 胸椎体下缘左侧移行为胸主动脉。主动脉弓向上由右向左依次发出头臂干、左颈总动脉和左锁骨下动脉三大分支。主动脉弓前方自右向左分别有心包膈血管、左膈神经和左迷走神经下行,下方有肺动脉干及其分支、动脉韧带、左喉返神经、左主支气管等。临床上将左膈神经(前)、左迷走神经(后)、左肺动脉(下)围成的三角称为**动脉导管三角**。动脉韧带位于此三角内。左喉返神经紧靠动脉韧带左侧绕主动脉弓上升,是手术时寻找动脉导管的标志。

第四层:有气管胸段、主支气管及其周围的淋巴结、右迷走神经。气管胸段位于正中,相当于胸骨柄后方,长约 5 cm,平胸骨角分为左、右主支气管。气管前方有主动脉弓、头臂干、左头臂静脉、左颈总动脉起始部和胸腺等;后方有食管;左侧为主动脉弓、左颈总动脉、左锁骨下动脉和左迷走神经;右侧有奇静脉弓、右迷走神经;左后方有左喉返神经;右前方有右头臂静脉和上腔静脉。左主支气管约在第 6 胸椎椎体高度入左肺门,其上方有主动脉弓跨越,前上方有左肺动脉,后方邻接食管、胸主动脉等。右主支气管约在第 5 胸椎椎体高度入右肺门,其后上方有奇静脉弓跨越,下前方则为右肺动脉。

第五层:为食管胸部、主动脉弓末段(见下纵隔)。

第六层:有胸导管、奇静脉和副半奇静脉、肋间后血管、肋间神经以及交感干。在第 4、5 胸椎体高度以上,胸导管位于食管的左后方,在左纵隔胸膜覆盖下上行到颈根部,跨过左胸膜顶,注入左静脉角。右侧有奇静脉。左侧有副半奇静脉。在脊柱两侧有肋间后血管、肋间神经以及胸交感干等。

(二) 下纵隔

下纵隔(inferior mediastinum)可分为前纵隔、中纵隔和后纵隔,亦有将之分为 4 层:第 1 层相当于前纵隔;第 2 层相当于中纵隔;第 3、4 层相当于后纵隔。第 4 层为上纵隔第 6 层的延续(图 6-9)。

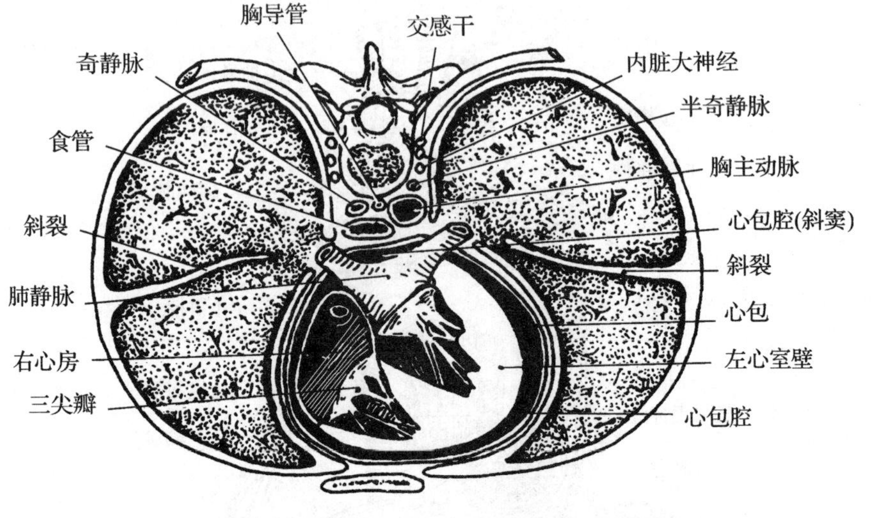

图 6-9 下纵隔(平第 8 胸椎横断面)上面观

1. **前纵隔** 亦称心包前间隙,位于胸骨后和心包前面之间,含有少量疏松结缔组织、纵隔前淋巴结和胸廓内动脉的分支。

2. **中纵隔** 为心包和心所在部位,内有心包、心、心底大血管、膈神经、心包膈血管、心丛和淋巴结等。

(1) **心包**(pericardium):为包裹心及心底大血管的纤维膜囊。外层为**纤维心包**(fibrous pericardium),其上方附于心底大血管根部,并与其外膜相移行,下方紧贴于膈的中心腱。内层为**浆膜心包**(serous pericardium),浆膜心包壁层在心底大血管根部与覆盖在心脏表面的浆膜心包脏层(即心外膜)移行。浆膜心包的脏、壁两层之间密闭的腔隙称为**心包腔**(pericardial cavity),内有少量的浆液。心包腔中位于升主动脉、肺动脉干与上腔静脉、左心房之间的间隙称为**心包横窦**(transverse sinus of pericardium)(图 6-10)。心脏直视手术时,可通过心包横窦暂时中断主动脉和肺动脉血流。在左心房的后方、左、右肺静脉、下腔静脉与心包后壁之间,有一斜向右上方的盲囊,称为**心包斜窦**(oblique sinus of pericardium)。浆膜心包壁层的前壁移行至下壁(膈上面)处为心包前下窦,是心包腔最低处,心包腔积液常积聚于此。心包前壁的上、下部有结缔组织与胸骨相连,称胸骨心包韧带,起固定心包的作用。心包后方有主支气管、食管、胸主动脉、胸导管、奇静脉和半奇静脉等。两侧邻接纵隔胸膜,并有膈神经、心包膈血管自上而下穿行于心包与纵隔胸膜之间(图 6-9、6-10、6-15、6-16)。

(2) **心**(heart):位于中纵隔,相当于胸骨下部及左侧第 3～6 肋软骨的后方。心脏的前面主要由右心室和部分左心室构成。在下胸膜间区(心包三角),心前壁隔着心包与胸骨体左侧半及左侧第 4～6 肋软骨相邻,故心腔注射多在左第 4～5 肋间隙的胸骨左缘进针(主要刺入右心室)(图 6-1)。其余部分则被胸膜和肺所覆盖。心脏的后面主要为左心房以及部分右心房,隔心包与食管、胸主动脉、主支气管、左迷走神经等相邻(图 6-9、6-10、6-16),所以,食管 X 线片可见左心房压迹,并借此可早期判断左心房有否扩大等。

心的体表投影:可依下述 4 点及其连线确定(图 6-11)。

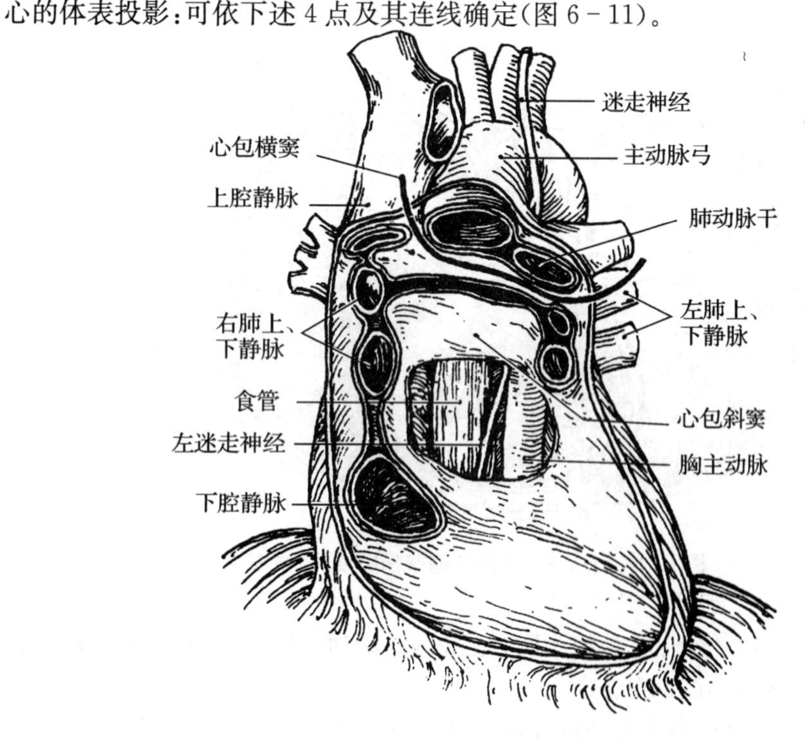

图 6-10 心包及心包窦

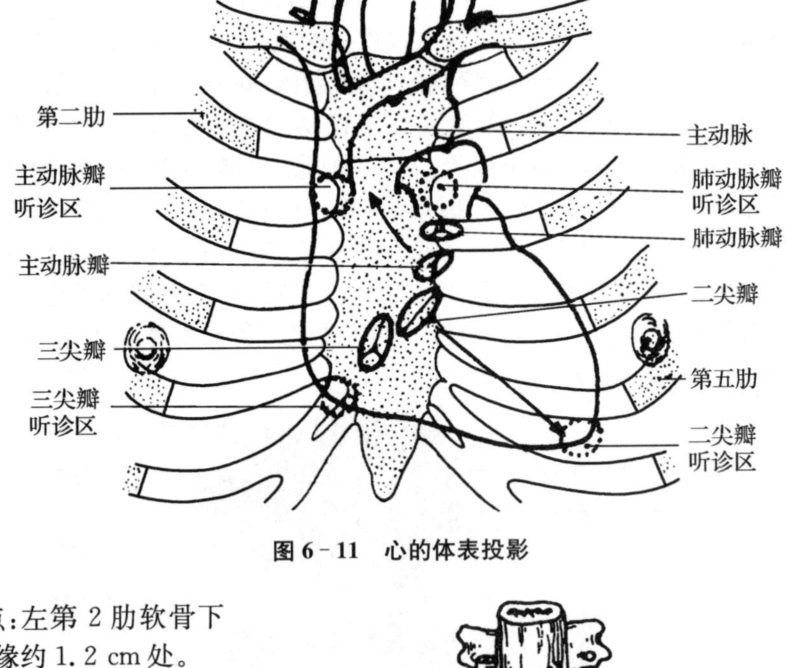

图 6-11　心的体表投影

左上点：左第 2 肋软骨下缘，距胸骨缘约 1.2 cm 处。

右上点：在右第 3 肋软骨上缘，距胸骨缘约 1 cm 处。

左下点：在左第 5 肋间隙，左锁骨中线内侧 1～2 cm 或距前正中线 7～9 cm 处。

右下点：在右第 6 胸肋关节处。

连接上述 4 点的线即为心的体表投影。

（3）**膈神经**(phrenic nerve)：经胸廓上口入胸腔。右膈神经沿右头臂静脉和上腔静脉右侧下行。左膈神经在左颈总动脉和左锁骨下动脉之间下行，越主动脉弓的前方。然后左、右膈神经行于肺根前方，经纵隔胸膜与心包之间下行至膈。其运动纤维分布于膈，感觉纤维分布于胸膜、心包和膈下面的腹膜；右膈神经的感觉纤维还分布于肝、胆囊、胆总管等。

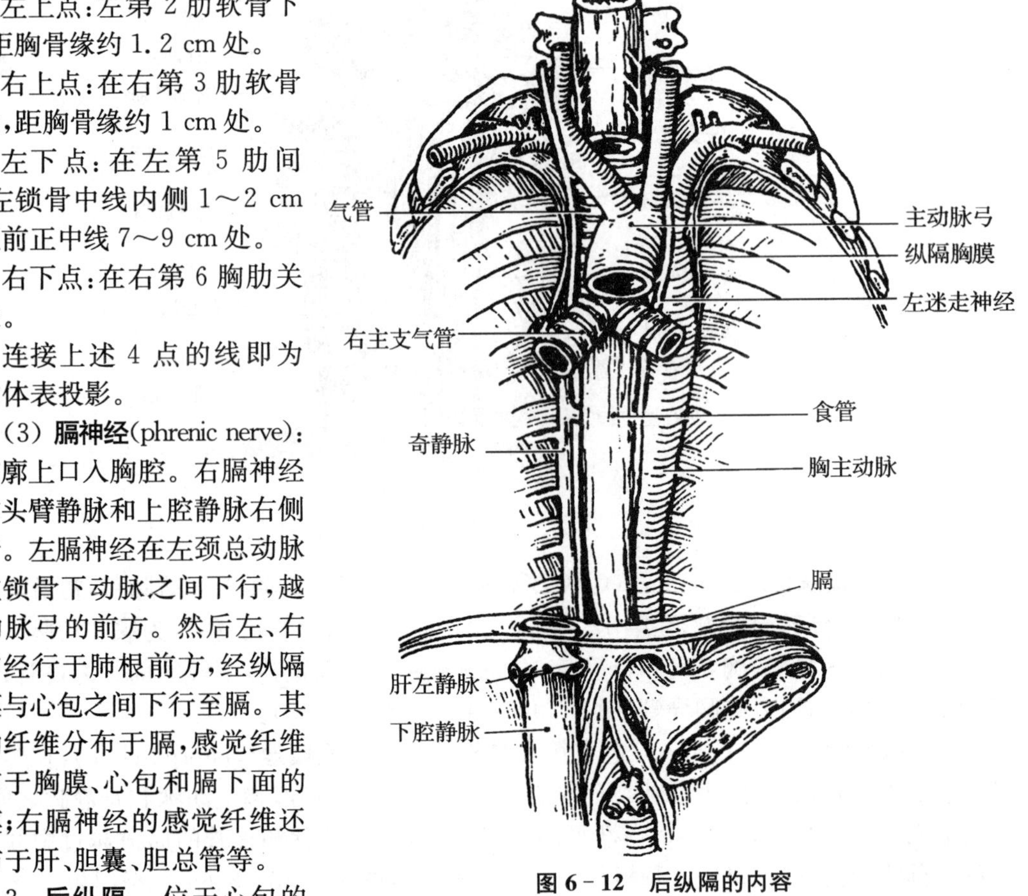

图 6-12　后纵隔的内容

3. **后纵隔**　位于心包的后面和下 8 个胸椎之间，其主要内容有(图 6-7、6-8、6-9、6-12、6-13、6-14、6-15、6-16)：

(1) **食管胸部**:在上纵隔位于气管和脊柱之间,居正中线略偏左。经主动脉弓末端的右方沿胸主动脉的右侧下行,约于第 7 胸椎高度逐渐偏左,在第 8、9 胸椎椎体平面斜越胸主动脉至其左前方,平第 10 胸椎高度穿膈的食管裂孔入腹腔,移行为食管腹部。

食管的前方由上而下依次与气管、左主支气管、左心房等相邻。后方与脊柱之间形成食管后间隙,内有奇静脉和胸导管下段等。左邻左颈总动脉、左锁骨下动脉、胸导管上段、主动脉弓和胸主动脉等。右邻奇静脉和纵隔胸膜。在右肺根以下,纵隔胸膜还延伸到食管后方,形成食管后隐窝。食管全长有 3 个生理狭窄:第一个狭窄位于咽与食管相续处,平对第 6 颈椎;第二个狭窄位于左主支气管的后方,平对第 4 胸椎椎体下缘;第三个狭窄位于食管穿膈的食管裂孔处,平对第 10 胸椎。这些狭窄常为异物滞留处(图 6-7、6-8、6-9、6-12、6-13、6-15、6-16)。

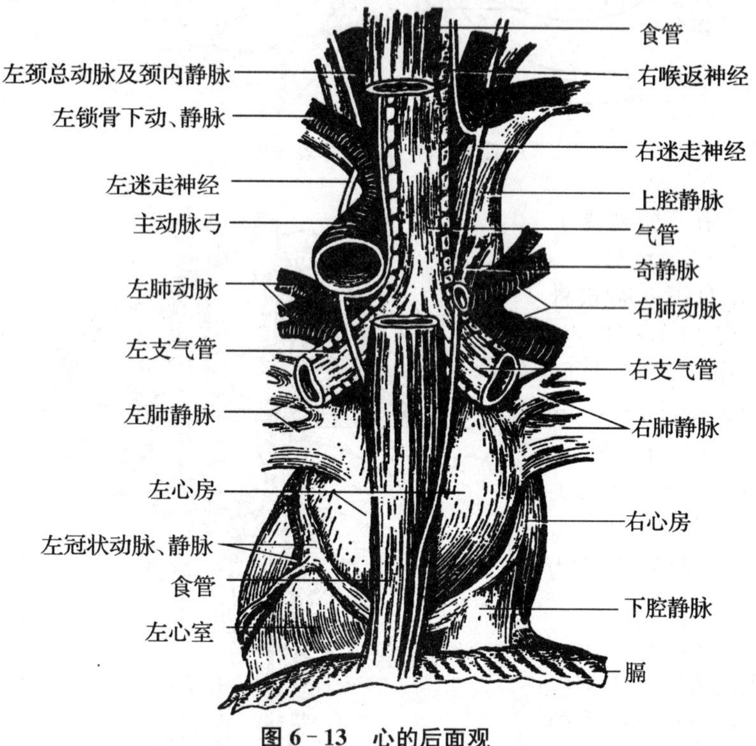

图 6-13 心的后面观

(2) **胸主动脉**(thoracic aorta):平第 4 胸椎椎体下缘左侧续于主动脉弓,初沿脊柱左侧下行,然后逐渐转至前方,在第 12 胸椎高度穿膈的主动脉裂孔,移行为腹主动脉。胸主动脉上段右侧为食管、胸导管和奇静脉,左前方被纵隔胸膜覆盖,下段的前方为食管,左后方为半奇静脉,右后方为胸导管(图 6-9、6-12、6-13、6-15)。

(3) **胸导管**(thoracic duct):起自第 1 腰椎体前面的**乳糜池**(cisterna chyli),在腹主动脉的右后方上行,穿膈的主动脉裂孔入后纵隔,在食管的后方,胸主动脉和奇静脉之间,沿脊柱的右前方上行,达第 4～5 胸椎平面时,逐渐从胸主动脉和食管的后方越过中线至脊柱的左前方,经胸廓上口进入颈根部,注入左静脉角(图 6-7、6-8、6-9、6-14)。

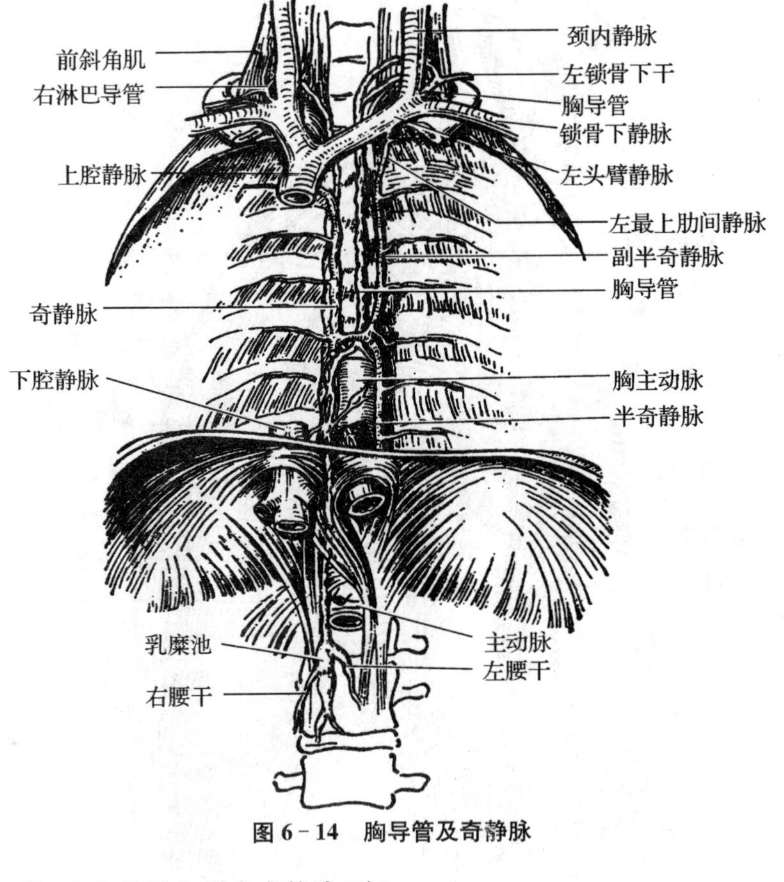

图 6-14 胸导管及奇静脉

(4) 奇静脉、半奇静脉和副半奇静脉(略)。

(5) **胸交感干**:位于脊柱的两侧,奇静脉和半奇静脉的外侧,由 11～12 对胸交感神经节和节间支组成。其上段位于肋头和肋间后血管的前面,下段则逐渐内移。上 5 对胸交感神经节的分支主要分布于胸腔脏器;第 6～9 对及第 10～11 对胸交感神经节发出分支分别组成**内脏大神经**(greater splanchnic nerve)和**内脏小神经**(lesser splanchnic nerve),穿膈入腹腔,终于**腹腔神经节**(celiac ganglia)和主动脉肾神经节,其节后纤维参与组成腹腔丛(图 6-15、6-16)。

(三) 纵隔内淋巴结

纵隔淋巴结主要有纵隔前淋巴结、气管支气管淋巴结和纵隔后淋巴结。

1. **纵隔前淋巴结**(anterior mediastinal lymph nodes)　分布于上腔静脉、头臂静脉、主动脉弓及其分支和心包前方,收集心包前部、心及纵隔胸膜等处的淋巴,还接纳膈和肝的部分淋巴。其输出管参与组成支气管纵隔干。

2. 气管、支气管及肺的淋巴结　数目较多,分布于气管两侧、气管杈和主支气管周围,包括**气管旁淋巴结**、**气管支气管淋巴结**(该群淋巴结又分为**气管支气管上、下淋巴结**两组)、**支气管肺门淋巴结**,收集肺、主支气管、气管胸部和食管的淋巴。其输出管和纵隔前淋巴结输出管汇合,组成左、右支气管纵隔干,分别注入胸导管和右淋巴导管。

3. **纵隔后淋巴结**(posterior mediastinal lymph nodes)　位于心包的后方,食管胸部和胸主动脉的周围,收纳这些部位和肝的淋巴,其输出管多直接注入胸导管。

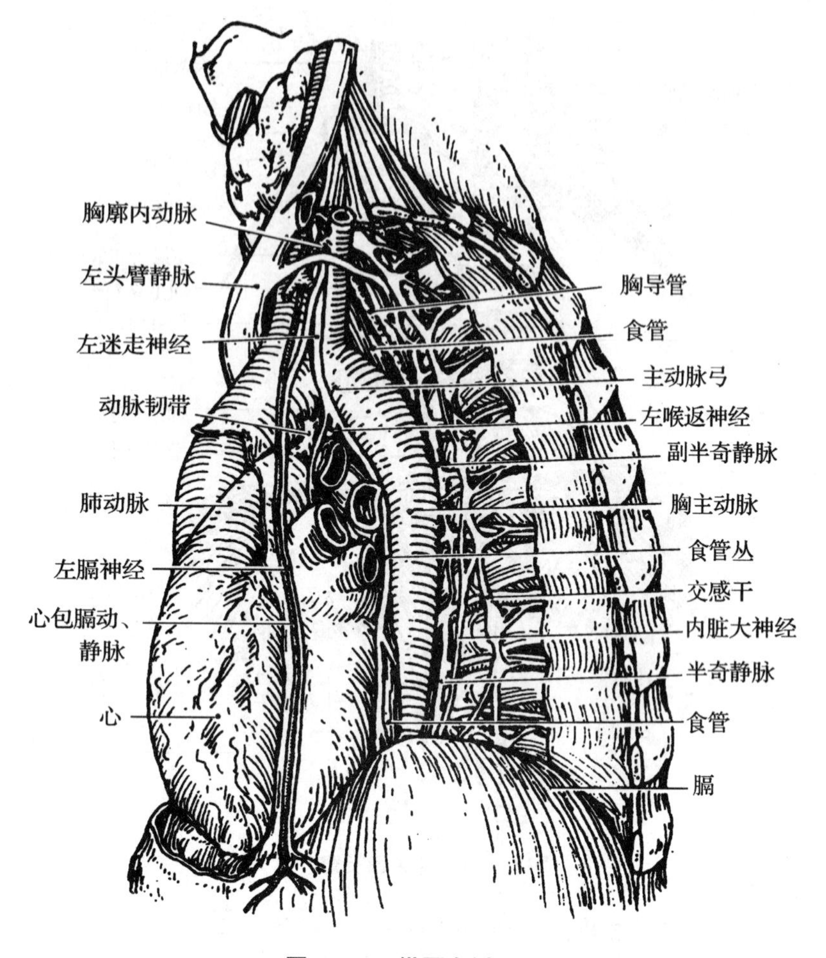

图 6-15　纵隔左侧面观

(四) 纵隔的侧面观

1. 左侧面观　纵隔左侧面中部有左肺根，其前下方为心包形成的隆凸，自隆凸向上有弧形跨越肺根上方的主动脉弓及弓上发出的左颈总动脉和左锁骨下动脉。弓向左后下续为胸主动脉。胸主动脉行于肺根和心包的后方。在其后方有左交感干和内脏大神经等。胸导管和食管上部在左锁骨下动脉的后方，食管下部在心包下半部与胸主动脉间。膈神经和心包膈动、静脉在主动脉弓左前方，经肺根前方沿心包下行至膈。左迷走神经于主动脉弓左前方，经肺根后方至食管前方下行(图 6-15)。

2. 右侧面观　纵隔右侧面中部有右肺根。其前下方有心包形成的隆凸，该隆凸远小于左侧，沿心包隆凸向上至胸锁关节高度有上腔静脉和右头臂静脉。心包隆凸的后下方有下腔静脉，在上腔静脉和心包的右侧面以及肺根的前方有右膈神经和心包膈动、静脉。肺根后方有奇静脉绕至肺根的上方(图 6-16)。

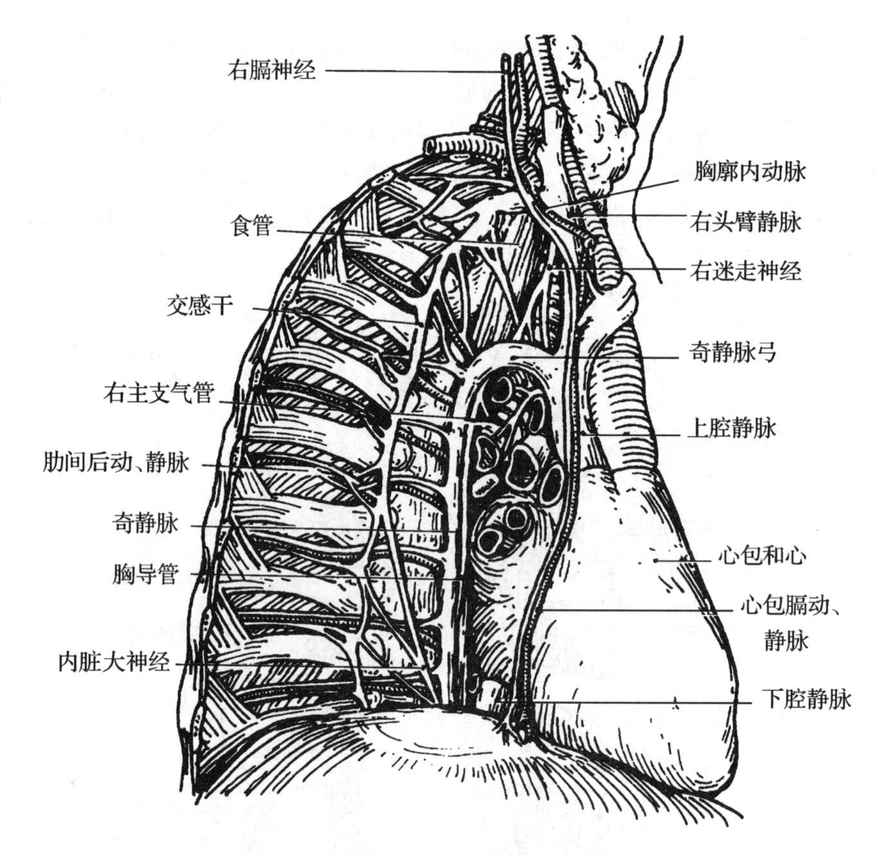

图 6－16　纵隔右侧面观

四、胸腔的解剖

（一）目的要求

重点认识纵隔内的主要结构及其毗邻关系，肺根、肺门的结构及排列，以及胸膜返折线和肺的体表投影。

（二）操作与检视步骤

1. 打开胸、腹前壁，剖查胸壁内面的结构。

第一步：沿锁骨外、中 1/3 交点至腋中线，向下至髂嵴，依次切开各肋间隙的软组织，并从切口伸入手指，分离胸膜壁层，完全暴露出将被切断处的肋骨。注意第 1 肋切断处需在前斜角肌止点的内侧。

第二步：先用手锯锯断锁骨（或从胸锁关节处解离该关节），切断附于锁骨内侧半下面的锁骨下肌，尔后用肋骨剪伸入切口，依次剪断肋骨。

第三步：切开腹肌，注意不要切破壁腹膜。

第四步：在胸骨上方切断胸骨舌骨肌和胸骨甲状肌，钝性分离胸骨后方的软组织，同时在胸骨柄附近切断胸廓内血管。

第五步：翻开胸前壁，边翻开边分离胸膜壁层，力求胸膜壁层完整。

第六步：在肋弓处钝性断离膈起始部。

第七步：分离腹膜壁层，并保留脐于腹膜上。

第八步:清除胸前壁内面的薄层胸内筋膜,观察胸前壁内面结构:①肋间最内肌:只分布在肋间隙的中部,肌纤维方向与肋间内肌一致,可跨越 1 个以上的肋间隙。②胸横肌:起于胸骨体下段的后面,4 个肌束呈辐射状展开,止于第 3～6 肋的后面。③胸廓内动、静脉:循血管行程切开胸横肌,追踪该血管至其分为腹壁上血管和肌膈血管处,并注意在肋间隙处的肋间前支和穿支等(图 6-17)。④胸前壁的淋巴结:在每个肋间隙前端的胸廓内血管周围各有 1～2 个胸骨旁淋巴结,试找出其中一个。

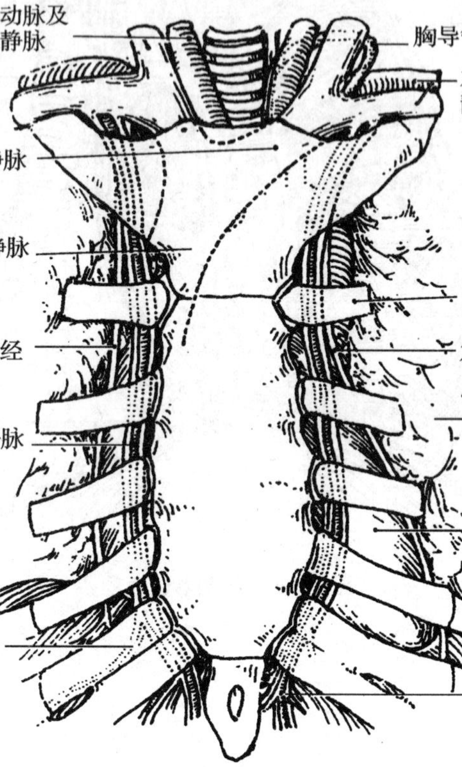

图 6-17　胸廓内血管

2. 解剖胸膜、胸膜腔和肺

第一步:沿锁骨中线切开肋胸膜长约 3～4 cm,用刀柄插入胸膜腔,探查胸膜的前返折线和下返折线,观察其位置与体表标志的关系,加以记录,并与教材对照有何差别。

第二步:清理上胸膜间区和下胸膜间区,注意它们的位置、大小。

第三步:在左第 4～5 肋间隙处,测量胸廓内血管距胸骨左侧缘的距离,结合下胸膜间区(心包三角)的情况,思考心腔注射应在何处进针为好。

第四步:纵向延长胸膜切口,观察胸膜(肺胸膜、肋胸膜、膈胸膜、纵隔胸膜)的分布情况,并用手指伸入胸膜腔,向上探查胸膜顶,并定出胸膜顶的位置和体表投影,向下探查肋膈隐窝,观察它的形成、形状、位置等。

第五步:用手将肺前缘推向外侧,暴露肺根及其下方肺韧带,并探查肺韧带的联结情况。

第六步:观察肺在胸膜腔内的位置和形态,并定出肺尖、肺前缘、下缘、肺斜裂和水平裂的体表投影。

第七步：用镊子撕去肺根周围的胸膜，露出肺根，清理出肺上、下静脉，肺动脉，主支气管和淋巴结。注意不要损伤跨越左、右主支气管上方的主动脉弓和奇静脉弓。

第八步：观察肺根的组成内容，以及它们的位置排列关系，比较左、右两侧肺根的排列有何不同。

第九步：用手游离右肺根周围，在右肺门处切断肺根取出右肺（注意左侧不做此项操作），再次观察右肺根内容在肺门处的排列情况，观察后，将肺放回原位。

3. 解剖上纵隔

第一步：在正中线两侧分离两侧胸膜前缘，并各向外侧推开，显露出胸腺剩件和纵隔前淋巴结。

第二步：观察和游离胸腺以及纵隔前淋巴结。显露左、右头臂静脉，上腔静脉和右膈神经，观察其位置和行径。

第三步：从上腔静脉左侧向深层清理出主动脉弓及其分支和左膈神经、左迷走神经，观察其位置和行径。观察动脉导管三角的围成及内容。

第四步：从主动脉弓分支间向深侧分离出气管和支气管，观察气管旁淋巴结和气管支气管淋巴结。在气管右侧面找出右迷走神经。

第五步：整理已显露出来的各层次结构，并尽可能地恢复其原始位置关系。观察组成上纵隔的各层次的结构及其相互位置关系。

注：食管和胸导管上段待解剖后纵隔时清理。

4. 解剖下纵隔

第一步：清理心包前面和侧面，并在其两侧找出膈神经和心包膈血管，观察其位置和行径。

第二步：用剪刀在心包前面作尖向主动脉根部的“∧”形切口。将手指伸入心包腔内，检查浆膜心包脏、壁层和移行情况，观察心包横窦、斜窦和前下窦的位置，心的胸肋面外形。注意不要解剖心本身。

第三步：取出右肺，观察右纵隔胸膜分布情况，用手指探查是否有食管后隐窝存在。

第四步：在纵隔右侧面，右肺根下方，撕去部分纵隔胸膜，轻轻提起食管，找出行于奇静脉与胸主动脉之间的胸导管，并向上追踪胸导管上段的位置和行径。胸导管管壁较薄，请小心解剖，切勿损伤。

第五步：游离左肺周围的结构并翻向内上方，撕去肺根后方的纵隔胸膜，暴露胸主动脉和在其右前方的食管。观察胸主动脉与食管的位置关系。在左肺根下方分离食管与胸主动脉，找出食管支，并试找出支气管支，注意其数目和来源。

第六步：追踪食管胸部，注意观察食管胸部的位置与毗邻。

第七步：剥离胸椎侧面小部分胸膜，清理出肋间后动脉、静脉、肋间神经、交感干和内脏大、小神经。注意它们的位置和行径。①第 1、2 肋间后动脉发自锁骨下动脉的肋颈干，其余肋间后动脉及肋下动脉发自胸主动脉后壁。追踪肋间后动脉，观察其主干以及在肋角附近发出的副支的行径。②最上 2～3 对肋间后静脉注入同侧头臂静脉，其余均注入奇静脉系。③观察肋间神经的行径及与肋间后血管的关系。④观察奇静脉的行径，追踪半奇静脉和副半奇静脉的回流情况。⑤清理两侧交感干，注意每侧有几个胸交感神经节（椎旁节)、交感干与肋间神经之间的灰、白交通支以及内脏大、小神经的起源和行径。

五、提要

1. 胸腔由胸壁和膈围成，其形状和容积并不与骨性胸廓完全一致，因为膈穹隆从下方突向胸腔，而肺尖又超过胸廓上口突入颈部所致。胸腔内的结构主要为胸膜腔和纵隔。胸腔内最主要的脏器是心、肺等。

2. 胸膜腔由胸膜围成。胸膜壁层各部相互移行，形成胸膜隐窝，以肋膈隐窝最大，位置最低。由于肋膈隐窝的底位于肋弓的上方，在腹腔上部施行手术时，可切断肋弓而不致损伤胸膜。但肋膈隐窝后下方的最低点可低于第 12 肋椎关节平面以下，此处仅借膈与肾的上部相隔，行肾手术时必须谨慎，以免伤及胸膜。肋膈隐窝为胸膜腔的一部分，胸膜腔积液时，液体首先积存于此，因而肋膈隐窝又是穿刺抽液的理想部位。

3. 纵隔是左、右纵隔胸膜之间的器官借疏松结缔组织和脂肪合成的综合体，分隔左、右胸膜腔。其内的主要器官为心及出入心的大血管、气管、食管等。疏松结缔组织形成一些蜂窝组织间隙，向上与颈部的食管后间隙(咽后间隙)、椎前间隙和气管前间隙相沟通，向外经肺根与肺的间质相续，因此，肺泡破裂后，气体可沿气管周围的间质进入纵隔，形成纵隔气肿。纵隔气肿可向上扩散至颈部。颈部的感染等可扩散至纵隔。

4. 心位于下纵隔的中纵隔内，外包以心包。心包两侧面与纵隔胸膜间有膈神经及心包膈血管。急性心包炎时，可刺激膈神经出现呃逆。心包前下方有心包前下窦，是心包腔积液的积存处，为心包穿刺的理想部位。

5. 食管的邻接复杂而重要，部位不同邻接亦异。归纳之，前邻气管、左主支气管、主动脉弓、心包(左心房)、迷走神经食管丛和迷走神经前干；后邻脊柱、胸主动脉(第 9 胸椎以下)、右肋间后动脉、胸导管下段、奇静脉、迷走神经食管丛和迷走神经后干；左邻胸导管上段、左喉返神经、主动脉弓末段、胸主动脉；右邻奇静脉、纵隔胸膜及胸膜腔等。

胸腔复习思考题

一、名词解释

1. 肋膈隐窝　2. 肺根　3. 心包横窦　4. 动脉导管三角

二、问答题

1. 试述在肩胛线第 8 肋间隙从胸壁至胸膜腔的层次。
2. 试述胸膜的分部。
3. 试述上纵隔的层次及其主要内容。
4. 试述左、右肺根重要邻接的异同。
5. 试述胸膜和肺的体表定位。
6. 试述胸导管胸段的走行。
7. 试述膈神经和迷走神经在胸腔内的走行情况。

三、寻找下列结构

1. 胸廓内动脉　2. 喉返神经(左侧)　3. 动脉韧带　4. 奇静脉　5. 胸交感干
6. 内脏大神经　7. 胸导管(胸段)　8. 膈神经(胸部)　9. 迷走神经(胸部)

(左国平)

第二节　腹　　腔

一、概述

（一）境界

腹腔(abdominal cavity)的界限与腹壁的体表境界不一致，其顶是膈，呈穹隆形，突入胸腔；下界为骨盆界线，与盆腔相通；四周由腹壁围成。由于左、右侧膈穹顶部可分别达第5、4肋间隙水平，小肠等腹腔脏器也常位于小骨盆腔内，因此腹腔的实际范围远较腹部的体表的界限为大。

（二）分区

为了描述和确定腹腔脏器的位置，叙述临床症状、病变和损伤的部位，通常用两条水平线及两条垂直线将腹部分为9个区(图6－18)。上水平线为经过两侧肋弓下缘最低点的连线，下水平线为经过两侧髂结节的连线；两条垂直线分别为通过两侧腹股沟韧带中点的垂直线。由此分腹上区和左、右季肋区，脐区和左、右外侧区(腰区)，腹下区和左、右髂区(腹股沟区)。成人腹腔脏器在腹前壁的投影见表6－1。

表6－1　腹腔主要器官在腹前壁的投影

右季肋区	腹上区	左季肋区
右半肝大部分 部分胆囊 结肠右曲 部分右肾(上端)	右半肝小部分及左半肝大部分、胆囊、胃幽门部及部分胃体、十二指肠大部分、胰，两肾(部分)及肾上腺、胆总管、肝固有动脉和肝门静脉	左半肝小部分、胃贲门、胃底及部分胃体、脾、胰尾、结肠左曲、部分左肾
右外侧区	**脐区**	**左外侧区**
升结肠 部分回肠 右肾下部	胃大弯、横结肠、十二指肠小部分、部分空、回肠、左、右输尿管、腹主动脉和下腔静脉	降结肠 部分空肠 左肾下部
右髂区	**腹下区**	**左髂区**
盲肠 阑尾 回肠末端	部分小肠、部分乙状结肠 左、右输尿管 膀胱(充盈时)、子宫(妊娠期)	大部分乙状结肠 部分小肠

腹腔可由腹膜分为腹膜腔和腹膜后隙。

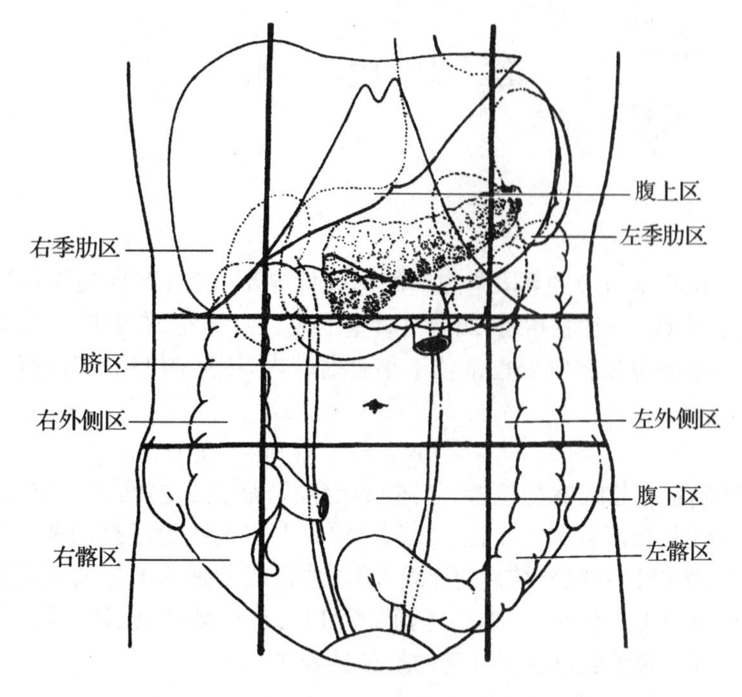

图 6-18　腹部的分区及重要器官的体表投影

二、腹膜腔

（一）腹膜腔分区及其间隙

腹膜（peritoneum）分为脏、壁两层。**脏腹膜**（visceral peritoneum）覆盖在腹腔脏器的表面，**壁腹膜**（parietal peritoneum）衬贴于腹壁、盆腔壁和膈的下面。两者在一定部位相互延续。脏、壁两层腹膜间所围成的腔隙，称**腹膜腔**（peritoneal cavity）。其以横结肠及其系膜分为结肠上区和结肠下区（图 6-19）。位于结肠上区的器官有肝、胆囊、脾、胃和十二指上半部；位于结肠下区的器官有十二指肠下半部，空肠、回肠、盲肠、阑尾和结肠等。上下两区借大网膜前面与腹前壁之间的狭隙相连通。炎症时，大网膜可与腹前壁腹膜粘连，致两区隔离，使两区腹膜腔内的炎症局限。

1. **结肠上区**　位于膈与横结肠及其系膜之间，亦称膈下间隙，为脓肿的易发部位。膈下间隙以肝为界，分为肝上和肝下间隙（图 6-20）。

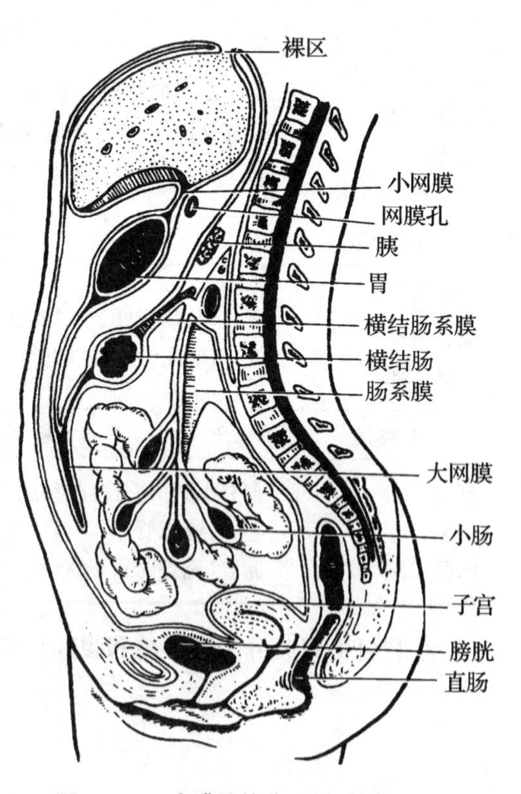

图 6-19　腹膜腔的分区（矢状断面）

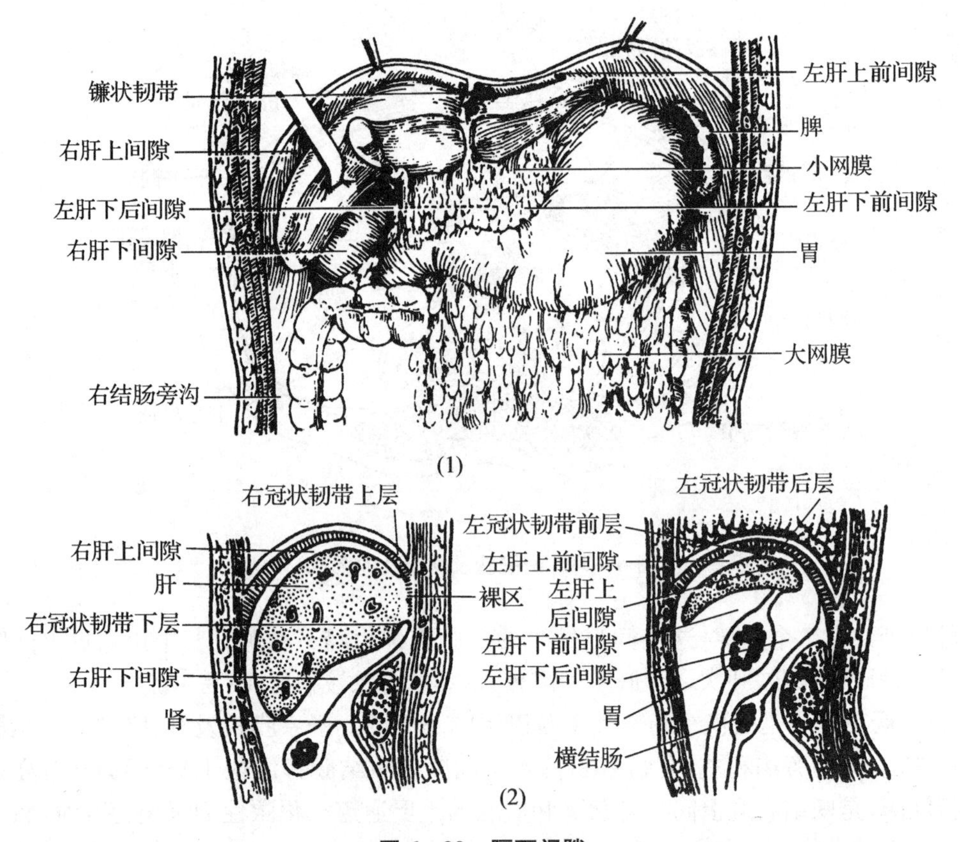

图 6－20　膈下间隙

(1) 肝上间隙：介于肝的上面与膈的下面，被纵行的镰状韧带分为**右肝上间隙**和**左肝上间隙**。左肝上间隙又被左三角韧带分为**左肝上前间隙**和**左肝上后间隙**。由于右冠状韧带的前、后两层均位于右肝的后方，且韧带的后层距肝后缘甚近，因而只有右肝上间隙。膈的下方与冠状韧带两层间为肝裸区，亦称**膈下腹膜外间隙**。肝脓肿可经此侵蚀膈而波及胸腔。

(2) 肝下间隙：介于肝的下面与横结肠及其系膜之间，被肝圆韧带分为**右肝下间隙**和**左肝下间隙**。右肝下间隙的深处，是位于肝右叶下面与右肾上端之间的**肝肾隐窝**，为平卧位时腹膜腔最低的部位。左肝下间隙以小网膜和胃为界分为**左肝下前间隙**和**左肝下后间隙**。后者即**网膜囊**(omental bursa)(图 6－19、6－21)。

网膜囊的围成：上壁为肝尾状叶和膈下面的腹膜；下壁为大网膜二三层的愈着部；前壁由上而下依次为小网膜、胃后壁腹膜和大网膜前两层；后壁由下而上依次是大网膜后两层、横结肠及其系膜和覆盖胰、左肾、左肾上腺等处的腹膜。左侧界为脾、胃脾韧带和脾肾韧带，右方借**网膜孔**(omental foramen)与右肝下间隙相通。成人网膜孔可容纳 1～2 指，其上界为肝尾状叶；下界是十二指肠的上部；前界为肝十二指肠韧带；后界是覆盖于下腔静脉前面的腹膜(图 6－21)。网膜囊位置较深，若胃后壁穿孔，胃内容物可局限于囊内，给早期诊断带来了一定困难。

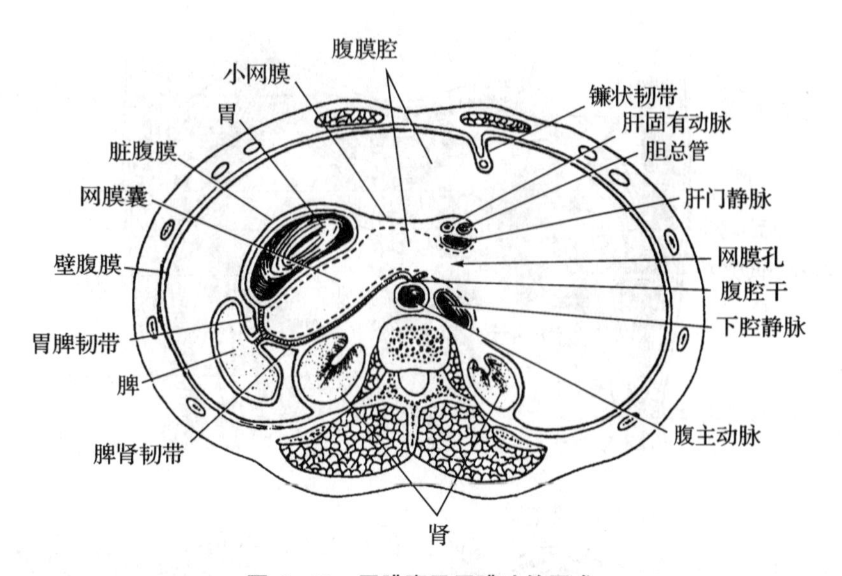

图 6-21　网膜囊及网膜孔的围成

肝周围共有 7 个间隙，这些间隙发生的脓肿均称为膈下脓肿。其中以右肝上间隙最为多见，右肝下间隙脓肿次之。肝上间隙较狭窄，如有脓液积留，不易引流。

2. **结肠下区**　是指横结肠及其系膜以下的腹膜腔。肠系膜根及升、降结肠将结肠下区分为左、右结肠旁沟和左、右肠系膜窦 4 个间隙。**右结肠旁沟**位于升结肠外侧，亦称升结肠腰间隙，是联结右肝上间隙与髂窝和盆腔的重要通道。化脓性阑尾炎穿孔时，脓液可沿此沟向上流入肝肾隐窝或右肝上间隙，亦可向下至盆腔。胃后壁穿孔时，胃内容物、炎症渗出物和血液等可由网膜囊经网膜孔至右肝下间隙，再循右结肠旁沟至右髂窝及盆腔。**左结肠旁沟**又称降结肠腰间隙，位于降结肠外侧。由于其上端有膈结肠韧带横跨，当此沟内积脓时，脓液只能向下流窜至盆腔。因此，左侧膈下感染的机会较右侧为少。**右肠系膜窦**又称升结肠肠系膜间隙，位于升结肠与肠系膜根右侧之间，几乎呈封闭状态，故该间隙内少量积液常局限于此，只有积液过多时，方可借十二指肠空肠曲与横结肠系膜之间，向左流入左肠系膜窦。**左肠系膜窦**位于降结肠与肠系膜根左侧之间，亦称降结肠肠系膜间隙，向下通入盆腔。故左肠系膜窦积液时，可直接流至盆腔，而右肠系膜窦积液时，只有通过左肠系膜窦才能向盆腔流窜(图 6-22)。

（二）腹腔内脏器

1. 肝

(1) 位置、毗邻和投影：**肝**(liver)大部分位于右季肋区和腹上区，小部分位于左季肋区。左、右肋弓之间的部分与腹前壁相贴。肝的上面借膈与右肋膈隐窝、右肺底和心脏的下面相邻，因此，肝脓肿能穿破膈侵犯右肺和胸膜腔。肝的脏面与右肾上腺、右肾、十二指肠上部、结肠右曲和胃小弯相邻，故胃和十二指肠溃疡时，胃壁和十二指肠常与肝的下面发生粘连。

肝脏的体表投影：上界：右侧腋中线起自第 7 肋，继斜向左上方至右锁骨中线处于第 5 肋，向左经胸剑联合至左锁骨中线相当于第 5 肋间隙。下界：右侧腋中线处起自第 10 肋，继续沿右侧肋弓下缘向左，至右第 8、9 肋软骨结合处，离开肋弓向左上，经胸剑联合与脐连线的上、中 1/3 交界处，再至左上抵达上界止点。成人肝脏下界在右锁骨中线不超过肋弓下缘，在剑突下 2～3 cm 处与腹前壁相接触。小儿肝脏相对较大，下界在右锁骨中线可低于肋弓，但一般不超过 2 cm。

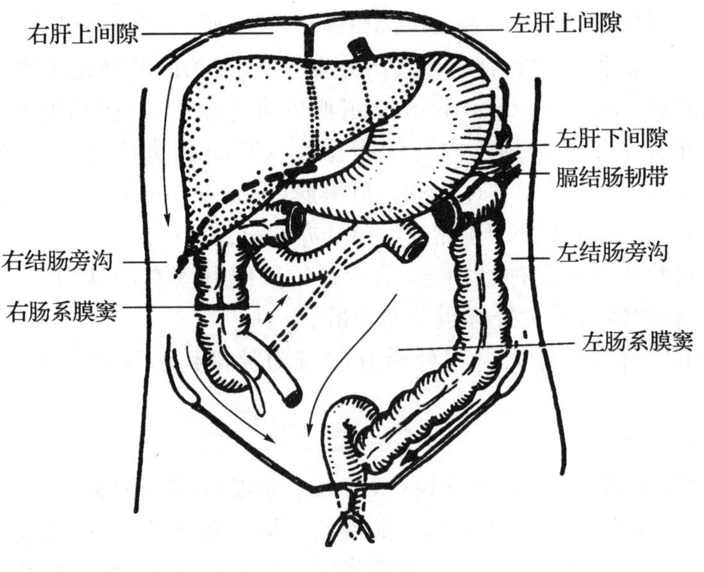

图 6－22　腹膜腔的沟通

(2) 肝门与肝蒂：肝的脏面左、右纵沟之间的横沟，称**肝门**(porta hepatis)或第一肝门，有肝左、右管、肝门静脉左、右支和肝固有动脉的左、右支、淋巴管及神经等出入(图 6－23)。上述结构行于肝十二指肠韧带上侧内总称肝蒂。在肝门处肝管、肝固有动脉、肝门静脉三者是依次前、中、后排列，其中左、右肝管的汇合点最高，肝门静脉次之，肝固有动脉分叉点最低，约相当于胆囊管汇入肝总管的水平。

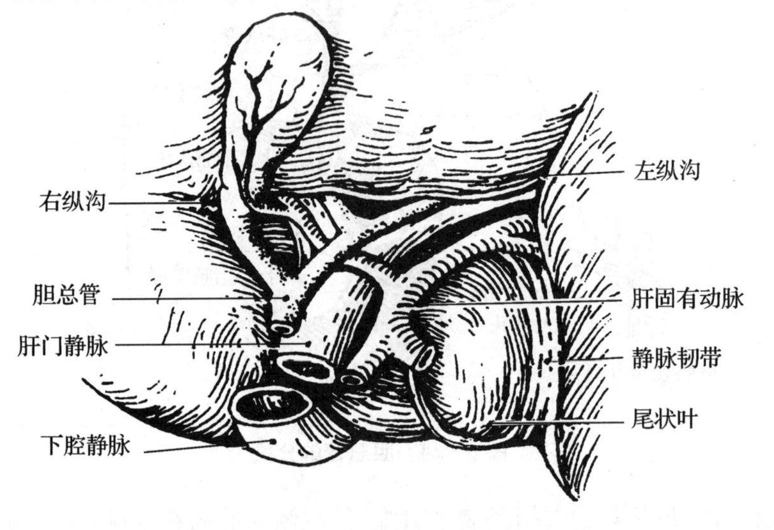

图 6－23　肝门

胆总管在肝十二指肠韧带下份的右缘、肝固有动脉的右侧、肝门静脉的右前方。手术显露胆总管时，注意勿伤及肝门静脉及肝固有动脉。

(3) 肝的血管、神经和淋巴

动脉：主要为**肝固有动脉**(proper hepatic artery)在肝门附近分两支入肝。此外，膈下动脉，胃左动脉和肠系膜上动脉有时亦发出分支入肝，作为肝的补充或替代动脉。

静脉：**肝门静脉**(hepatic portal vein)为肝脏的机能血管，由肠系膜上静脉和脾静脉在胰头后方汇合，在肝十二指肠韧带内行于胆总管和肝固有动脉的后方，分左、右支入肝。肝门静脉长 6～8 cm，管径 1.0～1.2 cm。**肝静脉**(hepatic vein)有左、中、右三支。它们在腔静脉沟上部穿出肝实质，汇入下腔静脉，该处亦称第二肝门。

神经：来自腹腔丛和迷走神经前干，前者纤维围绕肝固有动脉和肝门静脉形成肝丛，经肝门入肝。右膈神经的感觉纤维也分布至肝。

淋巴：肝的淋巴管主要注入肝门处沿肝固有动脉排列的肝淋巴结，然后汇入腹腔淋巴结。

2. 胆囊和胆总管

(1) 位置、毗邻和投影：**胆囊**(gallbladder)位于肝脏面的胆囊窝内，其上方借疏松结缔组织与肝相连，可与肝随呼吸上下移动。胆囊的下面有腹膜覆盖，胆囊切除后要缝合胆囊窝部位的腹膜，即外科所谓的胆囊床的腹膜缝合，以防止出血、渗漏胆汁和粘连。胆囊的下后方为十二指肠上部及横结肠，左邻胃幽门部，右为结肠右曲，胆囊底朝前贴腹前壁。其体表投影相当于右锁骨中线或右腹直肌外缘与右肋弓的交点处。

胆总管(common bile duct)长约 7～8 cm，直径约 0.6～0.8 cm。依其行程可分为 4 段(图 6－24)，各段的毗邻如下：

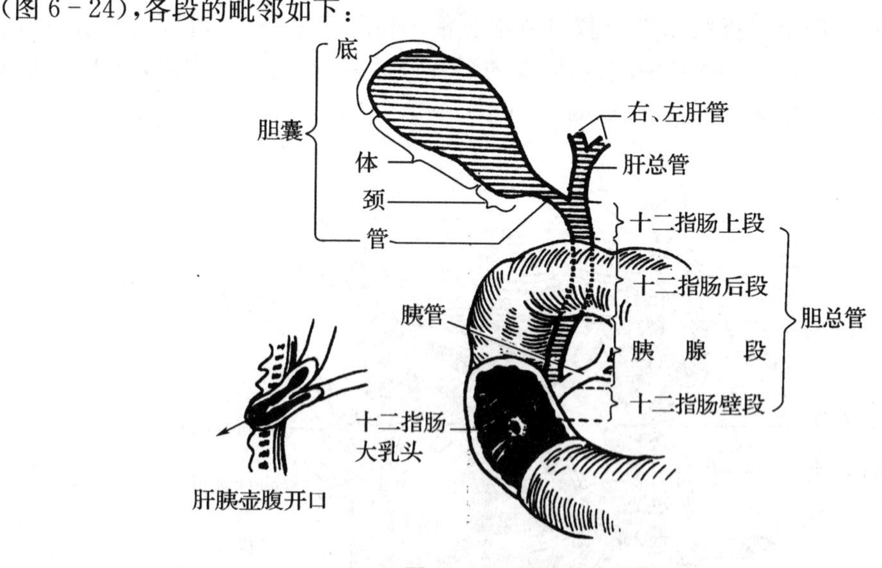

图 6－24 胆总管的分段

十二指肠上段：位于肝十二指肠韧带右缘，其左侧为肝固有动脉，左后方是肝门静脉，后有网膜孔。将手指伸入网膜孔中即可摸到此段胆总管。胆管手术大多在此段进行。该段胆总管与胃十二指肠动脉、肝固有动脉、胃右动脉关系密切，在切开胆总管时应予以注意。

十二指肠后段：位于十二指肠上部的后方，向下方行于下腔静脉的前方及肝门静脉的右侧。

胰腺段：此段多由胰头后方经过，位于十二指肠降部与胰头之间的胆总管沟内，被一薄层胰腺组织所覆盖。胰头癌或慢性胰腺炎时，波及此段胆总管可出现阻塞性黄疸。

十二指肠壁内段：此段长约 1.5～2.0 cm，斜穿十二指肠降部中段后内侧壁，末端与胰管汇合后形成较大的**肝胰壶腹**（hepatopancreatic ampulla），开口于十二指肠大乳头。在肝胰壶腹，胆总管和胰管的末端有增厚的环形平滑肌，即**肝胰壶腹括约肌**（Oddi 括约肌）。当肝胰壶腹部因结石、肿瘤或 Oddi 括约肌痉挛等原因阻塞时，可产生胆汁或胰液的返流。

（2）胆囊的血管、神经和淋巴

动脉：**胆囊动脉**（cystic artery）常于由胆囊管、肝总管和肝的脏面围成的胆囊三角（图 6－25）内起自肝右动脉（约 70%～80%）。胆囊动脉常有变异，如起自肝固有动脉、肝左动脉、胃十二指肠动脉或具有双胆囊动脉等。变异的动脉常经肝总管或胆总管的前方至胆囊颈，在行胆囊或胆总管手术时应予以注意。

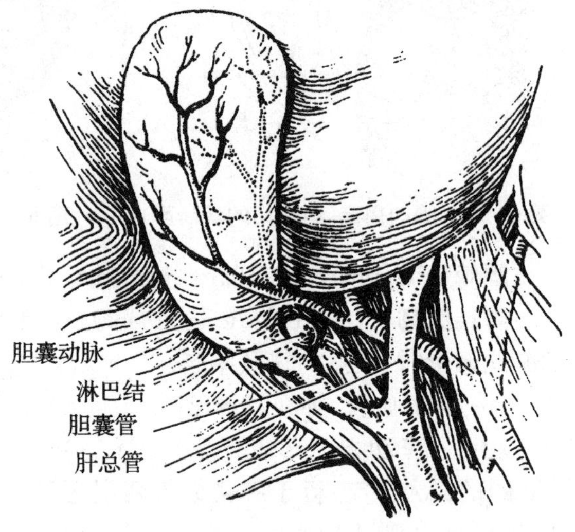

图 6－25　胆囊三角

静脉：胆囊静脉 1～2 支与同名动脉伴行，汇入肝门静脉或肝门静脉右支。偶有较大的胆囊静脉与胆总管平行下行，注入肠系膜上静脉，胆总管手术时应予以注意。

胆囊的淋巴管注入肝淋巴结。胆囊的神经伴动脉行走，主要来自肝丛。

3. 脾

（1）位置与毗邻：**脾**（spleen）位于左季肋区深部，胃底与膈之间。其上缘相当于第 9 肋高度，下缘相当于第 11 肋高度，长轴与第 10 肋方向一致（图 6－26）。正常情况下，在肋弓下不能触及，但脾肿大时，可在肋弓下摸及，巨脾可达脐下。脾的外侧面与膈接触，内侧面凹陷，有血管、淋巴管及神经等出入的**脾门**，此处与胰尾邻接。脾的前上方邻接胃，后下方与左肾上腺及左肾相邻，下方尚与结肠左曲相邻。

（2）脾的韧带：脾为腹膜内位器官，由 4 条韧带与邻近器官相连（图 6－27、6－28）。

胃脾韧带（gastrosplenic ligament）连于脾门与胃底及胃大弯上部，其内含胃短动、静脉和胃网膜左动、静脉。此韧带短窄，手术中结扎切断此韧带时，应注意勿伤及胃和脾。

脾肾韧带（splenorenal ligament）是脾门的腹膜向后内连至左肾前面所形成的，其内有脾动、静脉，淋巴管，神经和胰尾等。脾切除术时，需将此韧带切断方可提出脾。

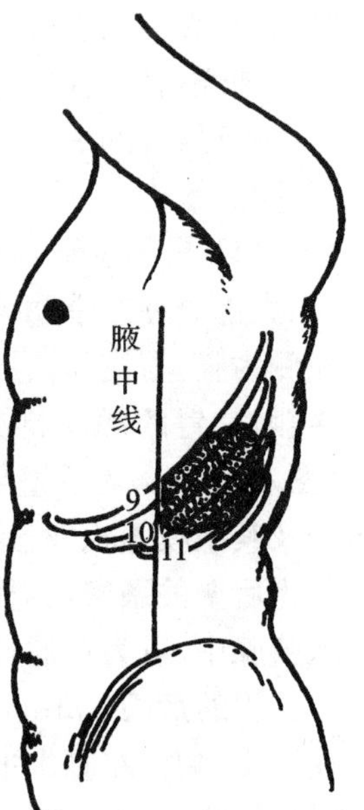

图 6－26　脾的位置

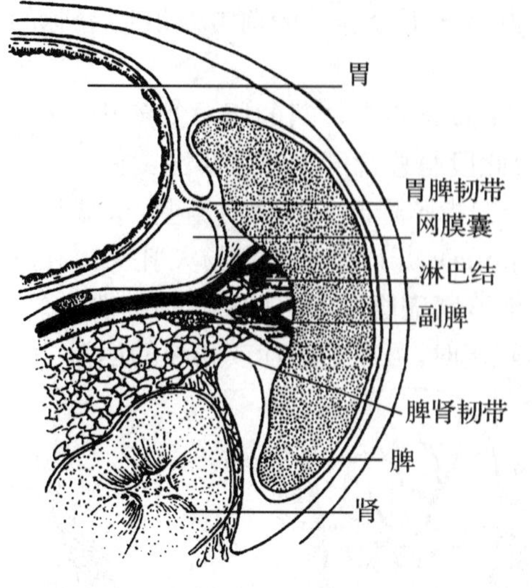

图 6-27　脾的韧带(经脾门的横断面)

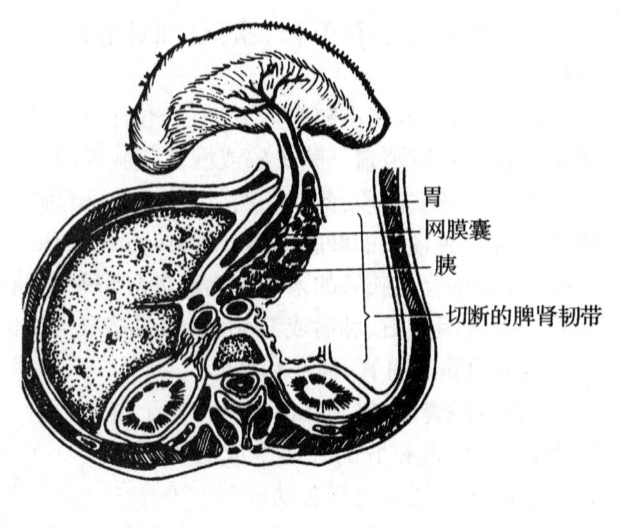

图 6-28　示脾肾韧带切断后,将脾翻出于切口之外

膈脾韧带(phrenicosplenic ligament)为脾的后端连至膈的腹膜皱襞。

脾结肠韧带(splenocolic ligament)位于脾前端与结肠左曲之间。此韧带甚短,脾切除切断此韧带时,注意勿伤及结肠。

(3) 脾的血管、神经和淋巴

动脉:**脾动脉**(splenic artery)是**腹腔干**(coeliac trunk)的最大分支,行于脾肾韧带两层之间,达脾门时分为若干支,由脾门入脾。

静脉:由脾门出来数条静脉,汇合成一条大的**脾静脉**(splenic vein)。其管径较脾动脉为粗。有的脾静脉不经脾门,从脾门的上或下方离开脾。脾静脉注入肝门静脉。

神经:脾的神经主要为伴随脾动脉走行的脾丛。

淋巴:脾的淋巴管注入脾淋巴结,再至腹腔淋巴结。

4. 胃

(1) 胃的位置、毗邻及投影:**胃**(stomach)在中等充盈时,大部分在左季肋区,小部分在腹上区。胃的前壁前方左侧为膈,右侧邻接肝左叶的下面,其余部分与腹前壁相接触,是胃的触诊部位,通常称此部为胃前壁的游离区(图 6-29)。胃后壁隔网膜囊与胰、左肾上腺、左肾、横结肠及其系膜等相邻,这些器官合称胃床(图 6-30)。因胰与胃后壁关系密切,故胃后壁溃疡易与胰粘连,有时可穿入胰腺中,成为穿通性溃疡。

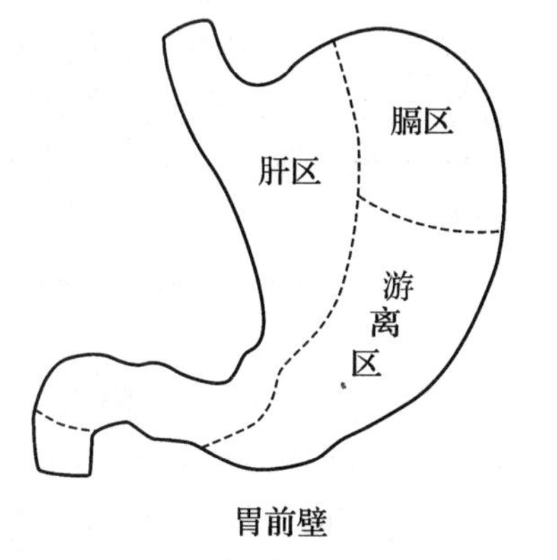

图 6-29　胃的毗邻

胃的**贲门**(cardia)和**幽门**(pylorus)位置较固定,贲门在第 11 胸椎左侧水平,幽门在第 1 腰椎右侧(图 6-31),距中线 2 cm 处,幽门有时可降至第 3 腰椎水平。幽门与十二指肠相接处的表面,有一环形沟,有**幽门前静脉**(Mayo 静脉)通过,是手术时鉴别胃与

十二指肠的标志。

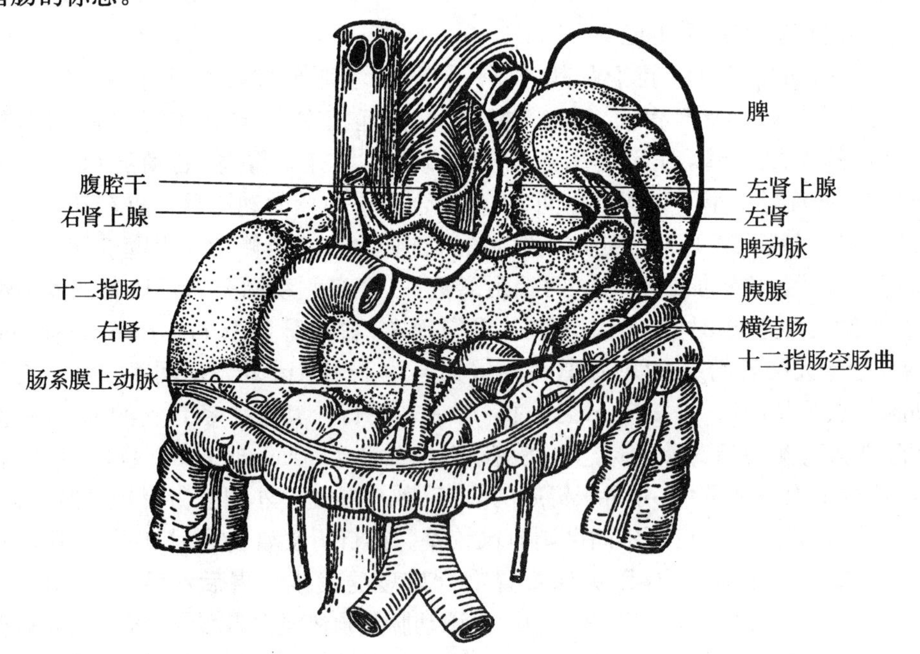

图 6－30　胃后壁的毗邻（胃床）

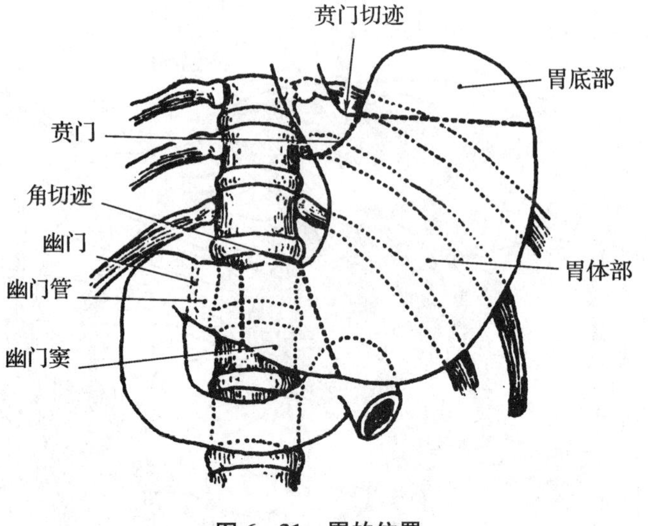

图 6－31　胃的位置

（2）胃的韧带：胃与周围器官借腹膜形成的韧带相互联结。主要有：胃小弯、十二指肠上部与肝门之间的**肝胃韧带**（hepatogastric ligament）和**肝十二指肠韧带**（hepatoduodenal ligament）；胃大弯上部与脾门之间的**胃脾韧带**；胃大弯与横结肠之间的**胃结肠韧带**（gastrocolic ligament）。此韧带的后方与横结肠系膜相邻，在幽门部附近两者有时相互粘连，在此处切开胃结肠韧带时，应注意勿损伤横结肠系膜中的中结肠动脉。**胃膈韧带**（gastrophrenic ligament）是连于胃贲门部与膈之间的腹膜皱襞，全胃切除术须切断此韧带，方能游离贲门部及食管。

(3) 胃的血管、神经和淋巴

动脉：胃的动脉来自腹腔干及其分支，沿胃大、小弯形成两个动脉弓(图 6-32、6-33)。由弓发出许多小支至胃前、后壁，并在胃壁内互相吻合，形成丰富的血管网，故结扎任何一个胃的主要血管，都不会引起胃壁的缺血、坏死。**胃左、右动脉**(left and right gastric arteries)：行于小网膜两层之间，相互吻合成胃小弯的动脉弓。胃左动脉向胃壁发出的小支约 5～6 条，第 1、2 分支间常作为胃大部切除在小弯侧切断胃壁的标志。由于胃左动脉管径粗，压力高，加之小弯侧两端距离近，故小弯侧动脉分布远比胃的其他部位密集，当小弯侧发生溃疡时，易合并出血。**胃网膜左、右动脉**(left and right gastroepiploic arteries)：行于大网膜两层之间，血管弓距胃大弯约 1～2 cm 处发出网膜支和胃支。胃网膜左动脉起点距脾门约 2～3.5 cm，经过胃脾韧带下行。其第 1 条胃支的部位，常作为胃大部切除在大弯侧切断胃壁的标志。**胃短动脉**(short gastric arteries)：约 3～4 支，自脾动脉发出后，行于胃脾韧带内，分布于胃底的前、后壁。胃底的外侧区由胃短动脉供血，内侧区由胃左动脉的分支供血，而中间区则血供较差。在行胃食管吻合时，应尽量保留胃的血供，并适当选择吻合的部位，以免导致胃吻合口瘘的发生。**胃后动脉**(posterior gastric artery)：约 60%～80%的人可见胃后动脉。该动脉起自脾动脉起始部，经网膜囊后壁的腹膜深面上行，沿胃膈韧带至胃后壁上部。胃后动脉是胃大部切除或高位胃切除后胃的主要供应血管。

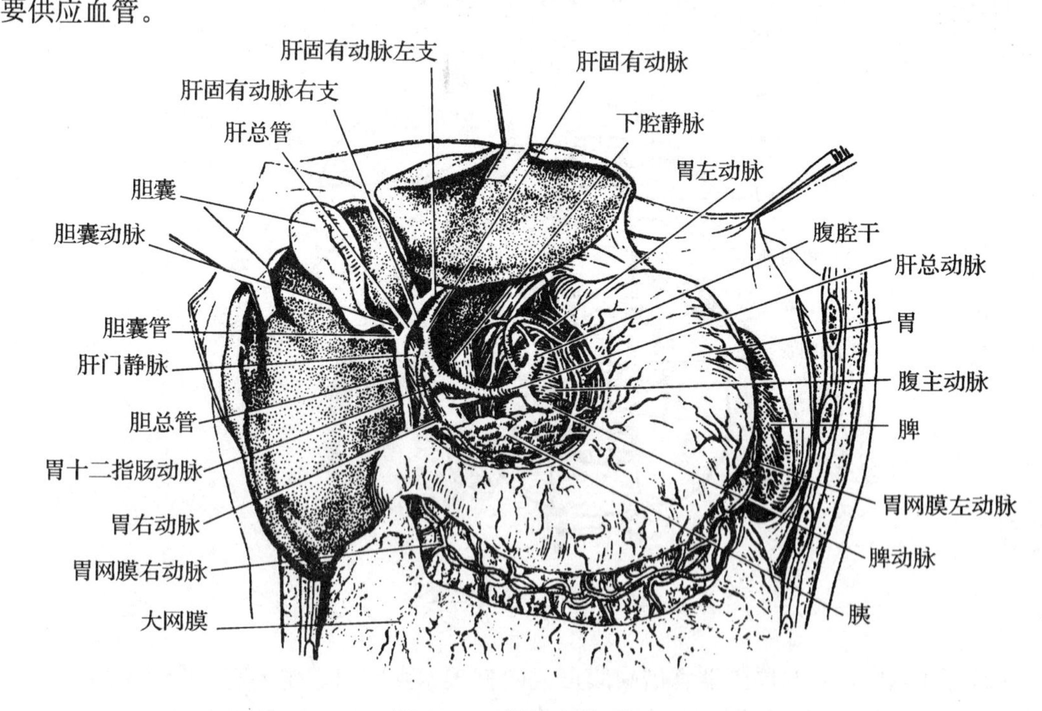

图 6-32　胃的血管(前面)

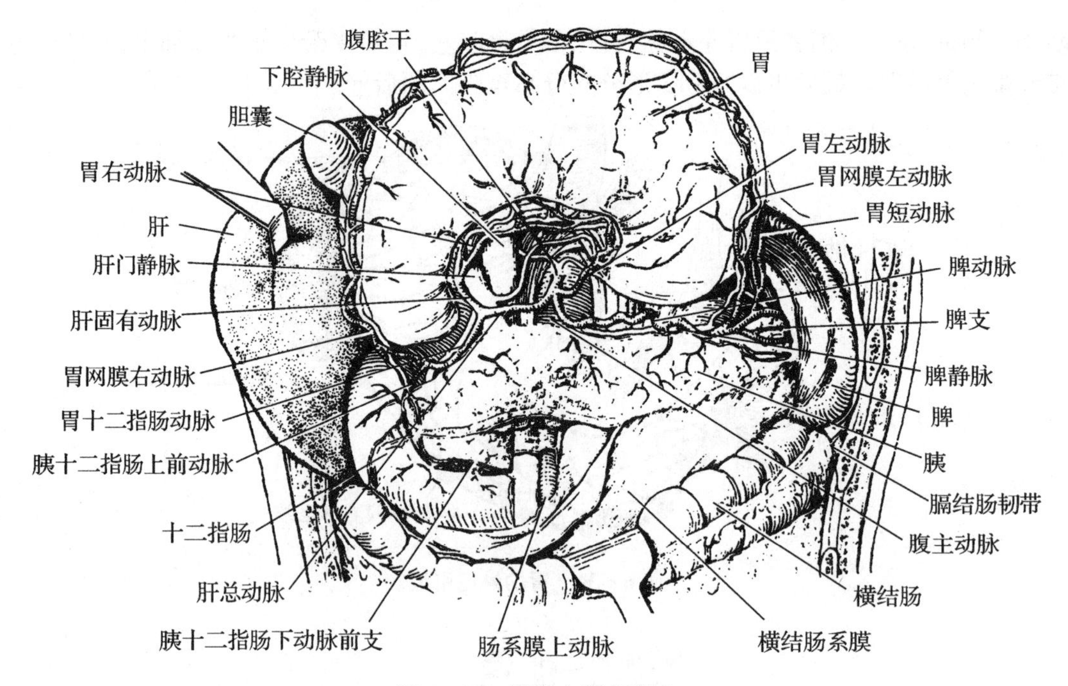

图 6－33　胃的血管(后面)

静脉:胃的静脉与同名动脉伴行,主要汇入肝门静脉系。**胃左静脉**(left gastric vein)又称胃冠状静脉,由食管下端处转弯向右汇入肝门静脉。其食管支与奇静脉的属支食管静脉吻合,形成门——腔静脉吻合。当肝门静脉高压时,肝门静脉系的血液可借胃左静脉通过食管静脉丛流向上腔静脉,常可致胃底食管静脉曲张,甚至可致大出血。**胃右静脉**(right gastric vein)亦汇入肝门静脉,**胃网膜右静脉**(right gastroepiploic vein)汇入**肠系膜上静脉**(superior mesenteric vein),**胃网膜左静脉**(left gastroepiploic vein)、**胃短静脉**和**胃后静脉**分别汇入脾静脉。

淋巴:从胃壁发出的淋巴管大部分沿胃的血管走行,其淋巴回流大致为:胃贲门和胃小弯大部分的淋巴回流至**胃左**、**胃右淋巴结**。胃大弯右侧大部分区域,其淋巴回流到**胃网膜右淋巴结**和**幽门下淋巴结**。胃大弯左侧一部分区域,包括胃底和胃体上部,其淋巴回流至**胃网膜左淋巴结**和**脾淋巴结**。胃幽门部上半侧的一小区域,淋巴回流至**幽门上淋巴结**和**肝淋巴结**(图 6－34)。

上述淋巴结的输出管注入**腹腔淋巴结**(celiac lymph nodes),再由其输出管参与构成肠干,注入**乳糜池**(cisterna chyli)。胃癌经淋巴管转移最先扩散到胃周围淋巴结,继之侵入腹腔淋巴结与胃周围的器官,晚期可通过**胸导管**(thoracic duct)转移至**左锁骨上淋巴结**。

神经:胃的交感神经来自第 6～8 胸节,经**内脏大神经**(greater splanchnic nerve),在**腹腔神经节**(celiac ganglia)内换神经元,节后纤维加入**腹腔丛**(celiac plexus),随腹腔干分支分布到胃,抑制胃的运动,减少胃液的分泌。胃的副交感神经来自**迷走神经**(vagus nerve)(图 6－35),有促进胃的运动、增加胃液分泌的作用。迷走神经以前、后干经食管裂孔入腹腔,前干在贲门附近分为**肝支**(hepatic branches)和**胃前支**(anterior gastric branches)。肝支入肝。胃前支沿胃小弯右行,发出 4～6 个小支分布到胃前壁,其终支以“鸦爪”形的分支分布于幽门部的前壁。迷走神经后干分为**腹腔支**(celiac branches)和**胃后支**(posterior gastric branches)。前者沿胃左动脉右行，参与腹腔丛；胃后支沿胃小弯深部走行，发出分支分布至胃后壁。最后也以“鸦爪”形分支分布至幽门的后壁。

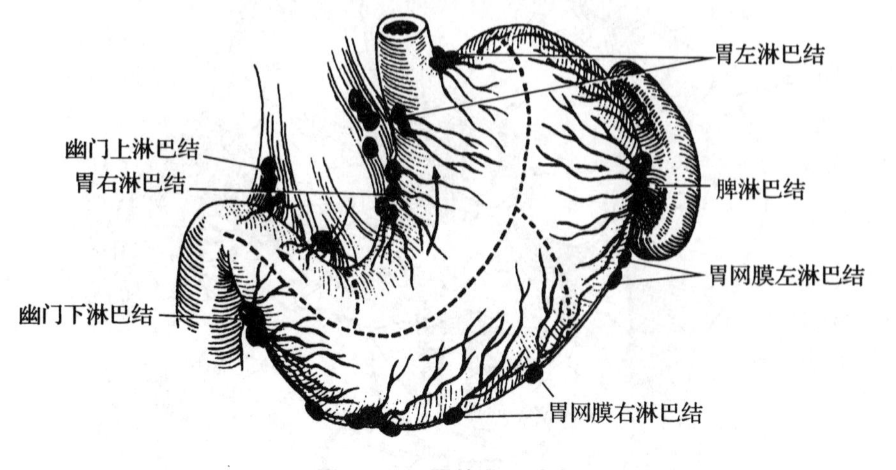

图 6 - 34　胃的淋巴引流

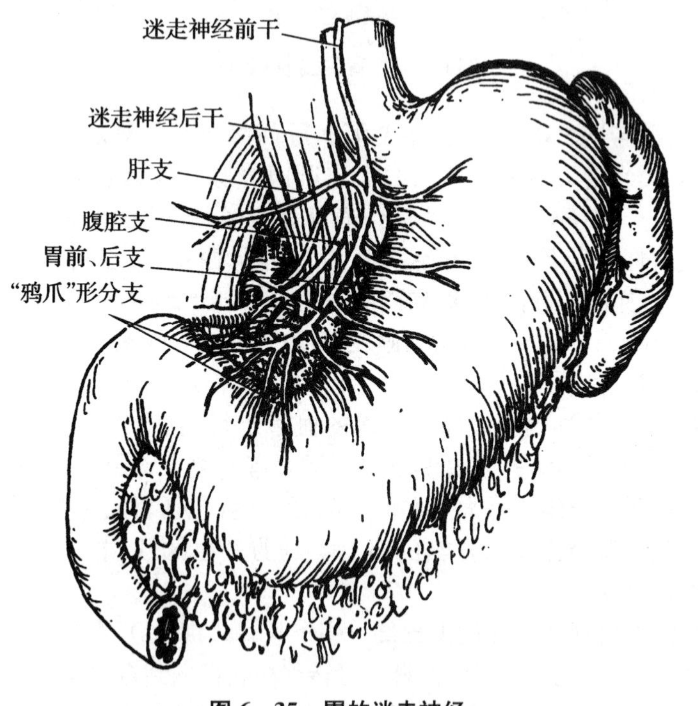

图 6 - 35　胃的迷走神经

5. 十二指肠　**十二指肠**(duodenum)降部和下部位于腹膜后隙，为了其完整性，在此一并介绍。

(1) 十二指肠的位置和毗邻：十二指肠上部平第 1 腰椎高度。其上方为网膜孔和肝十二指肠韧带，下方为胰头；前方为肝方叶和胆囊，后方紧贴肝门静脉、胆总管和胃十二指肠动脉(图 6 - 36)。由于十二指肠上部同胆囊及肝的关系密切，病变可能在它们之间互相影响，如胆囊炎时可与十二指肠形成粘连。

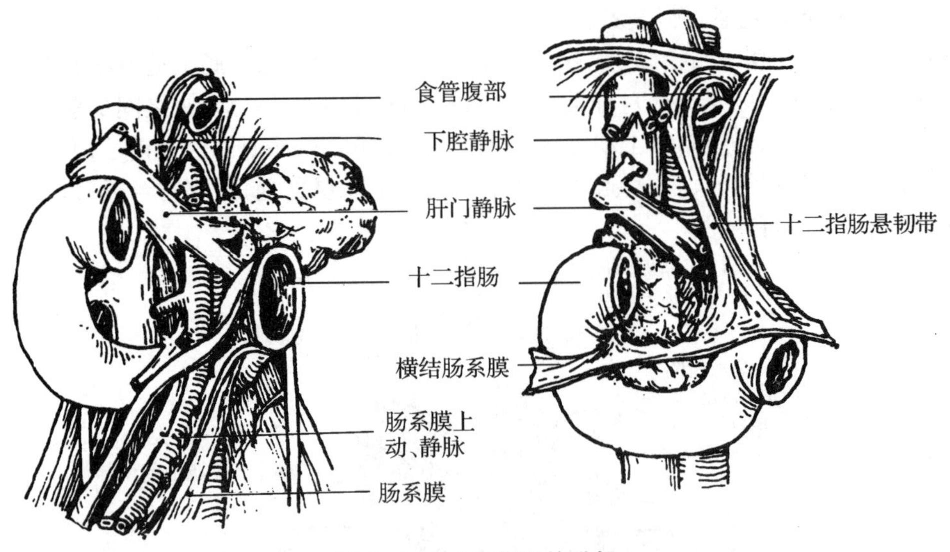

图 6 - 36　十二指肠的毗邻

十二指肠降部位于第 1～3 腰椎右侧的腹膜后，属腹膜外位器官。其前方有横结肠及其系膜跨过，后方有右肾及右输尿管上端，外侧邻升结肠，内侧紧贴胰头右缘，后内侧有胆总管的胰腺段下行。在作右半结肠切除及右肾切除时，应注意勿损伤十二指肠降部。

十二指肠水平部约平第 3 腰椎向左行，属腹膜外位器官，后邻右输尿管、下腔静脉、脊柱和腹主动脉，前方有横结肠和肠系膜上血管，上缘紧贴胰头和胰颈，下方有空肠袢和肠系膜。此部十二指肠位于肠系膜上动脉与腹主动脉的夹角中，若肠系膜上动脉起点过低，可压迫该部，引起十二指肠梗阻，称肠系膜上动脉综合征。

十二指肠升部由第 3 腰椎左侧上升至第 2 腰椎左侧，急转弯向左前下形成**十二指肠空肠曲**。位于十二指肠空肠曲左缘与横结肠系膜根下方的腹膜皱襞，称**十二指肠空肠襞**(图 6 - 37)，临床称 Treitz 韧带，是手术时确认空肠起始部的标志。在十二指肠空肠襞的内部深处，有自膈右脚的薄层肌纤维向下附着于十二指肠空肠曲上部的后方，有固定和上提十二指肠空肠曲的作用，称**十二指肠悬肌**(图 6 - 37)。此肌收缩时可使十二指肠空肠曲更为明显，从而产生瓣膜效应或造成肠腔关闭的作用。

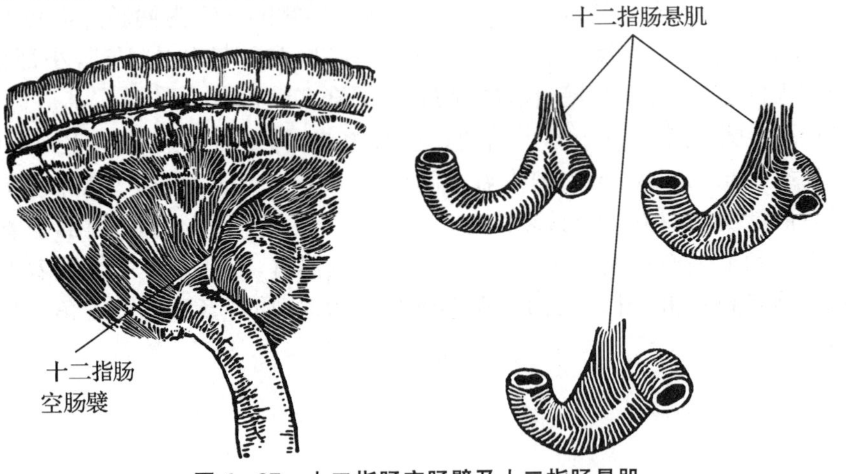

图 6 - 37　十二指肠空肠襞及十二指肠悬肌

(2) 十二指肠的血管、神经及淋巴

动脉：血供来自**胰十二指肠上、下动脉**（图 6－38）。胰十二指肠上动脉来自**胃十二指肠动脉**（gastroduodenal artery），分前后两支，分别沿十二指肠与胰头之间的前、后下行。胰十二指肠下动脉起自**肠系膜上动脉**（superior mesenteric artery），亦分前后两支，分别沿十二指肠与胰头之间的前、后上行，并与胰十二指肠上动脉的前、后支吻合成弓，由弓发小支，分布于十二指肠和胰头。

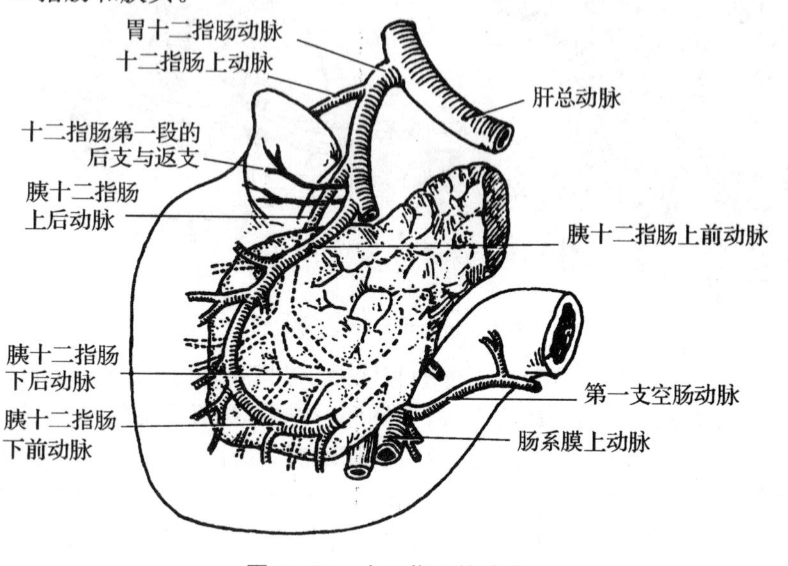

图 6－38　十二指肠的动脉

静脉：多与同名动脉伴行，主要汇入肠系膜上静脉。

神经：来源于腹腔丛和肠系膜上丛。

淋巴：淋巴回流至位于十二指肠降部与胰头之间的**胰十二指肠上、下淋巴结**，其输出管分别注入胃网膜右淋巴结和肠系膜上淋巴结。

6. 空肠及回肠

(1) 空肠和回肠的位置及毗邻：**空肠**（jejunum）和**回肠**（ileum）占据结肠下区的大部分。二者之间无明显界限，通常近侧的 2/5 为空肠，远侧的 3/5 为回肠。空肠大部分位于腹腔的左上部，小部位于左髂窝。回肠大部位于脐区和腹腔的右下部，小部位于盆腔。空、回肠前邻大网膜，后邻后腹壁（包括腹膜后腔的众多结构）。

(2) 肠系膜：**肠系膜**（mesentery）由两层腹膜组成，其中含有血管、淋巴结和神经等结构。**肠系膜根**（radix of mesentery）附着于腹后壁，长约 15 cm，自第 2 腰椎左侧斜行向右下方，止于右骶髂关节前方。小肠缘长约 5～6 m，因此在呈扇形的系膜内，血管越近根部损伤，累及肠管的范围亦越大。空、回肠为腹膜内位器官，仅在系膜肠缘附着处的三角区无腹膜覆盖，称**系膜三角**（图 6－39）。在小肠吻合术时，应注意缝闭此三角，以促进愈合，防止发生肠瘘。

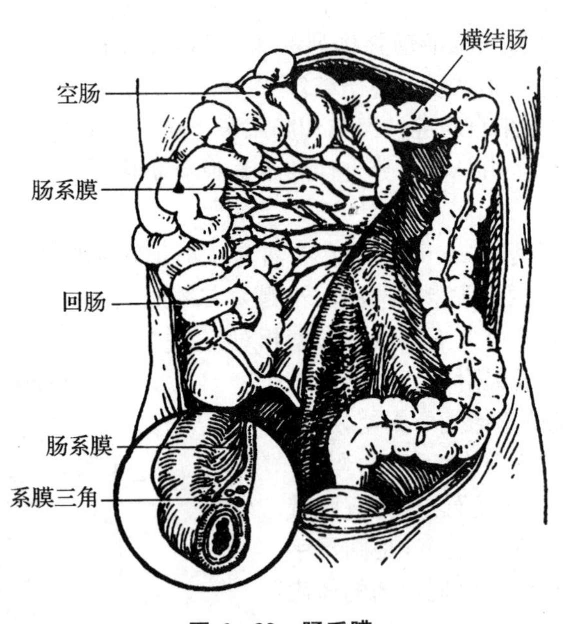

图 6-39　肠系膜

(3) 空肠和回肠的血管、神经及淋巴

动脉:来自肠系膜上动脉左侧发出的约 12～18 条**空、回肠动脉**(jejunal and ileal arteries),其分支彼此吻合成弓(图 6-40)。一般近侧 1/4 段小肠只有一级血管弓,中 2/4 段有 2、3 级血管弓,远侧 1/4 段有 4 级血管弓,由最后一级动脉弓发出直动脉分布至相应的肠段。空肠的直动脉较回肠的长。小而直的血管在肠壁内的吻合不甚丰富,故行肠切除应呈扇形,将对系膜缘的肠壁多切除一些,以保证吻合口有充分的血液供应。

静脉:与动脉伴行,注入肠系膜上静脉。

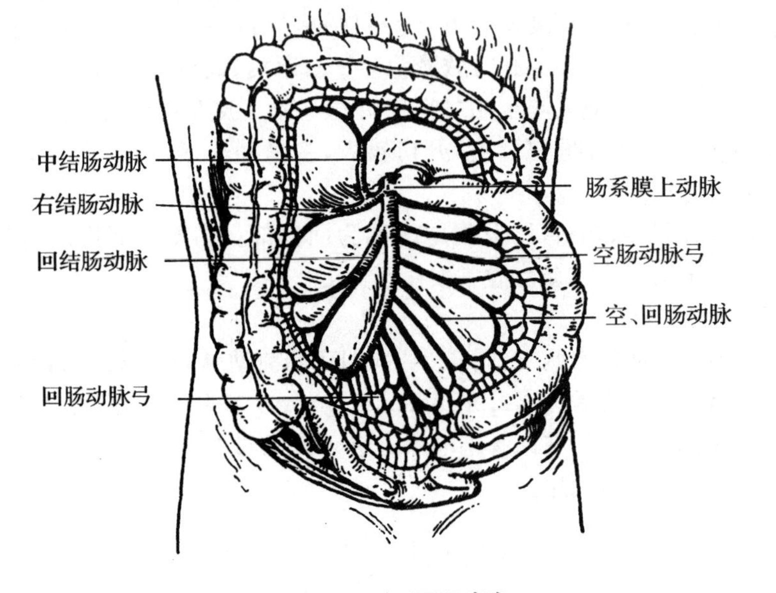

图 6-40　空、回肠动脉

淋巴：在肠系膜两层之间，沿动脉排列的肠系膜淋巴结约有 100～200 个。其输出管注入肠系膜上动脉根部的肠系膜上淋巴结。

神经：交感神经纤维来自腹腔神经节和肠系膜上神经节；副交感神经纤维来自迷走神经，共同组成肠系膜上丛，由丛发出分支伴随肠系膜上动脉分支分布于肠壁上。

7. 盲肠和阑尾

(1) 位置与毗邻：**盲肠**(cecum)一般在右髂窝。小儿盲肠的位置较高，随着年龄的增长而下降。盲肠后隔壁腹膜与髂腰肌相邻，外侧为右结肠旁沟，内侧连于回肠末端及其系膜，前面常被大网膜覆盖，并与右髂区的腹壁相对应。

阑尾(appendix)的根部附于盲肠下端的后内侧壁，由于其系膜游离缘短于阑尾，致阑尾呈钩状、螺旋状、弧状等不同程度的弯曲。阑尾的位置可因盲肠的位置而异，但盲肠壁上的三条结肠带在阑尾根部汇聚，是阑尾手术时寻找阑尾的重要标志。阑尾根部的体表投影为脐与右髂前上棘连线的中、外 1/3 交界处(McBurney 点，即麦氏点)，炎症时，此处常有明显压痛与反跳痛。由于位置的变化，有时压痛点也可出现在两侧髂前上棘连线的中、右 1/3 交界处(Lanz 点)。阑尾末端位置不恒定(图 6－41)，常见的有：①回肠前位：约占 27.97％，阑尾尖端向左上。发炎时右下腹压痛明显。②盆位：约占 26.14％，阑尾尖端向下，可越过小骨盆上缘，有的可向下达闭孔内肌附近，故在炎症时，使患者大腿屈曲内旋，牵动闭孔内肌时引起疼痛。女性盆位阑尾与右侧输卵管、卵巢紧邻，这些器官的病变容易误诊为阑尾的炎症。③盲肠后位：约占 24.05％，阑尾位于腹后壁腹膜后方。④回肠后位：约占 8.26％。⑤盲肠下位：约占 6.14％，阑尾尖端向右下，发炎穿孔时脓液积存于右髂窝，或沿右结肠旁沟上下流窜。

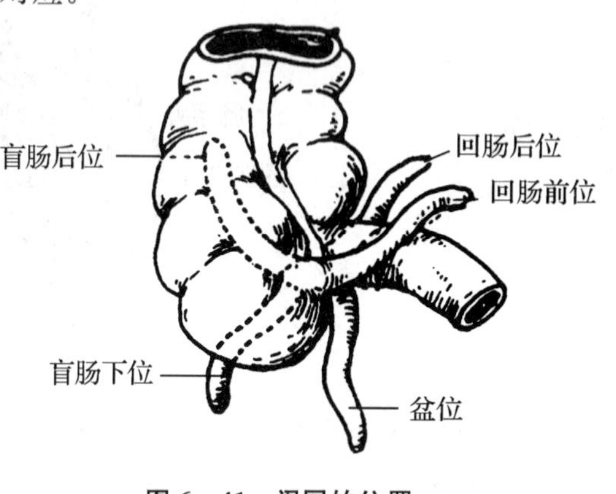

图 6－41 阑尾的位置

阑尾的管壁及内腔在成人与小儿之间有明显差别。成人阑尾壁厚腔小，开口亦狭窄，易形成阻塞性阑尾炎。小儿阑尾壁薄，开口较大，多呈漏斗形，故小儿阑尾腔一般不易梗阻发炎，但发炎者易穿孔。

临床上通常将回肠末端、盲肠及阑尾统称为回盲部。由于此部恰是回肠与结肠的连接处，两者的连接角接近 90°，肠套叠常发生于此处。

(2) 血管、神经和淋巴

动脉：盲肠的动脉通常有两支(图 6－42)，即**盲肠前动脉**和**盲肠后动脉**，均来自**回结肠动脉**(ileocolic artery)。**阑尾动脉**(appendicular artery)多为 1 支，亦可 2 支或 2 支以上。阑尾动脉也发自回结肠动脉，在回肠末端后方进入三角形的阑尾系膜，继沿系膜游离缘行向阑尾尖，途中发细支供应阑尾。

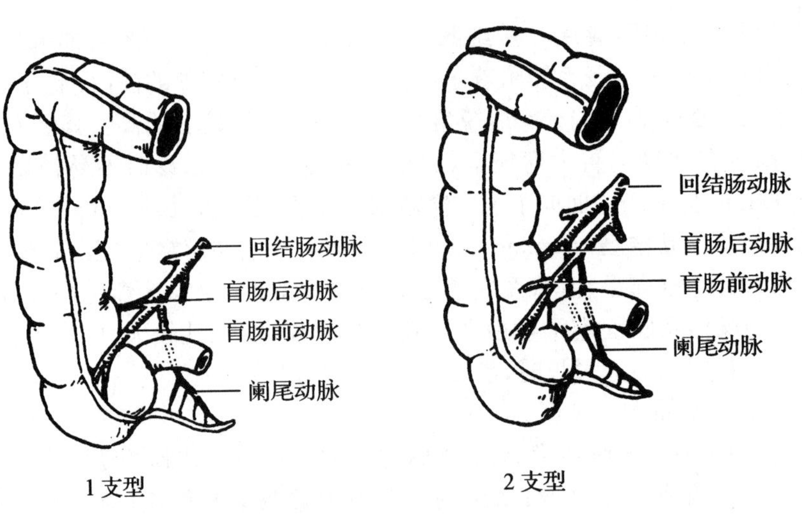

(1)

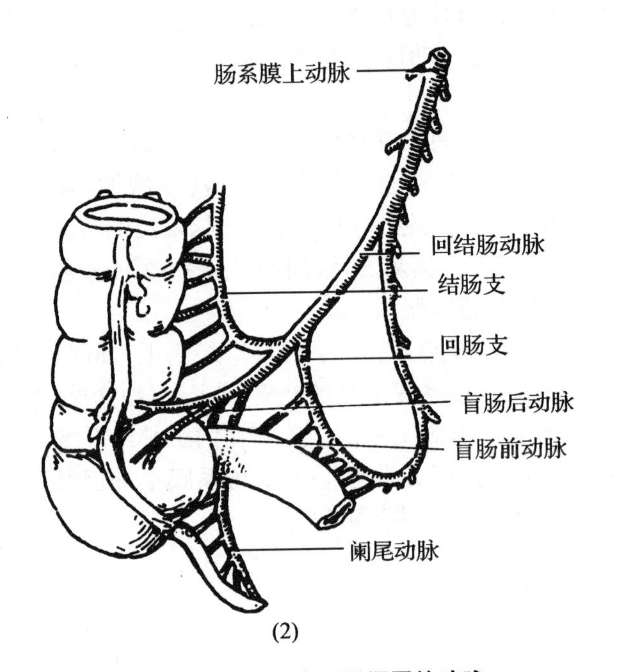

(2)

图 6－42　盲肠及阑尾的动脉

静脉：盲肠与阑尾的静脉均与同名动脉伴行，并注入**回结肠静脉**(ileocolic vein)，再经肠系膜上静脉入肝门静脉。在化脓性阑尾炎时，细菌栓子可随静脉血进入肝门静脉和肝内，引起肝门静脉炎或肝脓肿。

神经：盲肠与阑尾的神经来自肠系膜上丛的交感和迷走(副交感)神经纤维。

淋巴：盲肠和阑尾的淋巴均引流至肠系膜上淋巴结。

8. 结肠　**结肠**(colon)可分为升结肠、横结肠、降结肠和乙状结肠。

(1) 位置及毗邻：**升结肠**(ascending colon)长 12～20 cm，其后面邻腰大肌和右肾，上升至肝右叶下方，向左弯成结肠右曲，移行为横结肠。**结肠右曲**位于右肾与肝之间，其内上方有十二指肠降部和胆囊底。**横结肠**(transverse colon)在结肠右曲和左曲之间,长40～50 cm。其后方以横结肠系膜附着于右肾、十二指肠及胰腺的前面,上方有胃,下方续连大网膜。**结肠左曲**于脾前端处弯成锐角(图 6－30),位置较右曲高。其侧方借膈结肠韧带与膈相连,前方有肋缘与胃大弯掩盖,故结肠左曲的肿瘤触诊时不易被发现。**降结肠**(descending colon)自结肠左曲向下至左髂嵴水平续乙状结肠,长约 25～30 cm,其后方毗邻与升结肠相似。**乙状结肠**(sigmoid colon)自左髂嵴处沿左髂窝呈“乙”字形弯曲,从前方跨过左髂外血管、睾丸(卵巢)血管及左输尿管后降入盆腔,至第 3 骶椎高度续于直肠(图 6－39)。乙状结肠借系膜固定于盆后壁。其系膜较长,活动性较大,可降至盆腔,也可移至右下腹。当乙状结肠系膜过长时,易发生乙状结肠扭转。

(2) 血管、神经和淋巴

动脉:结肠的血液来自肠系膜上、下动脉的分支。其中升结肠的动脉来自**右结肠动脉**(right colic artery)和回结肠动脉;横结肠大部由**中结肠动脉**供应;降结肠由**左结肠动脉**(left colic artery)供给,乙状结肠则由**乙状结肠动脉**(sigmoid arteries)发出分支供应。肠系膜上、下动脉的各结肠支在近结肠缘相吻合,形成从回盲部至乙状结肠末端完整的动脉弓,称为结肠**边缘动脉**。再由边缘动脉发出长支和短支,与肠管垂直方向进入肠管(图 6－43)。

肠系膜上、下动脉各结肠支之间虽有吻合,但有时吻合不佳,或许中断,如中结肠动脉的左支与左结肠动脉的升支于结肠左曲处吻合较差,甚至缺如,若中结肠动脉左支受损伤,有时可引起横结肠左侧部坏死。此外,肠系膜下动脉发出的乙状结肠动脉与**直肠上动脉**(superior rectal artery)之间无弓状侧支,因而结扎肠系膜下动脉时,宜在发出直肠上动脉以后,以免引起直肠上部缺血而坏死。

静脉:与动脉伴行,分别回流至肠系膜上、下静脉,最后汇入肝门静脉。

神经:升、横结肠的神经来自肠系膜上丛的交感和迷走(副交感)神经纤维,结肠左曲、降结肠和乙状结肠的神经来自肠系膜下丛的交感和盆内脏神经纤维。

淋巴:升结肠及横结肠右侧大部分淋巴汇集于肠系膜上淋巴结,横结肠左侧小部分、降结肠及乙状结肠的淋巴回流入肠系膜下淋巴结。

(肖　明)

三、腹膜后隙(腔)

(一) 境界

腹膜后隙(retroperitoneal space)位于腹后壁的壁腹膜与腹内筋膜之间。上界为膈,并经腰肋三角与后纵隔相通,下界至骶骨岬续于盆腹膜后腔(隙),两侧向外连于腹腔前部的腹膜外蜂窝组织(腹膜外脂肪)。

(二) 结构特点

腹膜后隙内除含有大量的疏松结缔组织和脂肪外,尚有十二指肠、胰、肾、肾上腺,输尿管、大血管、神经、淋巴等结构。这些结构由浅至深大致可分为 3 层。

1. 第 1 层　是以胰和十二指肠为主(此层在胚胎发生过程中,由于肝、胰的生长发育,由腹膜内位转为腹膜外位)。胰和十二指肠占据了腹膜后隙的中部,相当于第 1 腰椎到第

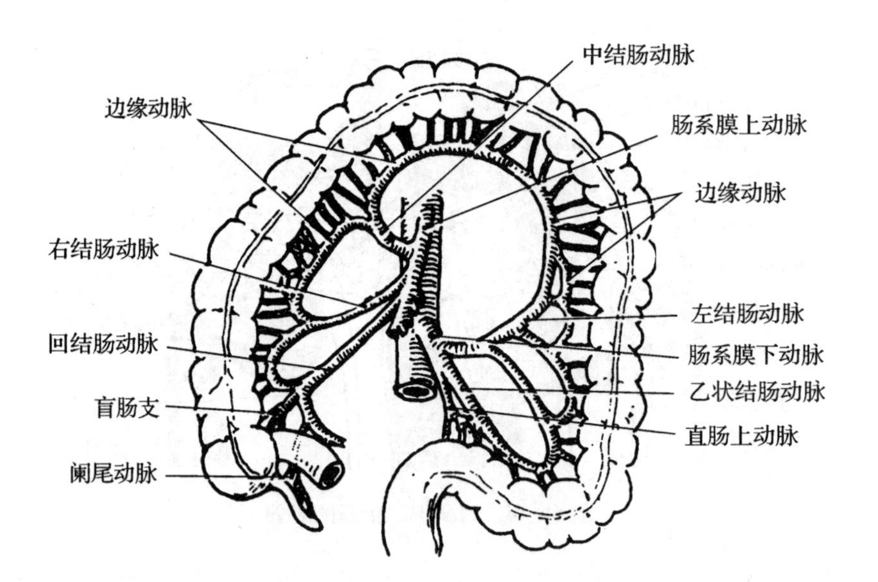

(1)

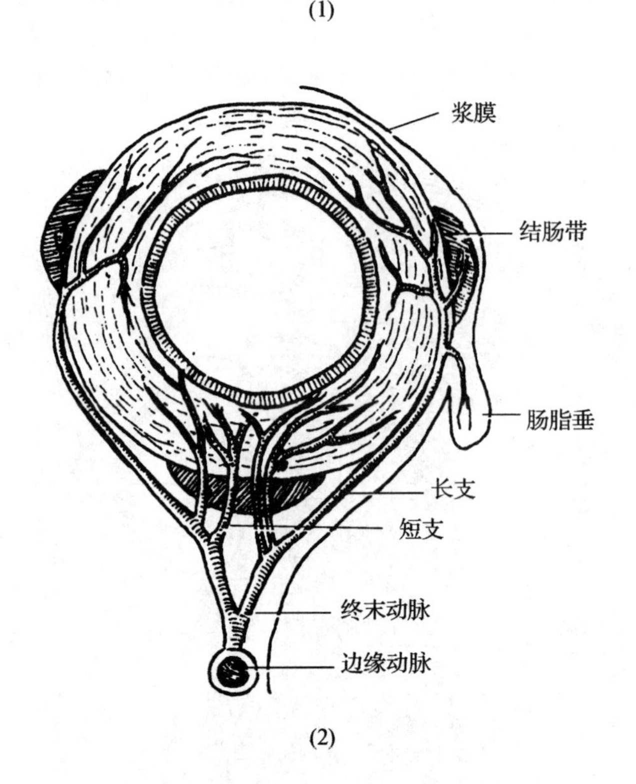

(2)

图 6－43　结肠的动脉

3 腰椎的前方，在胰中部上缘腹腔干及其分支向前行走，并有神经丛和淋巴管等伴行。在胰下缘与十二指肠之间，有肠系膜上动、静脉，神经丛和淋巴组织等。在十二指肠水平部之下有肠系膜下动、静脉，神经丛和淋巴组织等(图 6－44)。

2. 第 2 层　可分为正中部及两侧部。正中部为十字形血管架，其纵行部为左侧的**腹主动脉**(abdominal aorta)和右侧的**下腔静脉**(inferior vena cava)。横行是肾动脉和位于其前的

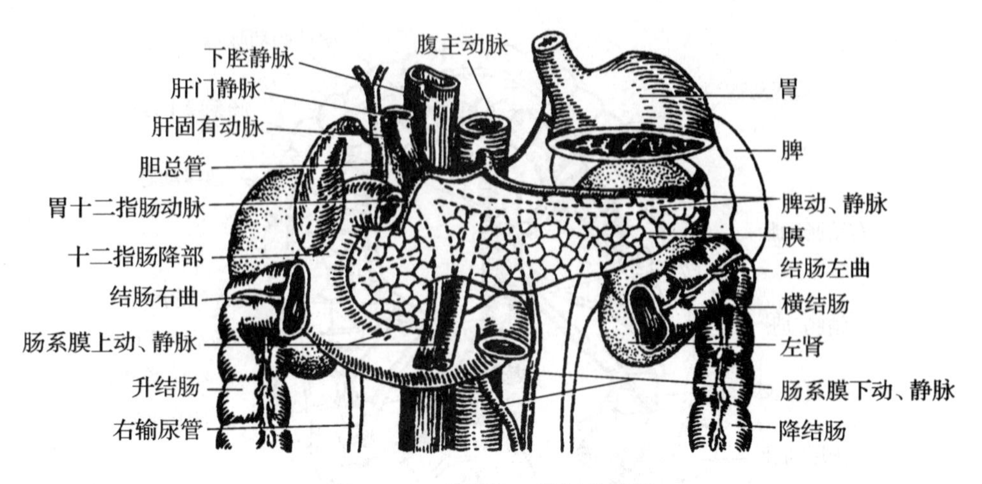

图 6-44　胰和十二指肠的毗邻

肾静脉，还有斜向外下方走行的睾丸动、静脉（卵巢动、静脉）。在肾动脉上方及腹腔干根部的两旁有腹腔神经节和腹腔丛。在腹主动脉与肾动脉上方尚有主动脉肾神经节。在肾动脉下方有围绕腹主动脉的腹主动脉丛。在肠系膜上、下动脉根部有肠系膜上、下丛。在腹主动脉下端以下有腹下丛，在腹主动脉及下腔静脉周围有腰淋巴结和腰干（图6-45）。

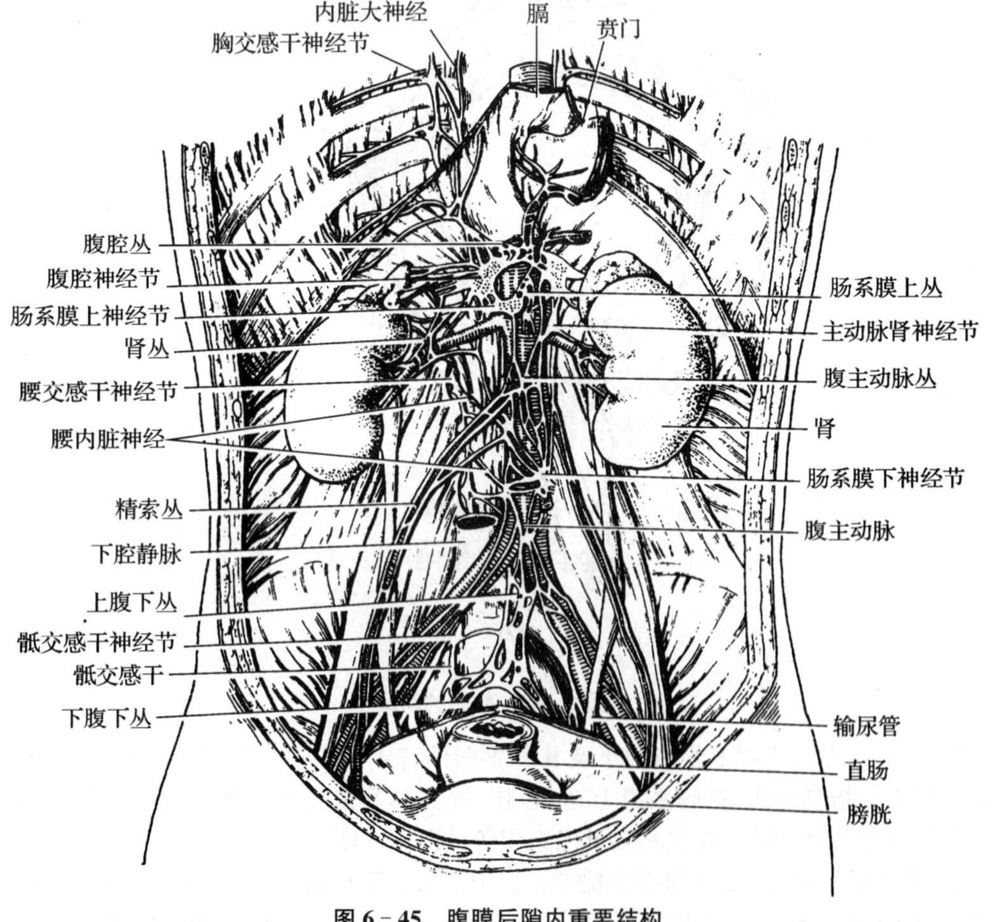

图 6-45　腹膜后隙内重要结构

两侧部主要为脏器，在腰脊柱两侧有左右肾、左右肾上腺和左右输尿管等。肾及肾上腺表面有脂肪囊和肾筋膜。

3. 第3层　结构位置较深，在腰椎的前面有胸导管下端及其起始部的乳糜池和腰干。腰椎两侧有左、右腰升静脉、左、右内脏大、小神经、腰交感干和交感神经节等。

（三）主要脏器

1. 十二指肠　十二指肠的降部和水平部位于腹膜后隙内，为保持其完整性，已在腹膜腔内脏器中介绍，不再赘述。

2. 胰

（1）位置与毗邻：**胰**（pancreas）位于网膜囊的后方，横过第 1、2 腰椎前方，其在腹前壁的体表投影：上缘约平脐上 10 cm，下缘约平脐上 5 cm。

胰头的上、右、下三面被十二指肠环抱，前面被横结肠系膜根分为上、下两部，后面有胆总管，并借疏松结缔组织与下腔静脉、右肾静脉等相邻（图 6－46）。胰头癌或慢性胰腺炎使胰头肿大明显时，可出现阻塞性黄疸或十二指肠受压的症状，也可压迫肝门静脉，导致淤血及腹水。**胰颈**位于幽门部的后下方，其上方有胆总管，后面有肠系膜上静脉通过，并在此处与脾静脉汇合为肝门静脉的起始部。**胰体**横于第 1 腰椎体前方，其前面隔网膜囊与胃相邻，故胃癌或胃后壁溃疡穿孔常与胰腺粘连。胰体后方有腹主动脉、脾静脉、左肾、左肾蒂等，上缘与腹腔干和腹腔丛相邻，脾动脉也沿其上缘向左走行，下缘与十二指肠空肠曲和空肠相邻。**胰尾**下方与结肠左曲相邻，后面有左肾上腺、左肾，脾动、静脉自胰体上缘和后面转至其前面，并与胰尾并行至脾门，所以脾切除结扎脾血管时，要防止损伤胰尾。由于胰腺位置较深，其前方又有胃、横结肠和大网膜等，故胰腺病变时，在早期腹前壁的体征不明显，从而增加诊断的困难。手术显露胰时，常须切开胃结肠韧带。

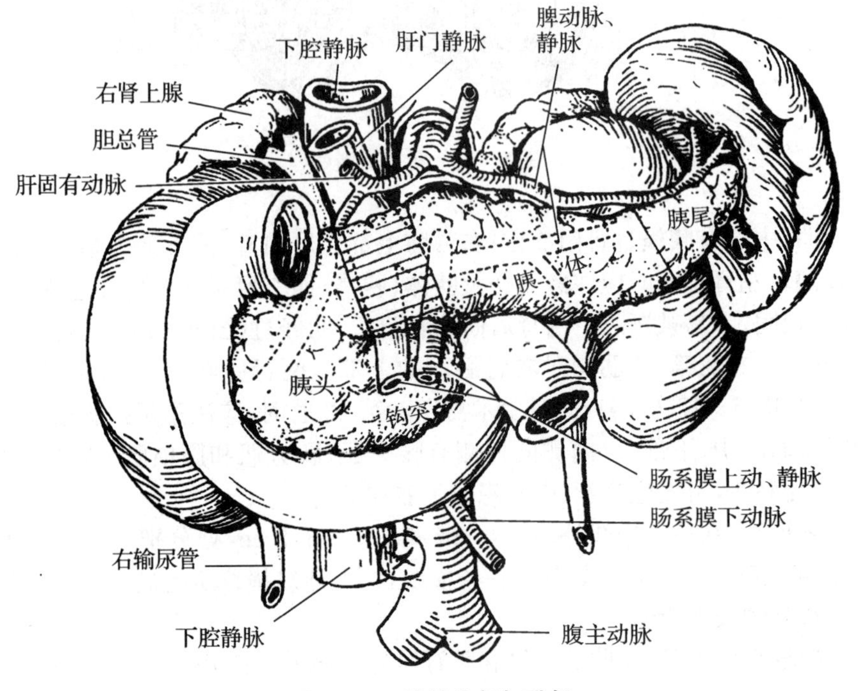

图 6－46　胰的分部与毗邻

(2) 血管、神经和淋巴

动脉：胰头的血液主要来自胰十二指肠上、下动脉，由脾动脉发出的**胰背动脉**、**胰大动脉**、**胰尾动脉**等分布到胰颈、体和胰尾。

静脉：胰头和胰颈的静脉汇入胰十二指肠上、下静脉和肠系膜上静脉，而胰体、胰尾的静脉汇入脾静脉。

神经：胰的神经支配来自腹腔丛、肝丛、脾丛和肠系膜上丛等处的分支。

淋巴：胰头的淋巴汇入幽门下淋巴结，其余部分的淋巴管沿脾动脉排列，注入胰淋巴结和脾淋巴结。上述淋巴结的输出管入腹腔淋巴结。

3. 肾

(1) 位置及毗邻：**肾**(kidney)位于脊柱两侧，在腹膜后紧贴于腹后壁，左肾上端平第 11 胸椎下缘，下端平第 2 腰椎下缘；右肾略低于左肾，上端平第 12 胸椎，下端平第 3 腰椎。

两肾上端均接肾上腺，共同由肾筋膜包绕，但二者之间隔以疏松结缔组织，当肾下垂时，肾上腺并不随其下降。肾前方的毗邻左、右不同(图 6－47)。左肾上端邻胃后壁，前下

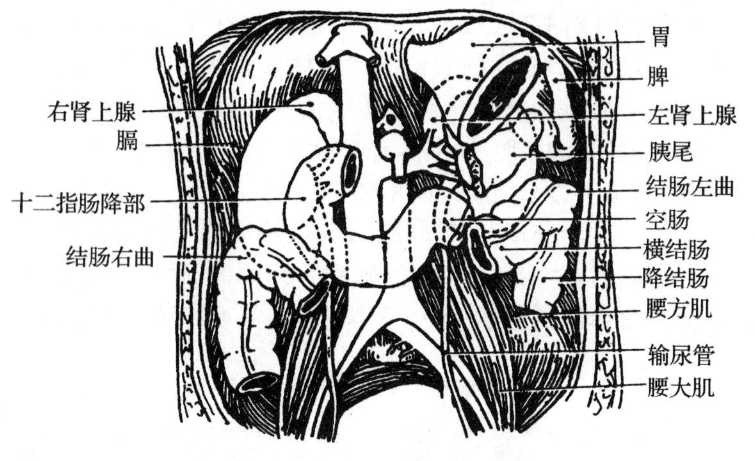

图 6－47　肾前面毗邻

部有结肠左曲，中部有胰横过肾门前方；右肾前上部为肝右叶，前下部为结肠右曲，内侧为十二指肠降部。左肾手术时应注意勿伤及胰体、胰尾；而右肾手术时要注意保护十二指肠降部，因此部较固定，易被撕裂。两肾后面均有第 12 肋经过(图 6－48)，左侧第 12 肋斜过左肾后面的中部，右侧第 12 肋斜过右肾后面的上部。两肾后面的上部，借膈与胸膜腔的肋膈隐窝相邻(图 6－47、6－51)。肾手术需切除第 12 肋时，应注意保护胸膜，以免造成气胸。在两肾后面的中、下部，自内侧向外侧有腰大肌、腰方肌和腹横肌。肾周围炎症或脓肿时，腰大肌受刺激，可发生痉挛，引起患侧下肢屈曲。

肾的体表投影：在后正中线外侧 2.5 cm 和 7.5～8.5 cm 处分别作一条垂线，再在第 10 胸椎棘突和经第 3 腰椎棘突处各作一条横线，在上述纵横线所组成的四边形范围内，即相当于两侧肾脏的表面投影。

两肾门的投影对着第 12 肋的下缘和竖脊肌外侧缘的夹角处，此角称**脊肋角**或**肾角**。

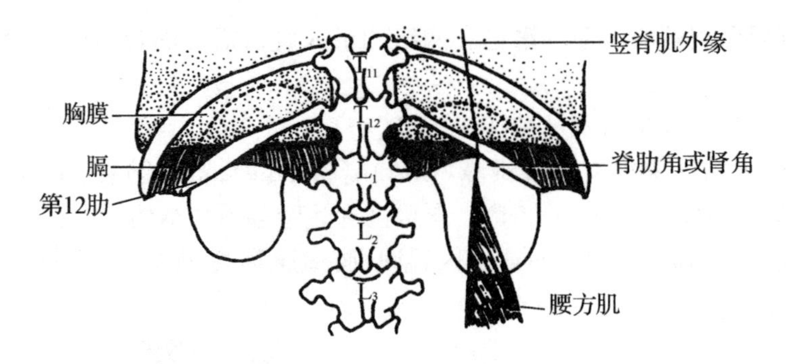

图 6-48　肾后面的毗邻

(2) 血管、神经和淋巴

肾动脉和肾段：**肾动脉**(renal artery)平对第 2 腰椎高度起自腹主动脉，右肾动脉较左肾动脉略长，向右经下腔静脉后方入肾。肾动脉(一级支)在进入肾门之前分为前、后两干(二级支)，干又分出**段动脉**(三级支)(图 6-49)。前干走行在肾盂的前方，分出上段动脉、上前段动脉、下前段动脉和下段动脉。后干较细，行于肾盂的后方，延续为后段动脉。每一段动脉分布的肾实质区称为**肾段**。各肾段动脉之间彼此没有吻合，若某一段动脉发生阻塞，由它供血的肾实质将发生缺血坏死。

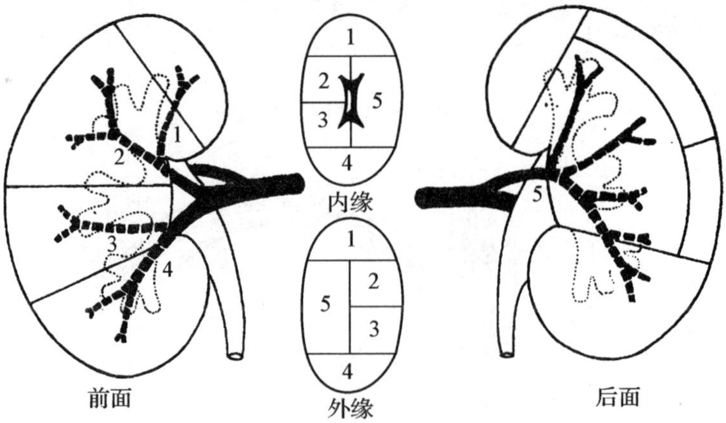

内缘　外缘　前面　后面

图 6-49　肾段动脉

1. 上段动脉　2. 上前段动脉　3. 下前段动脉　4. 下段动脉　5. 后段动脉

凡是不经肾门而在肾的上或下端入肾的动脉称**副肾动脉**(肾迷走动脉)。其出现率约为 20%左右。副肾动脉多数起自肾动脉，亦有的发自腹主动脉或肠系膜上动脉。在肾手术时，应对副肾动脉引起足够重视，否则易被损伤，不仅可导致出血，且可能招致副肾动脉供血区的肾组织缺血或坏死。

肾静脉：左、右**肾静脉**(renal vein)出肾门后行于肾动脉的前方，以直角汇入下腔静脉。左肾静脉较长，经肠系膜上动脉起端稍下方向右横过腹主动脉。左肾静脉收纳**左肾上腺静脉**(left suprarenal vein)和**左睾丸(卵巢)静脉**[left testicular(ovarian) vein]，并有近半数的左肾静脉还与左侧腰升静脉相连，经腰静脉与椎内静脉丛及颅内静脉窦相通。故左肾和左侧睾丸的恶性肿瘤可经此途径向颅内转移。

淋巴：肾的淋巴管分浅、深二组。浅组位于肾纤维膜深面，引流肾被膜的淋巴；深组位于肾内血管的周围，引流肾实质的淋巴。两组均汇入肾盂后方的肾门淋巴结，其输出管注入腰淋巴结。

神经：肾的神经支配来自肾丛和迷走神经。

肾的外面自内向外依次有**肾纤维囊**(fibrous capsule)、**肾脂肪囊**(adipose capsule)和**肾筋膜**(renal fascia)(图 6－50、6－51)。自腰区到达肾各层次结构为皮肤、皮下组织、固有筋膜、背阔肌或腹外斜肌、下后锯肌或腹内斜肌、腹横肌腱膜、腰方肌、腹横筋膜、腹膜后组织、肾筋膜后层及肾脂肪囊。

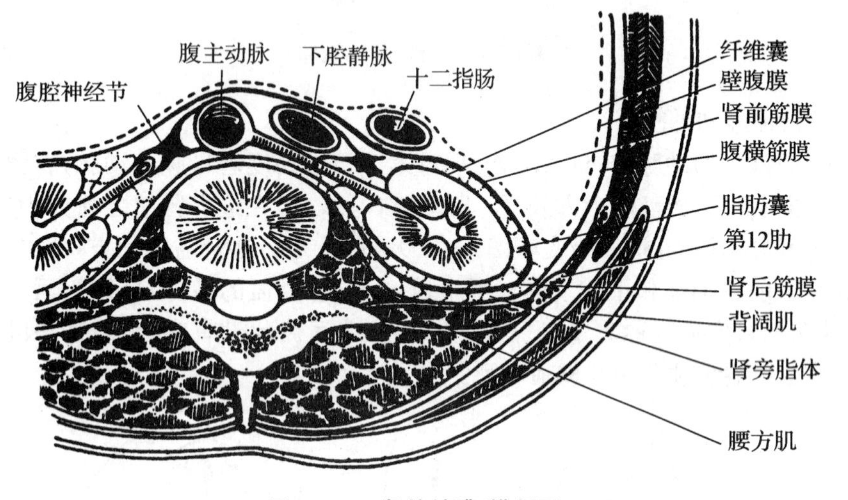

图 6－50　肾的被膜(横断面)

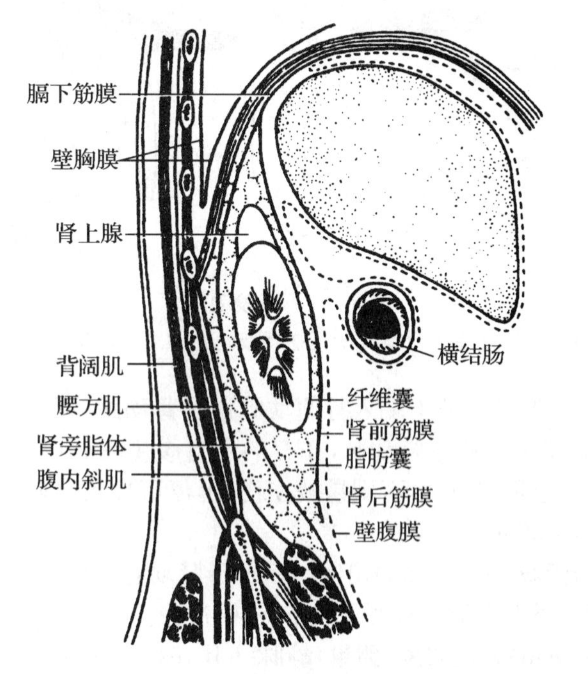

图 6－51　肾的被膜(纵断面)

4. 肾上腺

(1) 位置与毗邻：**肾上腺**(suprarenal gland)为成对的内分泌器官，位于壁腹膜的后方，附着于两肾上端(图 6－45)。

肾上腺的毗邻左右不同，左肾上腺前面有胃、胰及脾动、静脉，前内侧为腹主动脉，后面为膈；右肾上腺前面有肝，前内侧为下腔静脉，后面也邻膈。

(2) 血管、神经及淋巴

动脉：肾上腺的体积虽小但血供极为丰富(图 6－52)。**肾上腺上动脉**(superior suprarenal artery)来自膈下动脉；**肾上腺中动脉**(middle suprarenal artery)由腹主动脉直接发出；**肾上腺下动脉**(inferior suprarenal artery)则发自肾动脉。这些动脉在肾上腺被膜内形成丰富的吻合，其分支入肾上腺皮质和髓质。

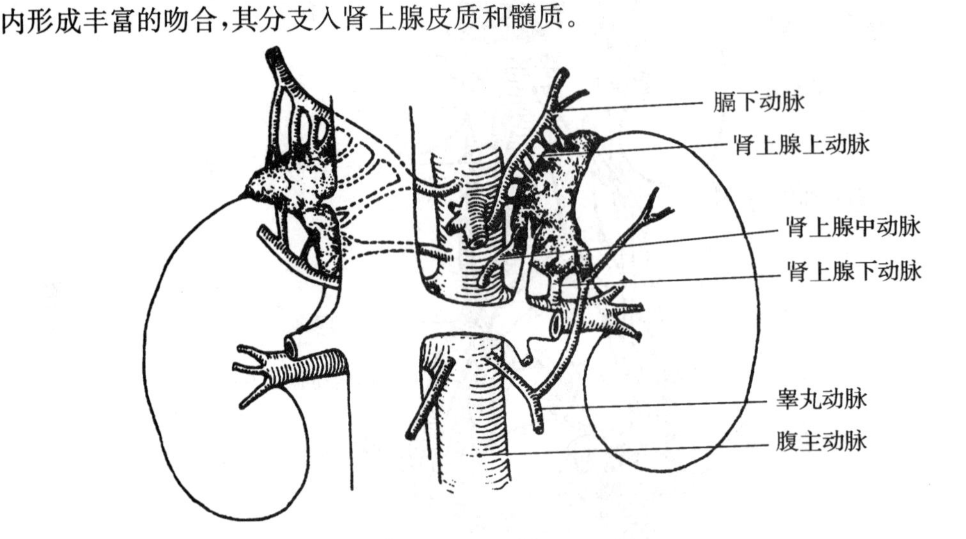

图 6－52　肾上腺的动脉

静脉：肾上腺的静脉通常左、右各一，左肾上腺静脉注入左肾静脉，右肾上腺静脉直接注入下腔静脉的右后壁，在行右肾上腺切除术结扎肾上腺静脉时，应注意保护下腔静脉。

神经：内脏大、小神经的节前纤维经腹腔丛至肾上腺，大部分终于髓质。

淋巴：肾上腺的淋巴注入腰淋巴结。

5. 输尿管腹段

(1) 位置与毗邻：**输尿管**(ureter)腹段(图 6－45)位于腹膜后隙、腰部脊柱的两侧，其在腹前壁的投影，在平脐的高度适对腹直肌外侧缘。输尿管上端与肾盂相接，在肾筋膜内于腰大肌表面下行，在腰大肌中点处与睾丸动脉(卵巢动脉)交叉，位于动脉的后方，下至小骨盆缘跨髂血管处与输尿管盆部相续。

右侧输尿管腹段的前方有十二指肠降部、升结肠血管、肠系膜根及回肠末端。在右髂窝的外侧与回盲部及阑尾相邻，盲肠后位的阑尾如有炎症时，常引起输尿管炎。左侧输尿管的前方有十二指肠空肠曲和降结肠血管，至左髂窝处有乙状结肠及其系膜跨过。因输尿管腹段的大部分与升、降结肠血管相邻，故行升、降结肠切除手术时，应注意保护输尿管腹段。

在少数情况下，可见输尿管异位，如髂动脉或下腔静脉后位的输尿管易发生梗阻，有时需将输尿管切断，移至正常的位置，行输尿管吻合。另一种是双肾盂、双输尿管，其行程及开口亦可有变异。

（2）血管及淋巴

动脉：输尿管的血供比较丰富（图 6－53）。腹段的动脉来自肾动脉、睾丸（卵巢）动脉、腹主动脉和髂总动脉（common iliac artery）。分布到输尿管的动脉多在内侧进入输尿管，相邻分支相互吻合，故手术或外伤时，如损伤某一分支，不致影响血液的供给。但少数输尿管的吻合支细小，因此手术时不宜过多地游离输尿管，以免影响血供。

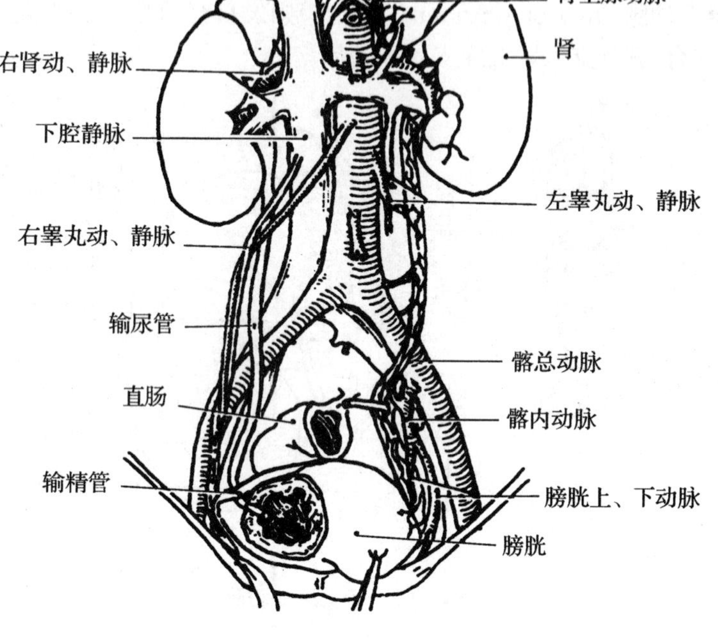

图 6－53　输尿管的动脉

静脉：输尿管腹段的静脉与相应的动脉支伴行。

淋巴：输尿管腹段的淋巴管注入腰淋巴结和沿髂总动脉排列的髂总淋巴结。

四、腹腔的解剖

（一）目的要求

了解腹腔各区所含的脏器，认识腹膜的分布与性状。熟悉腹膜腔的分区与连通。

掌握脏器的位置、体表定位和重要的毗邻关系，掌握脏器的固定装置、血管、淋巴和神经。

熟悉腹膜后隙各结构的体表定位，掌握其位置、毗邻及血管神经的分布。

（二）操作和检视步骤

1. 观察探查腹膜腔脏器和腹膜腔间隙。

第一步：掀开已被切开的胸腹壁，并翻向下方，置于下肢之前。以脐为中心，将腹膜作“大”字形切开（将脐留在肝圆韧带上），再向四边翻开。暂勿翻动腹腔脏器，使其保留原位。

观察腹膜腔前壁的内面，辨认肝圆韧带、脐正中襞(胚胎时脐尿管的遗迹)、脐内侧襞(胚胎时脐动脉的遗迹)和脐外侧襞(内有腹壁下动脉)。观察大网膜的性质和分布。

第二步：原位观察腹腔脏器和腹膜腔结肠上、下区的划分。

第三步：观察和探查肝上间隙。手分别从肝镰状韧带的两侧伸进左、右肝上间隙，阻止手指深入的结构是冠状韧带的前层。其后方是膈下腹膜外间隙(肝裸区)。冠状韧带向两侧延续为三角韧带。

第四步：观察和探查肝下间隙。将肝推向上，胃拉向下，显露肝下间隙。可见小网膜自肝门连至胃小弯(肝胃韧带)和十二指肠上部(肝十二指肠韧带)，其右缘游离，后面有网膜孔向左通入网膜囊。肝右叶下方是右肝下间隙，其深处可摸及隆起的右肾。肝与右肾之间的腹膜凹陷即为肝肾隐窝，注意它的连通。平卧时，此隐窝位置最低，是膈下脓肿的好发部位。

第五步：观察探查胃和脾。检视胃的形态是属于哪种类型。手沿胃前壁向左上方伸至膈下，摸到膨隆的胃底，再沿胃小弯向右摸到幽门，可感到此处胃壁厚而硬，是因有幽门括约肌之缘故。将右手伸进左季肋部，摸到脾，在脾的前缘摸认脾切迹。手指经膈、脾之间绕过脾后缘伸向腹后壁，可以摸到左肾上部和脾肾韧带。然后将胃向右下方牵引，观察胃底和脾门之间的胃脾韧带。

第六步：观察探查大网膜。在胃大弯血管弓下方横向切开大网膜前叶，用食、中指夹住切口上方的大网膜和胃，证明其前叶是由胃前、后壁的脏腹膜在胃大弯下方合并而成。用手指伸入切口下方的前叶之后，在其前、后叶未愈着时，手指可继续向下达大网膜游离缘，即前、后叶的返折处。后叶向上附着于横结肠。所以大网膜是由 4 层腹膜构成。

第七步：观察探查网膜囊。右手经大网膜切口向上伸入胃和小网膜之后左肝下后间隙，即网膜囊。手的后方是覆盖在胰、左肾、左肾上腺的腹膜和横结肠系膜；手指上方触及肝尾状叶和膈，两者之间为网膜囊上隐窝。食指沿胃小弯向右达网膜孔，网膜孔外是右肝下间隙。改用左手食指向左抵达脾门，食指前方是胃脾韧带，后方是脾肾韧带。手指向下进入大网膜前，后叶之间的网膜囊下隐窝。

第八步：观察探查大肠。将大网膜翻向上，根据结肠外形的三大特点鉴别结肠与小肠。在右髂窝内，稍提起盲肠。观察阑尾的位置，可互相多看几具尸体，以了解阑尾位置的个体差异。观察阑尾根部与结肠带的关系、阑尾系膜及其游离缘内的血管。升、降结肠贴于腹后壁，它们外侧为左、右结肠旁沟(左、右外侧沟)，向下与盆腔交通，向上右侧通右肝下间隙，左侧被膈结肠韧带隔开。结肠左曲高于右曲，相当于腋中线上的第 11 肋水平，常有腹膜皱襞连于膈，为膈结肠韧带，有承托脾的功能。分别提起横结肠和乙状结肠，查看它们的系膜附着情况。

第九步：观察探查小肠系膜。将小肠推向右上方，暴露左肠系膜窦(降结肠肠系膜间隙)。注意小肠系膜自左上方(第二腰椎左侧)斜向右骶髂关节的前方。在小肠系膜根部上方，是十二指肠空肠曲，曲的左上缘有一皱襞连于横结肠系膜根部，称为十二指肠悬韧带，是识别空肠起始部的重要标志。将小肠推向左下方，暴露右肠系膜窦(升结肠肠系膜间隙)，与左肠系膜窦比较有何不同。

2. 解剖结肠上区　剖查前，先观察肝、胆囊、胃、脾的位置和毗邻。在腹腔干和肝十二指肠韧带的修洁过程中观察十二指肠和胰。然后掩合腹前壁，在腹壁表面划定肝的下界、胆囊底、胃幽门和胰的体表投影。

(1) 解剖胃的血管、淋巴结和神经

第一步:用手尽量将肝向上翻起,以暴露小网膜。在胃小弯的中部剖开小网膜的前层,沿胃小弯向左至胃贲门处清理胃左动脉。该动脉发出升支至食管下端,水平支到贲门附近,降支(胃左动脉本干延续而来)沿胃小弯向右行,分布于附近的胃壁。同时解剖出与胃左动脉伴行的胃冠状静脉和胃贲门淋巴结。沿胃小弯向右清理出胃右动脉、静脉,注意辨认幽门前方的幽门前静脉(尸体上可能不清楚),观察幽门附近的淋巴结。在清理解剖血管的同时,仔细分离和观察迷走神经前干的胃支和"鸦爪"形的分支。

第二步:在距胃大弯中部下方约 1 cm 处,在已剖开大网膜前层,找出胃网膜左、右动脉,观察两者的吻合情况,注意这两支动脉不与胃大弯紧密相贴。向上的分支是胃支,供应胃壁;向下的是网膜支,供应大网膜。向右清理胃网膜右动脉,直到幽门下方,注意观察其沿途及幽门下方的淋巴结分布。向左清理胃网膜左动脉到脾门,可见其起于脾动脉。从脾门处,脾动脉分出 2～4 支胃短动脉,经胃脾韧带,行向胃底。观察胃网膜左静脉注入脾静脉,胃网膜右静脉注入肠系膜上静脉。

(2) 解剖腹腔干和脾动脉

第一步:将胃翻向上,暴露网膜囊后壁。注意观察胃床(图 6－30)。此处表面光滑,适于胃的移动和伸展,并隔以腹膜与胰、左肾等相邻。于网膜孔的下方找到肝总动脉,解剖出它的两个分支,向上进入肝十二指肠韧带的一支为肝固有动脉,向下经十二指肠上部后方的一支为胃十二指肠动脉。它再分二支,一支经幽门下方于大网膜内沿胃大弯行走的为胃网膜右动脉;另一支行走于胰头和十二指肠降部之间沟内的即为胰十二指肠上动脉。观察其沿沟向两侧发出分支,供应胰头和十二指肠上半部的情况。

第二步:在胰的上缘向左,沿已解剖出来的肝总动脉,寻找在主动脉裂孔平面,从腹主动脉前壁发出的腹腔干,再继续向左清理出它的第 3 个分支——脾动脉的起始部。注意腹腔干周围的腹腔淋巴结和腹腔丛。淋巴结观察后可将其清除,尽可能地保留腹腔神经丛,待以后解剖。

继续沿胰腺上缘切开腹膜,自腹腔干向左清理脾动脉。其沿胰腺上缘向左行,沿途分出胰支供应胰腺。脾动脉在进入脾门前发出胃网膜左动脉,于大网膜内沿胃大弯向右行。在清理脾动脉时,要观察脾动脉随胰尾经脾肾韧带到达脾门,并注意胰尾周围及脾门处有淋巴结分布。

(3) 解剖肝十二指肠韧带及胆囊

第一步:纵行剖开肝十二指肠韧带,可见下列三个结构,并逐一清理:肝固有动脉居左前方,其周围有植物性神经丛所围绕;胆总管并列于肝固有动脉之右侧;肝门静脉位于前两者的后方,同时可见胃左静脉注入肝门静脉内。

第二步:向上追踪上述三个结构至肝门,稍清理周围组织,找出它们各分出的左、右两支。进一步观察肝管(前)、肝固有动脉(中)和肝门静脉(后)分支的平面关系及左、右肝管的汇合点、肝门静脉和肝固有动脉分叉点的位置(图 6－23)。

解剖肝动脉时,注意其是否有异常的肝动脉存在。如副肝左动脉多来自胃左动脉,异常的肝右动脉多来自肠系膜上动脉,它行走于胰头和肝门静脉的后方。解剖时若发现肝右动脉不起于肝固有动脉,应于下次实习操作时追踪其是否起自肠系膜上动脉。

第三步:清理胆总管,观察它与胆囊的关系。从肝的胆囊窝内将胆囊稍加分离,辨认其底、体、颈。胆囊颈在肝门处急转向下而连于胆囊管。颈部的起始部较膨大,形成Hartmann囊,结石多停留于此。胆囊管进入肝十二指肠韧带,以锐角与肝总管合并成胆总管。显露由胆囊管、肝总管和部分肝右叶的下面构成的胆囊三角(Calot 三角)。试在此三角内寻找胆囊动脉,追踪其分成两支,分布于胆囊的前、后面。再追踪胆囊动脉的起点。胆囊动脉的变异多,但在胆囊三角内的这段行径较恒定,故行胆囊手术时多在此寻找胆囊动脉。

第四步:继续将胆总管向下清理,见其经十二指肠上部后方,沿胰头和十二指肠降部之间下行,在降部的内侧穿十二指肠。

第五步:清理肝门静脉,观察其组成。将胰上缘向下拉,可看到脾静脉不是与脾动脉紧密伴行,而是行走在胰的后面(脾动脉沿胰上缘行走)。清理脾静脉时,注意勿损伤汇入脾静脉下缘的肠系膜下静脉。向右清理直至其在胰颈后方与肠系膜上静脉合并成肝门静脉,而后进入肝十二指肠韧带内,同时注意通常汇入肝门静脉本干的胃左静脉。

3. 解剖结肠下区　解剖前分别观察空、回肠、盲肠、阑尾、升结肠、横结肠、降结肠和乙状结肠的位置毗邻。然后掩合腹前壁,在腹壁外面定出阑尾根部的位置,检查此点与McBurney点是否吻合。

(1) 剖查肠系膜上动脉、静脉

第一步:将大网膜、横结肠及横结肠系膜翻向上方,把全部空、回肠推向左侧,暴露肠系膜根。于胰腺的下缘小心剥离肠系膜根右侧的腹膜,清除一些结缔组织,便可找到肠系膜上动脉:向上追踪该动脉,可见其经过胰及脾静脉后方,发自腹主动脉。肠系膜上动脉周围有致密的肠系膜上神经丛。翻起胰下缘,于胰颈后方找到肝门静脉,自肝门静脉向下清理出位于肠系膜上动脉右侧的肠系膜上静脉。

第二步:查看肠系膜上动脉左侧发出一排约 12～18 支空、回肠动脉布于空、回肠。观察空、回肠动脉的分支、相互吻合和分布于肠壁直动脉的情况。注意攀绕血管周围的神经丛及一系列淋巴结。

第三步:剖除肠系膜根右侧腹后壁的腹膜以及横结肠系膜的下层腹膜。在肠系膜上动脉右侧清理出横结肠系膜内的中结肠动脉,见其主干在系膜内居于正中线的右侧行走。末端分左、右两支,左支与左结肠动脉分支吻合弓较大。故行胃空肠吻合术时,常在左侧这个较大的动脉弓区域内切开横结肠系膜,以免损伤中结肠动脉。清理右结肠动脉的起点及分支,其有时不直接起自肠系膜上动脉,而来自中结肠动脉或回结肠动脉。清理回结肠动脉及其分支,在阑尾系膜近游离缘处找出阑尾动脉,向上追踪,知其起自回结肠动脉,经回肠后方进入阑尾系膜内。

(2) 剖查肠系膜下动、静脉

第一步:将空、回肠推向右下,乙状结肠牵向左下,在腹后壁腹主动脉下段的左前方,透过腹膜可见一纵行圆条状隆起,此即肠系膜下动脉,切开其表面腹膜,即可显露。再沿肠系膜下动脉本干向上修洁至十二指肠下部后方,可见其起自腹主动脉。肠系膜下动脉的上段不与静脉伴行,其根部周围有肠系膜下丛,稍作清理,肠系膜下淋巴结可予切除。

第二步:将腹后壁腹膜自肠系膜下动脉本干处向两侧剥离至降结肠和肠系膜根,沿肠系膜下动脉本干的左侧壁自上而下修洁由其发出的左结肠动脉至降结肠,乙状结肠动脉

(数支)至乙状结肠。再沿肠系膜下动脉本干向下追踪其终支——直肠上动脉至骨盆入口处。

沿直肠上静脉向上追踪肠系膜下静脉至胰后方注入脾静脉处。肠系膜下静脉有时也可注入肠系膜上静脉或脾静脉与肠系膜上静脉交角处。

4. 解剖腹膜后隙

(1) 剖查肾、肾蒂及输尿管

第一步:剥离肾区的腹膜,先观察肾的位置及毗邻关系。在肾前方,用刀纵行切开肾筋膜,将其向外翻,可见到一层较厚的脂肪(瘦弱者可较薄),即肾脂肪囊。检视肾上极的肾上腺,见其也包在肾筋膜内。提起肾的外缘,可见到肾后面的脂肪和肾筋膜后层,从而理解肾脂肪囊与肾筋膜包绕着肾和肾上腺。观察紧贴肾脏的最内层被膜——肾纤维膜。检查肾的后面与第 12 肋的关系,将右手伸入到左侧胸膜腔的肋膈隐窝,检查其与左肾的关系,并用同样方法探查右肾与右肋膈隐窝的关系。

第二步:自肾门处清除脂肪,解剖肾蒂。观察肾蒂内主要结构中肾静脉位于前方,肾动脉居中,而肾盂的位置最深。注意有无副肾动脉,它通常起自肾动脉主干或起自腹主动脉。剖查输尿管,观察其行程、狭窄部位及毗邻关系,至小骨盆入口处,右侧输尿管越过右髂外动脉起始部的前方,左侧输尿管越过左髂总动脉的前方,进入盆腔(盆内部分,待后解剖)。

(2) 剖查血管、神经

第一步:小心去除腹腔干、肠系膜上、下动脉根部的淋巴结及结缔组织。可见到被神经丛所围绕的粗大的腹主动脉,向下追踪见其在平第 4 腰椎处分为左、右髂总动脉。神经丛则下延至盆部成为腹下丛。

剥离腹主动脉右侧的腹膜,观察平行于腹主动脉右侧的下腔静脉。在右髂总动脉的后方,去除少许脂肪,可找到下腔静脉的起始部,由左、右髂总静脉汇成。左髂总静脉在左、右髂总动脉之间,而右髂总静脉位于其同名动脉的深面。

第二步:清理左肾静脉。它起自肾门,行于肠系膜上动、静脉根部之后,在腹主动脉之后汇入下腔静脉,沿途接受左睾丸静脉(或卵巢静脉)。在左肾上腺前面解剖出左肾上腺静脉,追踪其注入左肾静脉。右肾静脉因其距下腔静脉较近,故较左侧为短。

第三步:在腰大肌下部的前方清理出睾丸(卵巢)静脉,剥开腹膜,沿左侧睾丸静脉向上追踪,见其几乎成直角汇入左肾静脉,而右睾丸静脉则直接汇入下腔静脉。在睾丸静脉内侧与之伴行的是睾丸(卵巢)动脉,向上追踪可见其在肾动脉的稍下方自腹主动脉发出。

第四步:清理左肾动脉,其在肠系膜上动脉起点稍下方,发自腹主动脉的左缘,横行向左达左肾门。在左肾动脉起点水平,分开腹主动脉与下腔静脉,可见右肾动脉起自腹主动脉之右缘横向右行达右肾门。

第五步:稍加清理腰大肌和腰方肌,于腰大肌外侧缘由上而下辨认肋下神经、髂腹下神经、髂腹股沟神经、股外侧皮神经和穿出腰大肌的生殖股神经。切开髂窝腹膜,清理睾丸动、静脉和由腹环处转向盆腔的输精管。在女尸则清理卵巢动、静脉和子宫圆韧带。再在腰大肌外侧缘与髂肌之间切开筋膜,找到股神经。

第六步:沿腰大肌内侧缘,稍加清理,可见沿脊柱两侧的纵行腰交感干。每侧腰交感干上有 3～4 个膨大的交感干神经节,从神经节发出的腰内脏神经走向腹主动脉丛。腰交感干是胸交感干的延续，向下经髂总动、静脉深面进入盆腔。注意观察左腰交感干与腹主动脉左缘相邻，右腰交感干前面为下腔静脉所覆盖。

第七步：掀起下腔静脉之左缘，清理结缔组织，然后提起腹主动脉，可见第 2、3、4 右腰动脉起自腹主动脉后壁，腰动脉经腰交感干的后方，行至腰大肌的深面。同样，掀起腹主动脉的左缘，稍加清理结缔组织，可找到第 2、3、4 左腰动脉。腰静脉与腰动脉伴行。

五、提要

腹腔主要由脏器以及与脏器功能活动有关的辅助装置共同组成适应于内脏活动的内环境。腹腔被腹膜分为前侧大部分的腹膜腔和后侧小部分的腹膜后隙。前者为浆液性环境，光滑湿润，与消化功能有关的器官位于其间；后者为结缔组织疏松环境，有丰富的血管神经、十二指肠大部、胰以及与泌尿系统有关的脏器。

（一）腹膜腔

1. 腹膜腔以横结肠及其系膜为界分为结肠上区和结肠下区。胃、十二指肠上部、肝、胆囊、脾等脏器位于结肠上区；十二指肠降部、空、回肠、盲肠、阑尾及结肠等脏器位于结肠下区。两区之间借大网膜前面与腹前壁之间的间隙相通，若有炎症时，大网膜可能与腹前壁腹膜粘连，使两区隔开，以致腹膜腔内炎症局限化。

结肠上区以肝为中心，分为肝上间隙和肝下间隙。结肠下区以肠系膜根和升、降结肠为界，分为左、右结肠旁沟和左、右肠系膜窦。这些间隙的位置、高低、宽窄情况各有不同，但相互间常直接或间接连通。当腹膜腔内有炎症时，脓液可在各小间隙内互相流窜。例如胃后壁或十二指肠上部穿孔时，其内容物可沿网膜囊经网膜孔聚积在肝肾隐窝，再沿右结肠旁沟至直肠膀胱陷凹。反之，阑尾穿孔时，其液体可沿这条途径逆流。腹腔脏器的炎症，由于脏器的活动和腔隙的连通，很容易发展为弥漫性腹膜炎。

2. 腹腔内脏器较多，掌握它们的体表定位对临床检查和诊断疾病有十分重要的意义，其中肝、胃、胆囊、脾、阑尾、胰及肾的体表定位尤为重要。

3. 肝脏和脾属实质性器官，质地较脆，受外力打击后易引起破裂，发生严重出血。若诊断和抢救不准确、不及时，可导致严重的后果。

4. 手术处理脏器时，要根据所学的解剖学知识，正确判断某脏器的位置；严格识别相接脏器的分界，如对胃幽门部与十二指肠上部的分界及空肠起始部的识别；确定切开某些结构（如横结肠系膜、肝十二指肠韧带等）的位置及血管结扎的部位等，以免给患者带来不必要的损失和痛苦。

5. 腹膜的再生力很强，可使创面迅速愈合，也可增生形成粘连，带来后遗症。腹腔内某些血管，如胃十二指肠动脉和脐静脉索，目前在临床上可用其作为化疗灌注或诊断的途径。手术时又常以胃左动脉和胃网膜左动脉的分支作为～胃大部切除的标志之一。

（二）腹膜后隙

1. 十二指肠的降部、水平部及胰腺的位置较深，故在病变早期，腹前壁的体征可能不明显。胰与十二指肠间的位置关系密切，均与胆总管及大血管（肝门静脉、肠系膜上动脉、肠系膜上静脉、腹主动脉、脾动脉、脾静脉等）相毗邻，增加了手术的难度。在某些疾病，如胰头癌时，除了胰腺本身受损外，尚可出现胆总管、肝门静脉受阻的症状，从而增加了诊断及治疗的困难。

2. 肾紧贴于腹后壁，故手术入路可不经过腹膜腔，直接从腰区进入，因此掌握各层次所经过的结构十分必要。应充分认识肾与第 12 肋及肋膈隐窝的关系，重视副肾动脉的存在。

3. 腹膜后隙的各层组织中有丰富的血管网，其中动脉网主要为肾上腺、肾及输尿管的器官外吻合网所组成，而静脉丛则更加丰富。此外，奇静脉和半奇静脉的属支，使盆、腹、胸、颈和头部的静脉相连通。这些静脉丛及椎管内静脉丛是上述区域内病菌、毒素等致病因子，可经血运远距离播散的解剖学基础。

4. 腹膜后隙的淋巴结可分为壁淋巴结群和脏淋巴结群。壁淋巴结群沿腹主动脉和下腔静脉而分布，称腰淋巴结。脏淋巴结群沿腹腔干，肠系膜上、下动脉主干而分布。

腹腔复习思考题

一、名词解释

1. 肝肾隐窝　2. 膈下腹膜外间隙　3. Treitz 韧带　4. 胆囊三角　5. 系膜三角　6. 肝胰壶腹　7. McBurney 点　8. 肾角　9. 肾迷走动脉(副肾动脉)　10. 肾门　11. 第一肝门　12. 网膜孔

二、问答题

1. 试述结肠上区、结肠下区间隙的名称、位置、连通情况及临床意义？
2. 试述胃的动、静脉分布、胃大部切除的标志血管。
3. 胃后壁穿孔食物易入何处可与哪些结构粘连？
4. 脾切除时，要先切断哪些韧带，结扎哪些血管才能将脾游离？
5. 肝外胆管包括哪些？胆总管的分段和毗邻如何？
6. 阑尾可能有哪些位置？手术中如何寻扎阑尾？试分析阑尾容易发炎及小儿阑尾发炎后易穿孔的解剖学因素。化脓性阑尾炎为何可引进膈下脓肿？
7. 手术时如何确定：①胃与十二指肠的分界？②空肠的起始部位？③切开横结肠系膜的位置？
8. 依解剖学知识说明胰头癌患者何以发生黄疸、腹水、下肢水肿及肠梗阻症状？
9. 根据肾的位置和毗邻关系，说明施行肾切除术时应注意防止损伤哪些结构？从腰区到达肾脏的层次结构如何？

三、寻找下列结构

1. Treitz 韧带　2. 胆囊动脉　3. 胆总管　4. 门静脉　5. 肠系膜上动脉　6. 胃左动脉　7. 脾动脉　8. 阑尾动脉　9. 胃右动脉　10. 肠系膜下动脉　11. 胃网膜右动脉　12. 中结肠动脉　13. 胃短动脉　14. 脾肾韧带　15. 副肾动脉　16. 输尿管的第一个狭窄

(吴凌霞)

第三节 盆 腔

一、境界

盆腔(pelvic cavity)由盆壁和盆膈围成,盆壁构成盆腔的四周部分,由小骨盆、盆壁肌及盆筋膜壁层组成。盆膈又称盆底,为盆腔的下界。盆腔的上界相当于小骨盆的上口,是腹、盆腔的相续处。

二、结构特点

盆腔为体腔的一部分,可分浆膜腔和浆膜外腔两部分。前者为盆腹膜腔,后者为盆腹膜下腔。

(一) 盆腹膜腔

盆腹膜腔(pelvic peritoneal cavity)为整个腹膜腔的一部分(图 6-54),约在直肠的中、下 1/3 交界处,覆盖在直肠前壁的腹膜向前反折,在男性,移行于膀胱的脏腹膜,在直肠和膀胱之间形成**直肠膀胱陷凹**(rectovesical pouch),陷凹的底距肛门约 7.5 cm;在女性,腹膜从直肠前壁向前下,达阴道穹的后方,向上盖于子宫颈和子宫体的背面,继而包绕子宫底,再沿子宫体的前面下降,在子宫峡附近反折转至膀胱,在直肠和子宫之间及膀胱与子宫之间分别形成**直肠子宫陷凹**(rectouterine pouch)和**膀胱子宫陷凹**(vesicouterine pouch),其中直肠子宫陷凹较深,临床上称之为 Douglas 腔,陷凹的底距肛门约 5.5 cm。在坐位或半卧位时,直肠膀胱陷凹和直肠子宫陷凹分别是男、女性腹膜腔的最低处,在腹膜腔积液时,液体可积聚于此,临床上可经直肠前壁或阴道穹后部作穿刺,以引流该处的积液。故急腹症或腹、盆腔手术后的患者宜采取半卧位。

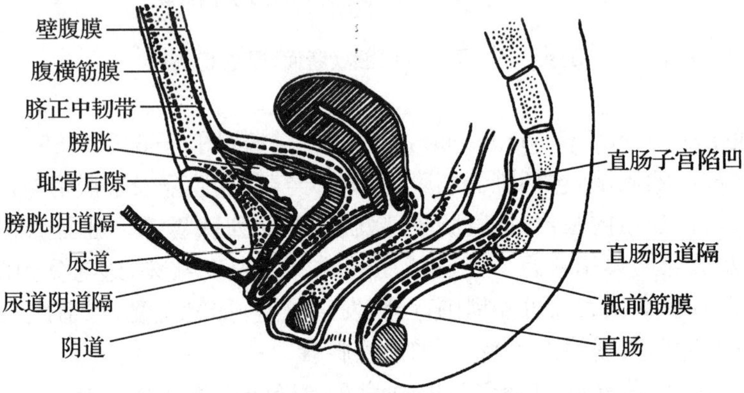

图 6-54 女性盆腔正中矢状切面

在直肠膀胱陷凹及直肠子宫陷凹的两侧,分别有直肠膀胱襞和直肠子宫襞。男性的输尿管和输精管在直肠膀胱襞深面的前部行向膀胱底,直肠子宫襞的深层即为骶子宫韧带。

(二) 盆腹膜下腔

一般认为,**盆腹膜下腔**(pelvic subperitoneal cavity)位于盆腹膜与盆壁及盆底之间,在骨盆上口处与腹膜外间隙相续。腔内有消化管、泌尿系及生殖器的部分器官，此外，还有重要的血管、淋巴结及神经，并有大量疏松结缔组织、盆筋膜及其形成物等。

1. 盆筋膜(pelvic fascia)　为腹内筋膜的直接延续，可分为壁层和脏层，分别称为盆壁筋膜和盆脏筋膜。

(1) **盆壁筋膜**(parietal pelvic fascia)(图 6－55)：覆盖在盆壁内面，其中在梨状肌和闭孔内肌表面的部分，分别称**梨状筋膜**和**闭孔筋膜**。闭孔筋膜的上部，在耻骨联合后面至坐骨棘之间明显增厚，形成**肛提肌腱弓**，为肛提肌的起点之一。衬于肛提肌上面的筋膜称**盆膈上筋膜**，参与组成盆膈，在肛提肌腱弓处，它与闭孔筋膜相续。盆壁筋膜的另一部分位于骶骨的前方，称**骶前筋膜**，它与骶骨之间有丰富的静脉丛，若骨盆内手术不慎损伤此筋膜，会导致大出血。

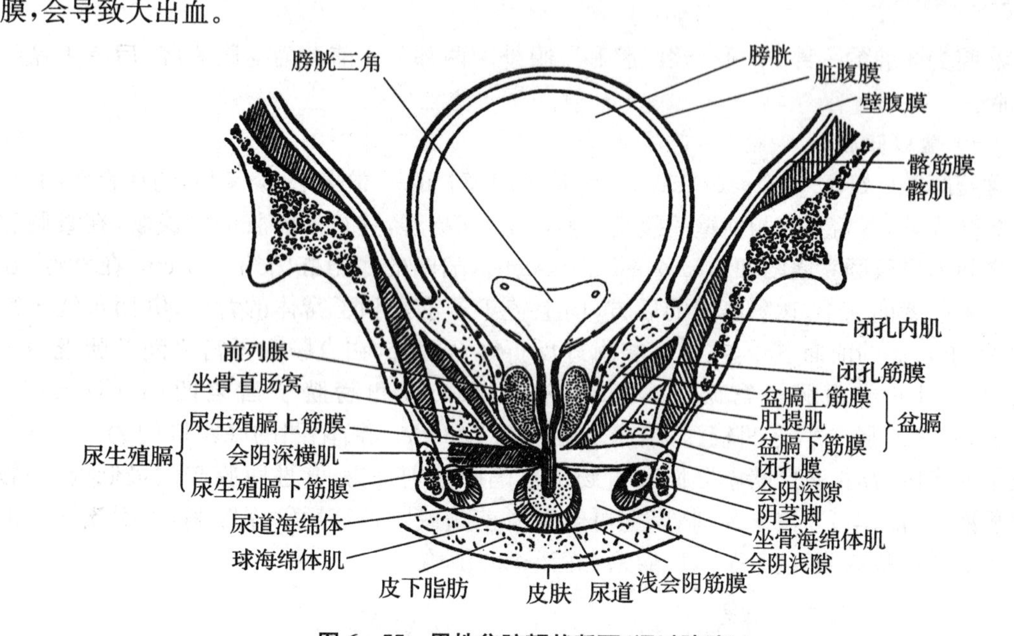

图 6－55　男性盆腔额状断面(通过膀胱)

(2) **盆脏筋膜**(visceral pelvic fascia)：又称盆内筋膜(图 6－54、6－55)，主要包绕在盆内脏器和血管、神经的周围，包括脏器筋膜、血管神经鞘、筋膜隔及筋膜形成的一些韧带。

①脏器筋膜：包绕盆内脏器，如直肠鞘、膀胱囊和前列腺囊等。脏器筋膜在近盆底处，与盆膈上筋膜及骶前筋膜相移行。各脏器筋膜的发育程度悬殊，这与盆内脏器的容积变化不同有关。在容积变化大的脏器周围，筋膜发育较差，如膀胱囊，以适应其容积的变化；容积变化不大的器官，其筋膜发育良好，如前列腺囊。

②血管神经鞘：由盆筋膜包绕在盆内血管及神经的周围形成。这些结构连于坐骨棘和子宫颈或膀胱底(男性)之间，并向膀胱、子宫及阴道周围延伸，内有髂内动、静脉及其分支(或属支)、盆丛及其分支等，其中在子宫颈和直肠两侧的部分分别为子宫主韧带和直肠侧韧带。

③筋膜隔：位于相邻的盆内脏器之间，如**腹膜会阴筋膜**，呈额状位，从直肠膀胱陷凹(男)或直肠子宫陷凹(女)的底向下，至会阴中心腱。在男性称之为**直肠膀胱隔**，位于直肠与膀胱、前列腺及精囊腺之间；在女性称**直肠阴道隔**，位于直肠和阴道之间。此外，在膀胱

和阴道之间，尿道和阴道之间分别有**膀胱阴道隔**及**尿道阴道隔**。

④韧带：是盆筋膜在盆腔脏器周围的增厚物，连于脏器与邻近骨面之间，对脏器具有支持和固定作用。男性有**耻骨前列腺韧带**，女性有**耻骨膀胱韧带**及**骶子宫韧带**（图 6－56）。

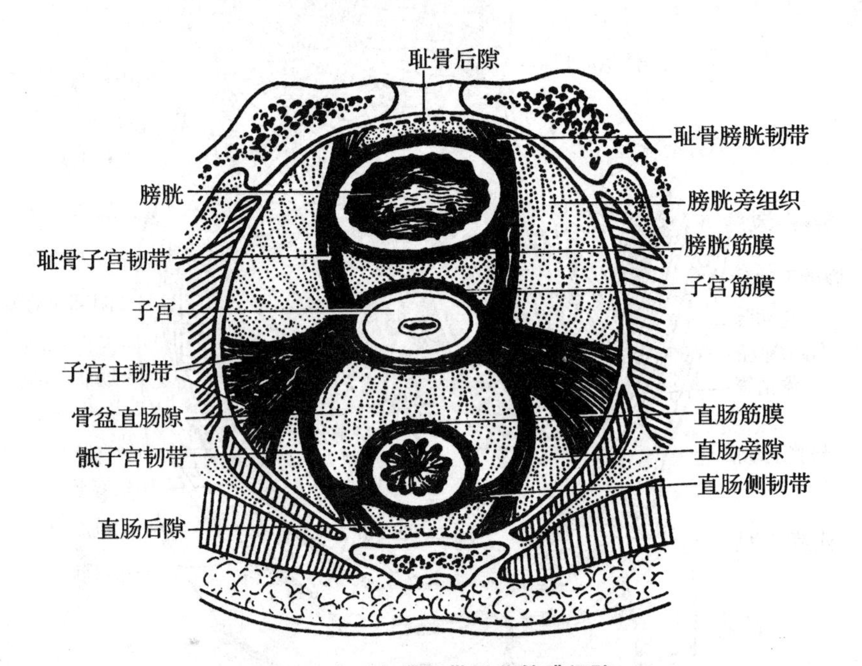

图 6－56　子宫的韧带及盆筋膜间隙

2．盆筋膜间隙　位于盆筋膜壁层与脏层之间，内有大量疏松组织（图 6－56），较为重要的为耻骨后隙及直肠后隙。

（1）**耻骨后隙**（retropubic space）：又称**膀胱前隙**或 Retzius 间隙，位于耻骨联合与膀胱之间，两侧界男性为耻骨前列腺韧带，女性为耻骨膀胱韧带；下界为尿生殖膈，向上与腹前壁的腹膜外间隙相续，临床上可经此间隙作膀胱、前列腺或子宫的腹膜外手术。

（2）**直肠后隙**（retrorectal space）：又称**骶前间隙**，位于直肠筋膜与骶前筋膜之间，向上经骨盆上口与腹膜后隙相续，两侧界为直肠侧韧带。间隙内有骶正中动脉、骶淋巴结、腹下丛、腰骶干及骶丛等重要结构，临床上可在尾骨尖与肛门之间进针至该间隙，注射气体，行腹膜后隙的气体造影。

3．盆内的血管、淋巴结及神经

（1）**髂内动脉**（internal iliac artery）：为一长约 4 cm 的短干，沿盆后外侧壁下行，常在坐骨大孔上缘处分为前、后两干（图 6－57）。然后从后干发出髂腰动脉、骶外侧动脉和臀上动脉。前干发出脐动脉、闭孔动脉、膀胱下动脉、子宫动脉（男性为输精管动脉）、直肠下动脉、阴部内动脉及臀下动脉。

闭孔动脉（obturator artery）大多为髂内动脉前干的分支，穿闭膜管至大腿。闭孔动脉在盆内发出耻骨支，在耻骨上支的后面与对侧同名支及腹壁下动脉的耻骨支吻合。闭孔动脉若直接或间接起自髂外动脉或股动脉者，称异常闭孔动脉，其出现率约为 18%。异常闭孔动脉大多经股环外侧缘，也有经其内侧缘或中央，然后向下入闭膜管。所以在作股疝修补术时，尤应注意并避免损伤该血管，以免引起大出血。

盆内的动脉除髂内动脉及其分支外，还有直肠上动脉和骶正中动脉，它们分别是肠系膜下动脉及主动脉腹部的分支。

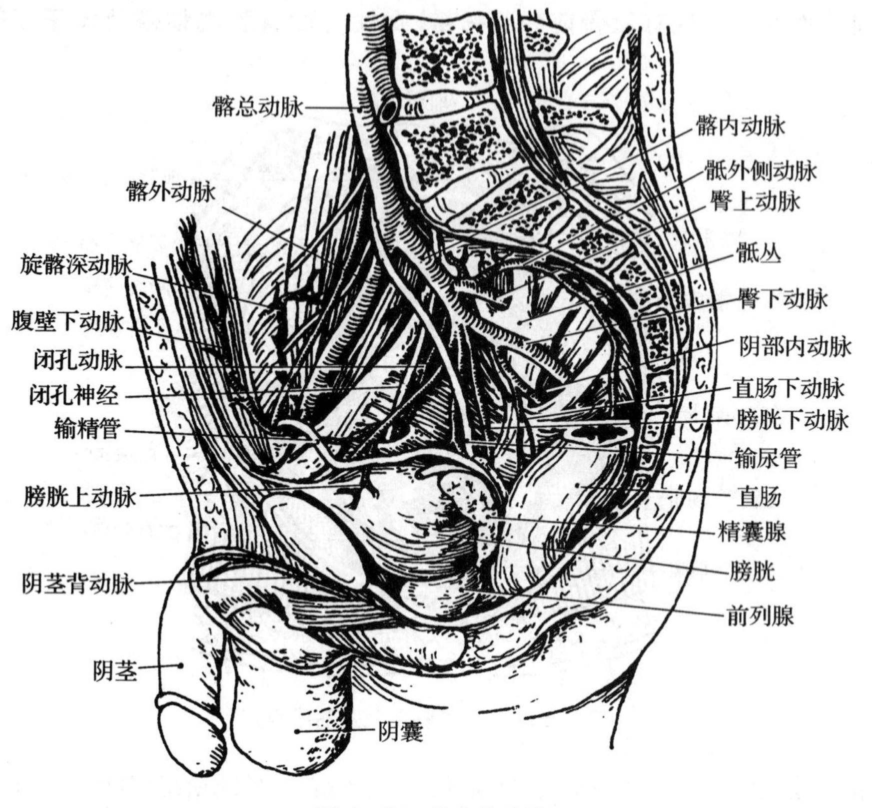

图 6-57　盆内的动脉

(2) **髂内静脉**(internal iliac vein)：位于同名动脉的后内侧，除脐静脉外，髂内动脉其他分支的同名静脉均为髂内静脉的属支(6-58)。盆内脏器的静脉首先在脏器的近盆膈处，形成脏器周围的静脉丛，如直肠静脉丛、膀胱静脉丛、前列腺静脉丛及子宫静脉丛等，然后汇集成同名动脉的伴行静脉。

(3) 盆内的淋巴结：主要有**髂内淋巴结**(internal iliac lymph nodes)和**骶淋巴结**(sacral lymph nodes)。前者沿髂内动脉及其分支排列，主要收纳髂内动脉供血区的淋巴；后者沿骶正中动脉排列，收纳盆后壁及盆内脏器的部分淋巴。盆内脏器的部分淋巴还可注入沿髂外动脉排列的**髂外淋巴结**(external iliac lymph nodes)(图 6-58)。

(4) 盆内的神经：有躯体神经和内脏神经两类(图 6-59)。

盆内的躯体神经包括闭孔神经、骶丛及其分支。**闭孔神经**(obturator nerve)为腰丛的分支，入盆腔后与闭孔血管一起穿闭膜管出盆腔。**骶丛**(sacral plexus)位于梨状肌的前方，其分支经梨状肌上、下孔出盆腔。

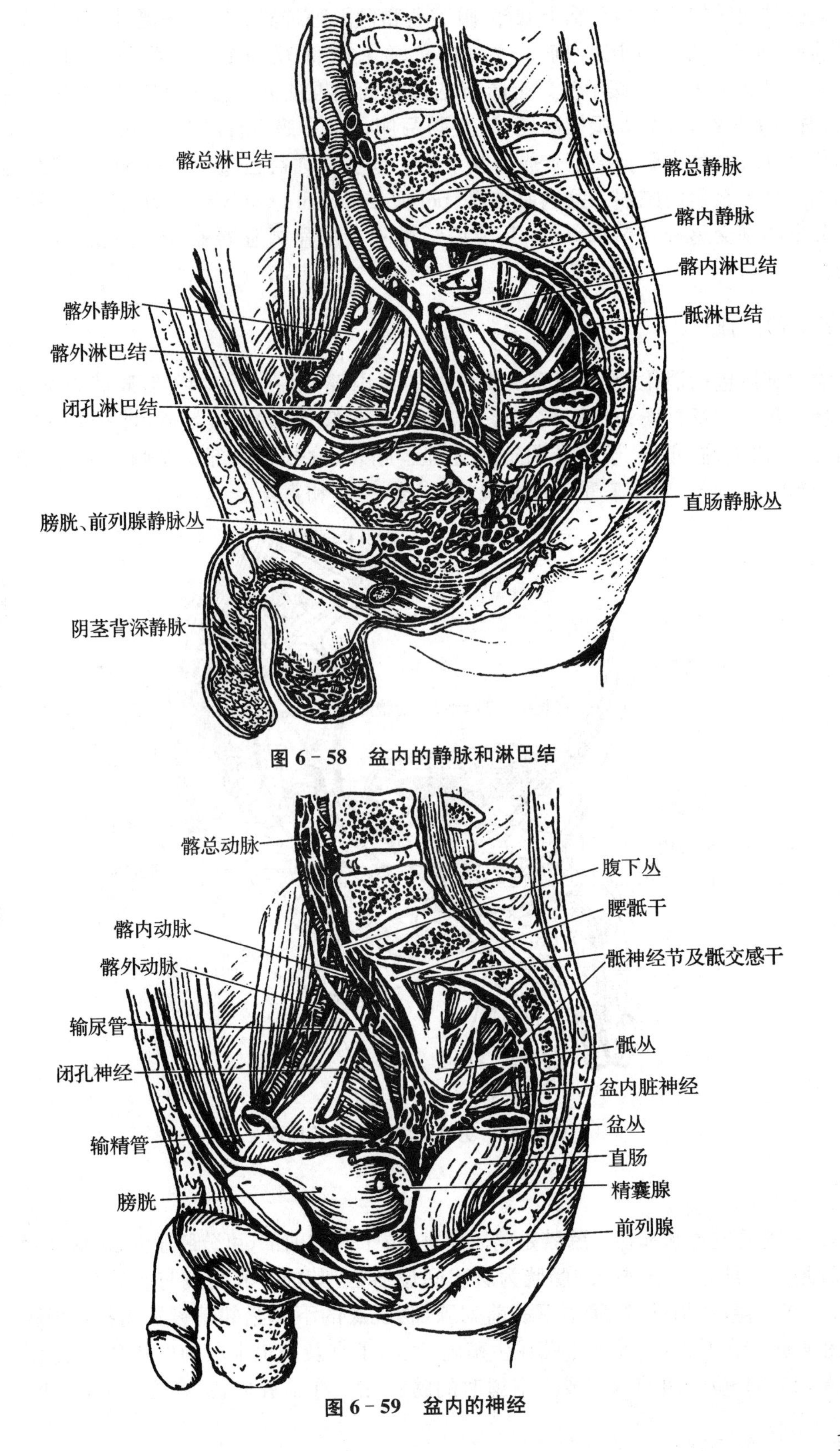

图 6－58　盆内的静脉和淋巴结

图 6－59　盆内的神经

盆内的内脏神经包括交感干骶部、腹下丛和盆内脏神经。**交感干骶部**又称骶交感干，沿骶前孔内侧下行，在尾骨前方，左、右交感干骶部互相汇合。**腹下丛**(hypogastric plexus)括上腹下丛和下腹下丛。**上腹下丛**在第五腰椎前方下行至盆腔，在骶骨岬附近分为**左、右腹下神经**，在第3骶椎高度，于直肠两侧，左、右腹下神经与各侧的交感干骶神经节的节后纤维及盆内脏神经汇合成**下腹下丛**。该丛又称**盆丛**(pelvic plexus)，其纤维随髂内动脉的分支至盆内脏器。**盆内脏神经**(pelvic splanchnic nerves)是从第2～4骶神经前支内分出的副交感神经节前纤维，其节后纤维除支配盆内脏器外，还支配降结肠和乙状结肠。

三、盆内脏器

盆内脏器包括消化管、泌尿系及生殖器的盆内部分，在盆腔前部有膀胱和尿道；后部有乙状结肠下段及直肠；在前、后部之间，男性有输精管的盆部、精囊(即精囊腺)及前列腺；女性有卵巢、输卵管、子宫及阴道的上部。此外，输尿管盆部沿盆侧壁由后行向前内(图6-60、6-61)。本节着重叙述膀胱、前列腺、子宫和直肠。

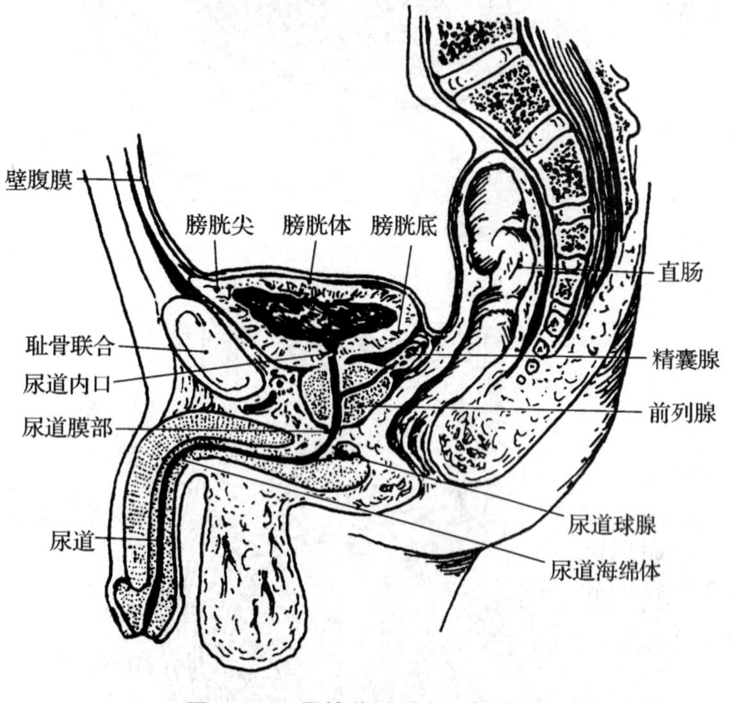

图6-60　男性盆腔正中矢状切面

(一) 膀胱

1. 膀胱的位置和邻接　**膀胱**是储尿器官，位于盆腔前部，可分**膀胱尖**、**膀胱体**、**膀胱底**及**膀胱颈**等4部分。空虚时的膀胱为腹膜间位器官，其前方和两侧与耻骨联合及盆侧壁相邻；上邻肠袢；在男性，膀胱颈下邻前列腺，膀胱底的下部紧邻精囊及输精管壶腹；底的上部邻直肠。在女性，膀胱颈下邻尿生殖膈，底与子宫及阴道上段前壁相邻。小儿膀胱位置较高，其部分位于腹腔内。成人空虚时的膀胱完全在盆腔内，但在充盈时，膀胱尖和体可上升至耻骨联合上缘平面以上(图 6-62)。此时,腹前壁与膀胱上面的腹膜反折线也随之上移,使膀胱的前壁直接与腹前壁相贴,因而在膀胱充盈时,经耻骨联合上缘上方作膀胱穿刺,或作切口行膀胱、前列腺或子宫手术,不会损伤腹膜。

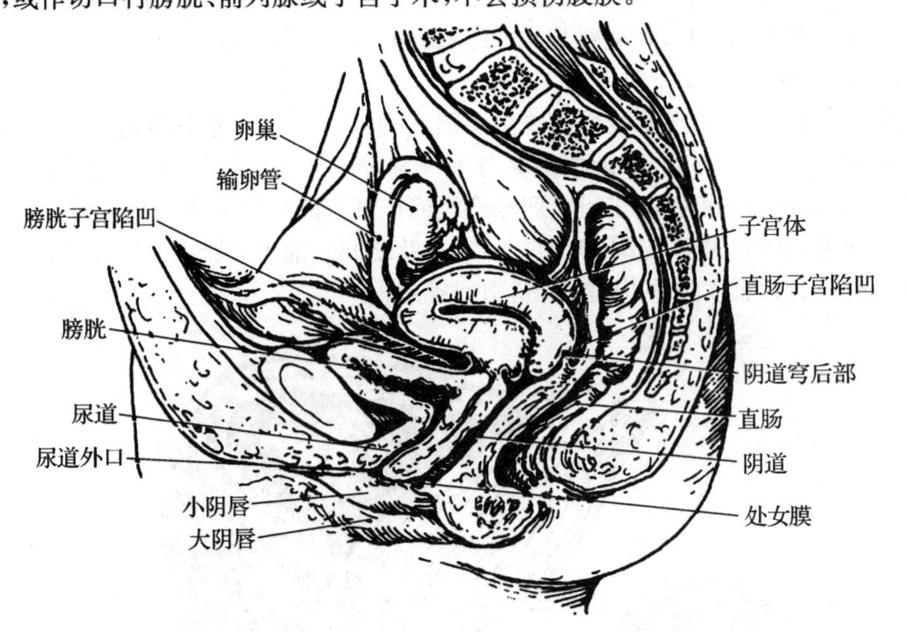

图 6-61　女性盆腔正中矢状切面

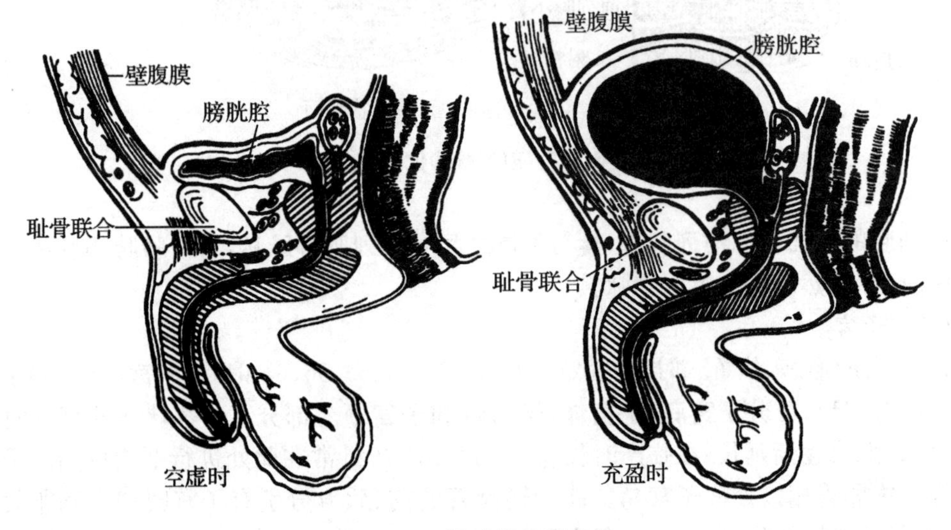

图 6-62　膀胱的位置变化

2. 膀胱的血管、淋巴回流及神经支配　膀胱的动脉主要有**膀胱上动脉**(superior vesical artery)和**膀胱下动脉**(inferior vesical artery)。前者为脐动脉(起自髂内动脉)近侧段的分支,分布于膀胱上部;后者直接起自髂内动脉,分布于膀胱下部。此外,直肠下动脉及子宫动脉也有小分支至膀胱。

膀胱的静脉先在膀胱颈及前列腺两侧形成**膀胱静脉丛**,再汇集成膀胱上、下静脉,注入髂内静脉。

膀胱的淋巴可注入髂内淋巴结、髂外淋巴结、髂总淋巴结及骶淋巴结。

膀胱的神经来自盆丛，随血管至膀胱壁，其中交感神经节前纤维来自脊髓的第 11、12 胸节及第 1、2 腰节的侧角，副交感节前纤维来自第 2～4 骶髓节。

（二）前列腺

前列腺(prostate)位于膀胱颈与尿生殖膈之间(图 6－63)，**前列腺底**向上，接膀胱颈；**前列腺尖**朝下，接尿生殖膈；其前面经耻骨前列腺韧带连于耻骨后面；后面借直肠膀胱隔与直肠相邻，故经直肠前壁可进行前列腺指检或按摩。前列腺可分前叶、中叶、后叶和左、右叶。男尿道的前列腺部位于中叶前方，左、右叶之间。前列腺肥大是老年男性常见病之一，中叶或左、右叶肥大时，可压迫尿道，引起排尿困难。

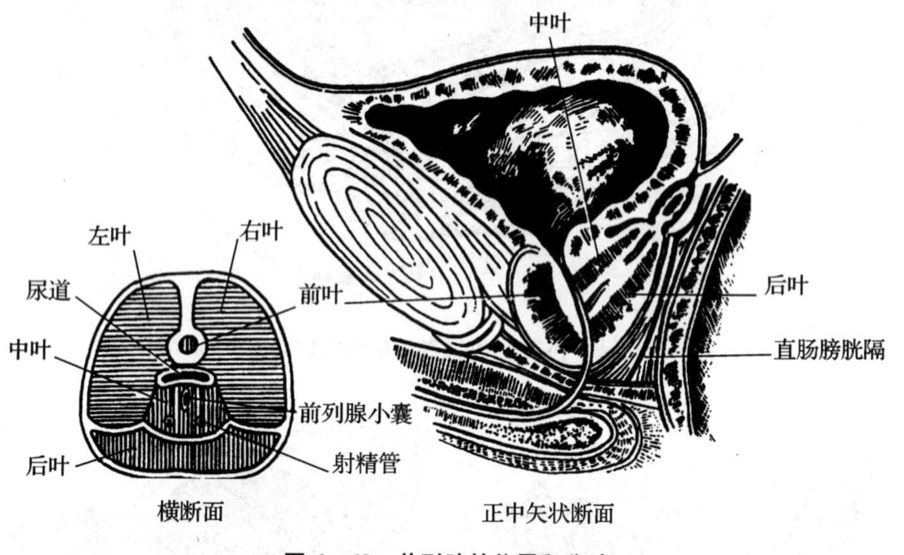

图 6－63　前列腺的位置和分叶

前列腺的外面裹以**前列腺囊**，囊与腺体之间有**前列腺静脉丛**，它与膀胱静脉丛一起汇集成膀胱静脉，然后注入髂内静脉。

（三）子宫

1. 子宫的形态、位置、邻接和固定装置(图 6－54、6－56、6－61)　**子宫**(uterus)呈前后略扁的倒置梨形，可分**子宫底**、**子宫体**、**子宫峡**和**子宫颈** 4 部分。子宫峡在非妊娠时仅长 1 cm，妊娠期可逐渐延长，在临产时长达 7～11 cm，产科常在此处进行剖腹取胎。子宫上部侧缘与输卵管相接处称**子宫角**。此处输卵管的前、后方分别有子宫圆韧带和卵巢固有韧带，在行输卵管结扎术时，需认真鉴别。

子宫位于盆腔中部，前邻膀胱；后邻直肠，临床上经肛门直肠指检时，可触知子宫颈和体的下部；子宫下接阴道；两侧有阔韧带及输卵管等。在直肠和膀胱均空虚时，非妊娠的子宫底不超过骨盆上口，在妊娠时，子宫底、体和峡扩大，并上升至腹腔。子宫颈的位置较为固定，一般在坐骨棘平面以上。

子宫属腹膜间位器官，只有宫颈的一部分未被腹膜覆盖，在子宫与直肠之间及子宫与膀胱之间，分别有直肠子宫陷凹和膀胱子宫陷凹，前者是女性腹膜腔位置的最低处。

子宫的正常位置主要依靠盆底及会阴的承托，但子宫的韧带对维持其正常位置和姿势也起着非常重要的作用，有下列主要韧带：

子宫阔韧带(broad ligament of uterus)：呈额状位的双层腹膜皱襞，连于子宫侧缘与盆侧壁之间，可限制子宫左右移动。

子宫主韧带(cardinal ligament of uterus)：位于子宫阔韧带的基底部，连于子宫颈阴道上部两侧与盆侧壁之间，呈扇形，可防止子宫向下脱垂。

子宫圆韧带(round ligament of uterus)：起自子宫角的前面，经腹股沟管至大阴唇皮下，可维持子宫的前倾。

骶子宫韧带(sacro-uterine ligament)：自子宫颈阴道上部的后面向后，止于骶骨的前面，可牵引子宫颈向后上。与子宫圆韧带协同，维持子宫的前倾前屈。

2. 子宫的血管、淋巴回流及神经支配　营养子宫的动脉为**子宫动脉**(uterine artery)，它是髂内动脉较大的分支，起始后向前内行于子宫阔韧带的基底部内，约在子宫颈外侧2 cm处，跨越输尿管的前上方向内，于子宫颈侧方分为上、下两支，下支下行，分支至子宫颈和阴道壁，上支沿子宫侧缘迂曲上升，沿途分支至子宫峡、体、底，并有分支至输卵管及卵巢。其卵巢支与卵巢动脉吻合，在行子宫手术处理子宫动脉时，应注意避免损伤输尿管(图 6－64)。

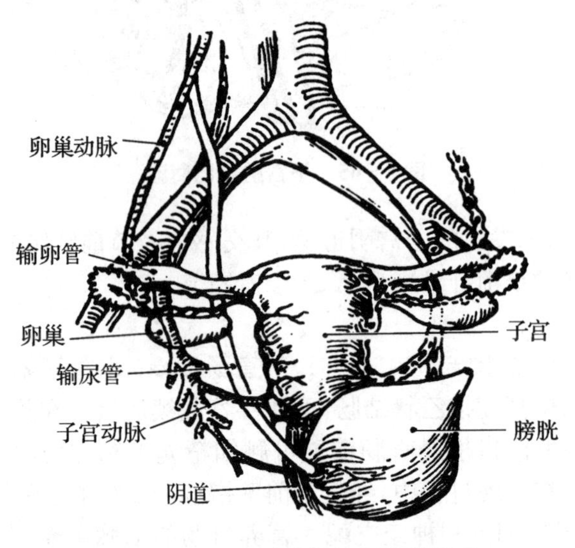

图 6－64　子宫动脉与输尿管的关系

子宫的静脉：先在子宫两侧形成子宫静脉丛，在子宫颈附近，与阴道静脉丛汇合成子宫静脉，然后注入髂内静脉。

子宫的淋巴回流：子宫底和体上部的大部分淋巴管随卵巢动脉上行，注入腰淋巴结；部分随子宫圆韧带至腹股沟浅淋巴结，子宫体下部和子宫颈的淋巴管随子宫动脉注入髂内、外淋巴结；也有的注入骶淋巴结(图 6－65)。盆内脏器的淋巴管之间均有吻合，因此宫颈癌可经淋巴广泛转移。

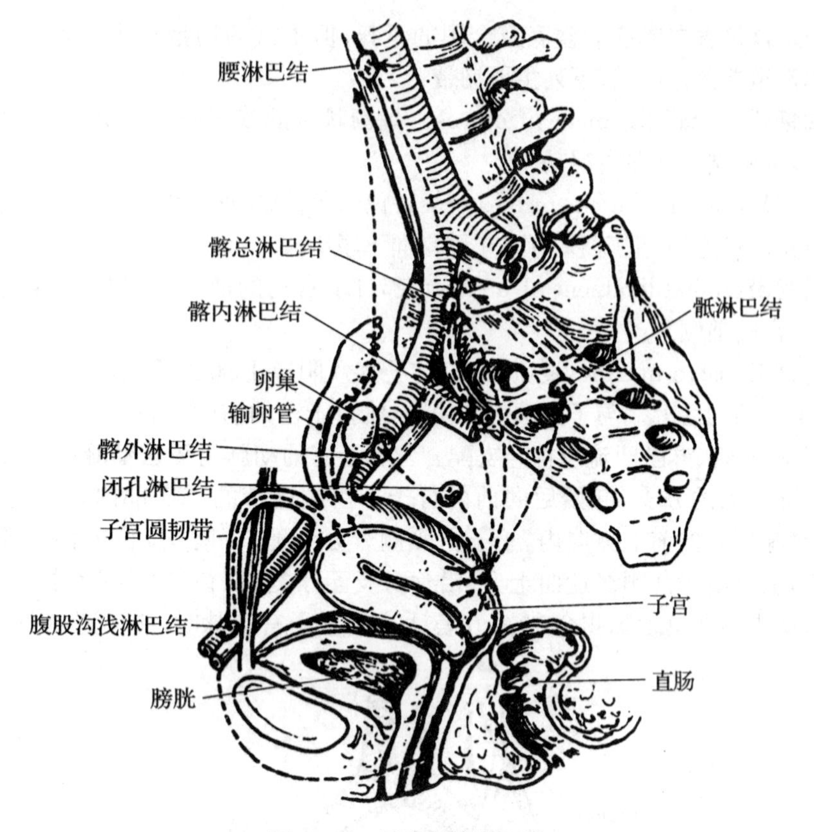

图 6-65　子宫的淋巴回流

子宫的神经来自盆丛发出的子宫阴道丛，其交感神经节前纤维来自胸 12 及腰 1、2 髓节的侧角，副交感神经的节前纤维来自第 2～4 骶髓节。

（四）直肠

1. 直肠的位置和邻接（图 6-60、6-61）　**直肠**（rectum）位于盆腔的后部，骶、尾骨的前方，其上端在第 3 骶椎高度接乙状结肠，下端穿盆膈续肛管。在男性，直肠前方邻膀胱、精囊腺和前列腺等，故肛门指检经直肠前壁可触知精囊腺和前列腺；在女性，直肠的前方为子宫颈和阴道上部，在分娩过程中，经直肠前壁指检可了解子宫颈扩大的程度。

2. 直肠的血管、淋巴回流和神经支配　营养直肠的动脉主要有**直肠上动脉**（superior rectal artery）和**直肠下动脉**（inferior rectal artery），它们分别来自肠系膜下动脉和髂内动脉。直肠上动脉在第 3 腰椎高度分为左、右两支，沿直肠两侧分布于直肠上部。直肠下动脉则分布于直肠下部，它与直肠上动脉及肛动脉之间均有吻合。此外，骶正中动脉也有分支至直肠后壁（图 6-66）。

直肠的静脉先在直肠壁内及其周围吻合成**直肠静脉丛**，然后再汇集成直肠上静脉和直肠下静脉。前者属肝门静脉系，注入肠系膜下静脉；后者属下腔静脉系，注入髂内静脉。当肝门静脉高压时，直肠的静脉为肝门静脉侧支循环的径路之一。

直肠上部的淋巴管注入肠系膜下淋巴结，下部则注入髂内淋巴结和骶淋巴结。

直肠的神经来自盆丛及肠系膜下丛，其交感神经节前纤维来自腰髓节的侧角，副交感神经节前纤维来自盆内脏神经。

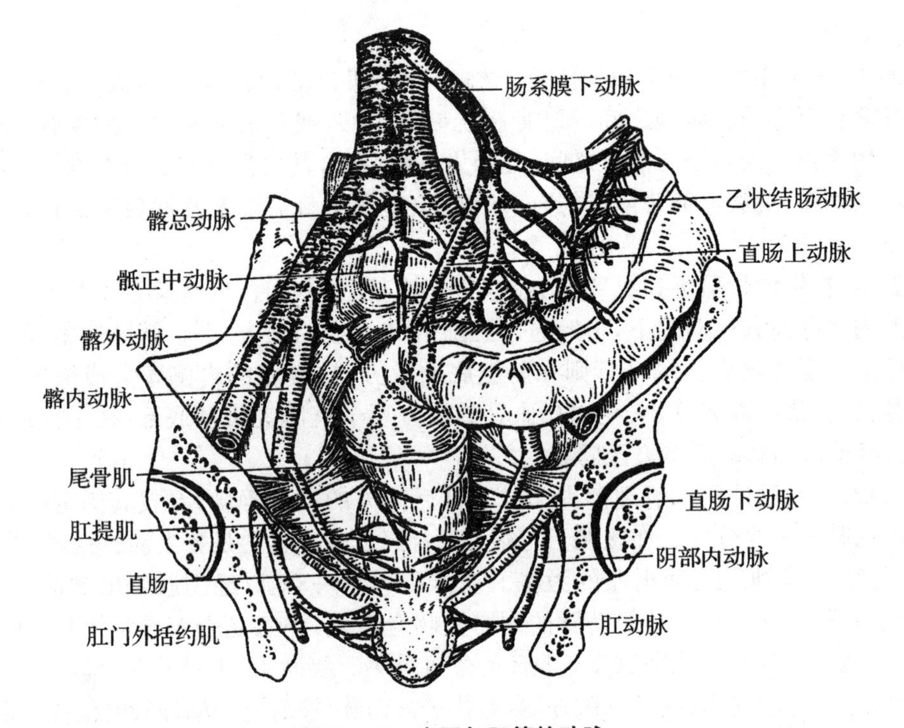

图 6-66　直肠与肛管的动脉

四、盆腔的解剖

（一）目的要求

通过盆腔的解剖应达到下列要求：

1. 了解盆腔的境界与结构特点。
2. 熟悉盆腹膜的分布和移行情况，掌握男女性盆腹膜腔的陷凹名称及其临床意义。
3. 熟悉盆筋膜的分部，了解其脏层的形成物，掌握重要的盆筋膜间隙。
4. 掌握盆内血管、淋巴结及神经。
5. 掌握盆内重要脏器的位置、邻接、血管；熟悉其淋巴回流及神经支配。
6. 了解经过骨盆腔上口的有关结构。

（二）操作与观察步骤

第一步：将盆腔内的乙状结肠和小肠袢推向腹腔，充分显露盆腹膜腔，观察膀胱、子宫和直肠的位置，在子宫底两侧找到输卵管及卵巢，结合盆腔正中矢状切面示教标本，观察前列腺（男）和阴道（女）的位置、邻接，子宫的正常姿势和直肠的弯曲。

第二步：用手指沿盆内脏器由后向前，然后再由中央向两侧滑动，观察腹膜的移行情况，尤应注意直肠膀胱陷凹（男）或直肠子宫陷凹及膀胱子宫陷凹（女）的位置。观察子宫侧缘与盆侧壁之间的子宫阔韧带，找出卵巢上端与盆侧壁之间的卵巢悬韧带。在子宫角附近，寻找并观察子宫圆韧带、输卵管和卵巢固有韧带的位置关系。

第三步：从盆侧壁向盆内剥离腹膜至盆内脏器处，观察越过骨盆上口的有关结构，由后向前有骶正中动脉、腹下丛、交感干、腰骶干、闭孔神经、乙状结肠及其系膜和直肠上动、静脉（左侧）、输尿管，髂内血管、卵巢悬韧带及卵巢血管、输精管或子宫圆韧带等，注意它们的走向。

第四步:用手指伸入膀胱和耻骨联合之间,此处即为耻骨后隙,内有大量疏松组织,可摸到耻骨联合下缘与膀胱颈之间的耻骨膀胱韧带(女),或与前列腺之间的耻骨前列腺韧带(男)。用手指伸入直肠与骶骨之间,此处为直肠后隙,其底为盆膈。再结合盆矢状切面示教标本及插图,观察盆筋膜隔,并进一步观察、理解耻骨后隙及直肠后隙的位置和临床意义。

第五步:在男性骨盆上口处,找出输尿管和输精管,并向盆内追踪至膀胱底。可见输尿管在髂内动脉前方行向内下,再跨过闭孔血管和神经的前方,在达膀胱底附近,行于输精管的后下方至膀胱底。输精管则在膀胱底的后方、精囊腺的内侧膨大成输精管壶腹。在女性骨盆内,找出输尿管,它经闭孔血管的前方至子宫阔韧带基底部,在子宫颈外侧约2 cm 处,经子宫动脉的后下方至膀胱底。

第六步:在盆后外侧壁清理髂内动脉及其后内方的髂内静脉,寻找其周围的淋巴结。找出髂内动脉的重要分支。在腰骶干与第1骶神经之间出盆的是臀上动脉;经第1与第2(或第2与第3)骶神经之间出盆的为臀下动脉和阴部内动脉;经闭膜管出盆的是闭孔动脉,观察它的耻骨支及其与其他动脉的同名支吻合情况,注意是否有异常闭孔动脉,若有异常闭孔动脉,应观察它的来源及与股环的位置关系。膀胱上、下动脉及直肠下动脉较细小,可根据分布范围寻找;在子宫颈外侧,寻找子宫动脉,注意它与输尿管的位置关系。

第七步:在乙状结肠系膜根部找出直肠上动脉,并追踪至直肠。

第八步:在示教标本及插图上,观察盆内重要静脉丛,如直肠静脉丛、膀胱静脉丛等。

第九步:清理盆后壁,试找出骶正中动脉;在骶骨岬前方找出上腹下丛,由此再寻找左、右腹下神经及下腹下丛,试寻找盆内脏神经。

五、提要

1. 盆腔可分为盆腹膜腔和盆腹膜下腔两部分。盆腹膜腔为腹膜腔的一部分,其直肠膀胱陷凹和直肠子宫陷凹分别为半卧位时男、女性腹膜腔的最低处,有一定临床意义。盆腹膜下腔位于盆腹膜与盆壁之间,内有盆筋膜和重要的血管、淋巴结、神经及盆内脏器。盆筋膜可分脏、壁两层,后者与腹内筋膜相移行。重要的盆筋膜间隙有耻骨后隙及直肠后隙,它们向上均与腹腔的腹膜外间隙相通,临床上经耻骨后隙可进行膀胱、前列腺或子宫等脏器的腹膜外手术;经直肠后隙可行腹膜后隙的气体造影。

2. 盆部的动脉主要为髂内动脉及其分支。此外,还有直肠上动脉和骶正中动脉,它们均有分支至直肠,前者为肠系膜下动脉的分支,后者来自腹主动脉。盆内脏器的静脉先在脏器的壁内或周围形成静脉丛,再汇入髂内静脉或肠系膜下静脉。盆内静脉丛之间及盆内静脉丛与椎静脉丛之间均有吻合。直肠静脉丛也是肝门静脉系与下腔静脉系的吻合处之一。

3. 盆内的淋巴结主要有髂内淋巴结和骶淋巴结。盆内脏器的淋巴除注入上述淋巴结外,另有淋巴注入髂外及髂总淋巴结。此外,直肠上部和子宫底、体上部的淋巴还可分别注入肠系膜下淋巴结、腰淋巴结和腹股沟浅淋巴结。

4. 盆内的神经有躯体神经和内脏神经。躯体神经有骶丛和闭孔神经,内脏神经有交感干骶部、盆内脏神经和腹下丛。下腹下丛又称盆丛,内有交感和副交感纤维,它们随血管至盆内脏器。

5. 盆内脏器为泌尿、生殖器和消化管的盆内部分，前二者位于盆腔的前中份，后者位于盆腔的后份。由于盆腔内脏器互相紧邻，故可通过直肠前壁作前列腺或子宫等检查。

盆腔复习思考题

一、名词解释

1. 腹下丛 2. 直肠膀胱陷凹 3. 直肠子宫陷凹 4. 耻骨后隙 5. 直肠后隙

二、问答题

1. 盆筋膜的分布概况如何？耻骨后隙及直肠后隙各位于何处？有何临床意义？
2. 试述膀胱的位置、邻接、血管分布和神经支配、膀胱与腹膜的关系及临床意义。
3. 试述子宫的位置、邻接、固定装置及子宫的血管和淋巴回流。
4. 试述直肠的血管、淋巴回流及神经支配。
5. 根据解剖知识回答下列问题：
   如何引流直肠膀胱陷凹或直肠子宫陷凹内的积液？如何检查前列腺？在行输卵管结扎术时应与哪些结构鉴别？
6. 跨过骨盆上口的结构有哪些？

三、寻找辨认下列结构

1. 闭孔神经 2. 子宫圆韧带 3. 子宫动脉 4. 卵巢固有韧带 5. 输精管壶腹 6. 前列腺 7. 臀上动脉 8. 精囊(精囊腺)

(吴凌霞)

主要参考文献

1. Susan Standring，Gray's Anatomy：The Anantomy Basis Clinical，Expet Consult-Online and Print，40e. New Yerk：Churchill Livingstone，2008.
2. 韩群颖主编. 局部解剖学. 南京：东南大学出版社，1998.
3. 姜同喻主编. 连续层次解剖图谱. 南京：江苏科学技术出版社，1981.
4. 顾晓松主编. 人体解剖学. 2 版. 上海：上海科技出版社，2006.
5. 王鹤鸣主编. 局部解剖学. 北京：人民卫生出版社，2006.
6. 皮昕主编. 口腔解剖生理学. 6 版. 北京：人民卫生出版社，2007.
7. 全国自然科学名字审定委员会. 人体解剖学名词. 北京：科学出版社，1991.